발로 찾은 우리명의

우리나라 명의와 전통의술 01

발로 찾은 우리 명의

초판 1쇄 인쇄 2014년 3월 10일 **초판 1쇄 발행** 2014년 3월 20일

지은이 최진규 **발행인** 조화영 **편집** 김범종 **디자인** 구화정 page9
발행처 도서출판 썰물과밀물 **출판등록** 2013년 11월 28일 제2013-97호
주소 151-891 서울시 관악구 봉천로6길 43 **전화** 02-885-8259
팩시밀리 02-3280-8260 **전자우편** ankjayal@daum.net

ⓒ 최진규, 2014

ISBN 979-11-951616-0-7 03510

⊙ 이 책의 판권은 지은이와 도서출판 썰물과밀물에 있습니다. 이 책 내용의 전부 또는 일부를 재사용하려면 반드시 양측의 동의를 받아야 합니다. ⊙ 책값은 뒤표지에 표시했습니다.

이 도서의 국립중앙도서관 출판시도서목록(CIP)은
서지정보유통지원시스템 홈페이지(http://seoji.nl.go.kr)와
국가자료공동목록시스템(http://www.nl.go.kr/kolisnet)에서 이용하실 수 있습니다.
(CIP제어번호: CIP2014007534)

우리나라 명의와 전통의술 01

발로 찾은 우리명의

이제 불치병은 없다

약초학자 최진규 지음

썰물과밀물

개정판 서문

생명을 구하기 위해 일생을 바친 영웅들의 이야기

무릇 생명은 다른 생명의 희생으로 이루어진다. 여기 다른 이의 생명을 지키기 위해 자신의 생명을 바친 사람들의 이야기가 있다. 이 이야기는 하나같이 고귀하고 눈물겹다. 그 눈물겨운 사연을 모으는 일 또한 눈물겹다.

거의 20년 전에 썼던 글을 다시 펴낸다. 질병들은 갈수록 흉포하고 잔악하게 맹위를 떨치고 있지만 의술은 갈수록 왜소해지고 초라해져 간다. 하늘은 늙었고 땅은 쇠약하여 천지가 다 중병에 들었으니 마치 소꼬리에 불이 붙은 형국이다. 천지를 구할 수 있는 대약(大藥)은 과연 어디에 있는가?

사람을 살리는 일은 천하제일의 도(道)다. 이보다 더 큰 도는 하늘 아래 존재하지 않는다. 사람을 살리기 위해 자신의 몸을 가시덤불과 절벽과 불구덩이로 던진 영웅과 현량(賢良)들의 이야기를 이 책에 담았다.

천하제일의 도는 가장 아득하고 현묘(玄妙)한 곳에 감추어져 있는 법이다. 그것은 아홉 양장(羊腸)인 구절지(九折地)에 있어서 백천

만억의 용 같고 범 같은 장수들이 눈을 부릅뜨고, 자빠지고 깨어지며 찾으려고 애를 써도 찾지 못하고 모두 불귀의 객이 되었거나 다시 돌아오고 말았으니, 아! 뉘가 있어 천지를 구할 대의(大義)와 대약을 찾을 것인가!

헤진 글을 대강 기워서 내니 종이만 낭비하는 것 같아 부끄럽다.

2014년 2월 25일
최진규

책머리에

이 책은 이 땅에 숨어 사는 민간명의의 독특한 삶과 치병 일화를 적은 것이다. 우리나라에는 비록 의사면허는 없지만 현대의학이 해결할 수 없는 난치병이나 불치병을 귀신같이 고쳐내는 민간의사가 적지 않다. 이들은 현대의학에서 난치 또는 불치병으로 꼽는 갖가지 암, 당뇨병, 중풍, 간경화, 간질 등을 거짓말같이 고쳐낼 뿐만 아니라 세상 어떤 의학으로도 치료 가능성을 부정하는 나병, 꼽추, 시각장애인까지도 간단하게 고쳐내고 있다.

이들 숨어 사는 민간의사의 치료법은 우리 겨레의 오랜 경험에서 우러나온 것으로, 수천 년 동안 이어져 온 민초들의 의료 지혜가 결집한 것이다. 그 치료법은 매우 독특하지만 치료 효과는 놀랍도록 뛰어나다. 이들의 의술이야말로 우리 민중의 지혜가 스며 있는 진짜배기 토종의학인 것이다.

충남 태안에서 30년 동안 약초를 채취하면서 살아온 이창우 할아버지는 산에 있는 수천 가지 식물을 입으로 하나하나 씹어서 그

식물의 약성을 알아내고는 어떤 암이든지 고칠 수 있는 암 치료약을 발명한 사람이다. 현대판 신농씨라 할 만한 그는 자신이 만든 암약 '감탕'으로 암환자 수백 명을 고쳤다.

강원도 정선군 사북의 한 누추한 집에 숨어 사는, 나이가 120세나 되는 김성술 옹은 침 하나로 정신병과 간질을 귀신같이 고치는 명의요, 도인이다. 1백 년 동안 나라 안 명산을 순례하며 국태민안을 기원하는 기도와 난치병자 구제로 일관된 그의 생애는 살아 있는 전설이라 할 만하다.

경남 진주에서 40년 동안 도라지 농사를 짓고 있는 이성호 씨는 자신이 키운 도라지로 말기 당뇨병 환자를 비롯해 갖가지 난치병자를 수없이 고쳤다. 그는 하찮은 나물인 도라지를 '산삼' 못지않은 영약으로 탈바꿈시킨 것이다.

경북 영양군 맹동산 꼭대기에서 30년 동안 약초와 산나물 농사를 짓고 있는 유성길 씨도 '천마'라는 약초 한 가지로 암, 간경화, 당뇨병, 백혈병, 뇌출혈, 간질 등 종합병원에서 의사 수십 명이 달라붙어도 해결할 수 없는 병을 간단하게 치료하는 농사꾼 명의다.

경기도 용인시 한 시골에서 평생을 농사지으며 살아온 이병후 할아버지는 굵은 동침 하나로 암을 비롯해 간경화, 중풍 등 못 고치는 병이 거의 없다.

충남 예산군 한 산골 마을에서 평생을 농사지으며 살아온 박재양 할아버지는 스스로 터득한 '훈 치료법'으로 버거씨병과 나병, 심지어 꼽추까지도 완치한다.

민간요법을 20년 동안 수집해 온 류상채 씨는 그 자신이 민간비방으로 목숨을 건졌을 뿐만 아니라 기상천외한 민간요법으로 수많은 난치병자를 치료했다.

이처럼 이 책에 실린 사람은 세상이 별로 알아주지 않아도 못 고치는 병을 쉽게 고치는 놀라운 의료 능력을 갖추고 있다. 이 책은 모든 암을 비롯해 에이즈, 백혈병, 당뇨병, 간경화, 간질, 뇌출혈, 반신마비, 나병, 꼽추, 소아마비, 농약 음독 등 거의 모든 질병에 대한 치료 사례와 치료법을 싣고 있다. 첨단의료시설을 갖춘 병원에서 최고의 권위를 가진 의학박사도 쩔쩔매는 병을 무식한 시골 농부인 민간의사가 주변에 널린 흔한 풀로 간단하게 고치는 것이다.

이들 숨은 민간의사들은 의사면허가 없는, 한마디로 말해서 돌팔이다. 의사는 살릴 수 있는 사람을 실수로 죽여도 처벌받지 않을 수 있지만 이들은 죽을 사람을 살려내고도 감옥살이를 하고 벌금을 내야 하는 처지에 있다. 이 책에 실린 민간의사 대부분은 사람을 살려내고도 사람 살린 죗값을 치러야 했던, 그 뼈아픈 경험을 가지고 있다. 이들은 실력보다 자격증을 중요시하는 세상에서 한스러운 가시밭길을 걷고 있는 것이다.

이들 민간의사가 병을 고쳐주고 받는 대가는 기껏해야 담배 몇 갑, 술 한 잔 값에 지나지 않는다. 그것도 주면 받고 안 준다고 해서 달라고 할 수도 없다. 수백, 수천만 원을 들여도 고칠 수 없는 병을 고쳐주고 받는 대가치고는 너무도 적은 것이다. 천만금을 들여도 못 고칠 병을 고치고도 돈을 요구하지 않는 이들이야말로 참인술인의 표본이 아니겠는가!

이들의 치료법 대부분은 자연에서 나온 것이다. 생활에서 저절로 우러나온 경험 의학인 것이다. 이 경험 의학이야말로 자연과 가장 가깝다. 이렇게 자연과 가까운 의학이 민족의학이요, 토종의학이요, 어떤 의료법보다도 효과가 뛰어난 의료법이다. 이 고유의 민족의학이 서양의학과 중국 한의학 발밑에서 철저하게 짓밟혀 말살되고 있음이 한스러울 뿐이다. 이 땅 민족의학의 진수는 민초들의 삶 속에 깊숙이 감추어져 있으며, 그 속에 현대의 모든 난치병을 고칠 수 있는 지혜가 숨어 있는 것이다.

다른 한편으로 이 책은 의술이라는 도를 통해 진정한 깨우침을 얻은 도인들에 관한 기록이다. 이들은 화두를 놓고 정진하는 선승 못지않게 치열한 수도 과정을 거쳐 의술의 묘리를 터득한 사람들이다. 구제창생이라는 큰 서원을 세워놓고, 깨우침을 얻기 위해 몸부림친 구도의 역정은 세속을 초월한, 숭고한 인간애를 보여준다.

또 한 가지 이 책에서 말하고자 하는 것은 이 땅에서 나는 토종 약재의 우수성이다. 한반도에서 나는 동물성 및 식물성 약제 대부분은 다른 나라에서 나는 것보다 약효가 훨씬 뛰어나다. 이를테면 한약방에서 흔히 쓰는 '홍화'라는 약초가 있다. 이 홍화씨는 골절 치료에 깜짝 놀랄 만큼 효과가 있다. 뼈에 금이 가거나 부러졌을 때 토종 홍화씨를 가루 내 먹으면 며칠 만에 부러진 뼈가 다시 붙는다. 그러나 다른 나라에서 수입한 홍화씨는 한 달을 먹어도 토종 홍화씨 한 번 먹은 만큼 효과가 나지 않는다. 은행잎도 마찬가지다. 우리나라에서 난 은행잎에는 다른 나라에서 난 은행잎보다 유효 성분이 수십 배, 수백 배나 더 많이 함유되어 있음이 증명되지 않았던가. 산삼도 그렇다. 미국이나 중국, 일본에도 산삼이 자라지만 그곳에서 나는 산삼은 우리나라에서 나는 도라지보다도 약효가 떨어진다. 우리나라에서 나는 약재들은 몇 가지 예외를 빼면 어떤 것이든지 그 품질과 약효가 세계에서 으뜸이다. 이는 이 땅이 가진 신비의 한 부분이다.

    지은이는 간절히 바란다. 우리 땅에 자라는 수천 가지 신비로운 약초들에 대해 많은 사람이 관심을 두기를, 우리 겨레의 위대한 의료 지혜가 깃들어 있는 민간의사들의 독특한 의료법이, 그 맥이 끊어지지 않고 대를 이어 전해지기를, 핍박당하고 고난받으며 이 땅 토종의학을 지켜온 민간의사들이 하루빨리 오랜 인고와 어둠의 세월에서 벗어나 참인술인으로 대접받게 되기를……. 아울러 이 책이 전통 민족의학의 우수성을 일깨우는 한 계기가 되었으면 하는 마음 간절하다. 이 책에 미처 싣지 못한 민간명의들에 대한 이야기는 다음 책에 따로 묶을 예정이다.

최진규

차례

개정판 서문 ····· 5
책머리에 ····· 7

01 민약 연구가, **최연태** ····· 15

02 암약 발명한 현대판 신농씨, **이창우** ····· 58

03 도라지 명의, **이성호** ····· 88

04 신비의 암약 발명한, **배일주** ····· 114

05 민속의학자, **양준호** ····· 140

06 간 질환 도사, **성기문** ····· 152

07 천마로 난치병 고치는, **유성길** ····· 166

08 살아 있는 전설, **최창웅** ····· 194

09 쑥뜸 명인, **조용순** ····· 225

10 신침 도인, **김성술** ····· 261

11 훈 치료법의 대가, **박재양** ····· 293

12 신침 명의, **이병후** ····· 313

13 민간의학의 기인, **류상채** ····· 333

14 숨어 사는 도인, **운재당 스님** ····· 360

15 떠돌이 명의, **김종수** ····· 369

16 암 치료기 만든, **김태호** ····· 377

17 유학으로 의술 깨친, **이기주** ····· 394

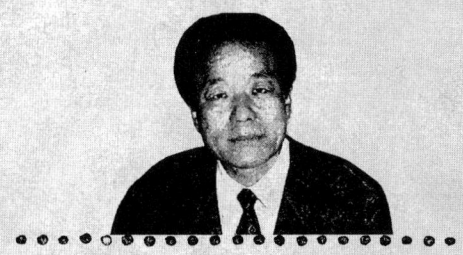

01

민약 연구가
최연태

"약은 정성입니다. 먹는 사람도 만드는 사람도 정성이 들어가야 효과가 제대로 나는 법이지요. 저는 집에서 약을 만들 때 늘 기도하는 마음으로 만듭니다."

모든 생물은 자연과 더불어 행복하고 건강하게 살도록 이 땅에 태어났건만 어찌하여 인간은 우주보다 더 큰 번뇌를 저 혼자 짊어지고, 또 수만 가지 질병을 불러들여 그 속에서 신음할까. 건강은 요즘 사람들한테 최고 관심사다. 거의 모든 사람이 몸도 마음도 병들어 있는 까닭이다. 온 인류가 자연의 섭리를 거역한 죄로 갖가지 공해와 오염 속에서 중병을 앓으며 죽어 가고 있다. 인류 전체를 머잖아 파멸하게 할지도 모를 이 가공할 '죽음의 질병' 앞에서 인간은 완전히 무력하다.
　　고도로 첨단을 달리는 현대의학은 암, 에이즈 같은 난치병은커녕 흔한 감기조차 제대로 손쓰지 못하고 있다. 온 세상이 병원과 약으로 가득하지만 인간은 도처에서 병고로 신음하며 죽어간다. 과연 어떤 약과 처방이 인간을 이 형벌에서 구해낼 수 있을 것인가. 죽음의 병이 세상을 휩쓰는 이 시대에 진정한 활인구세의 묘방은 정녕 어디에 있는가.

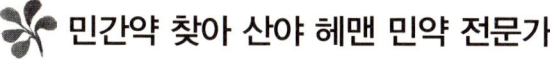 민간약 찾아 산야 헤맨 민약 전문가

　약사 최연태 씨는 갖가지 질병을 퇴치하기 위해 의료법과 민간 약재를 찾아 우리나라 각지와 온 산야를 헤매고 다닌 '민약박사'이다. 전라북도 남원 출신인 그는 대학에서 약학을 전공하고 졸업 후 20년 동안은 약국을 경영했다. 그러나 양약의 한계와 회의를 느껴 민간약 세계에 몰두한 결과, 암, 간경화, 당뇨병, 치질 등 난치병과 갖가지 위장병, 만성질환 등을 쉽게 치료하는 민간약을 개발했다.

　"양약은 겉으로 드러난 증상을 없애는 효과만 있을 뿐이지 병이 생겨난 근본 원인을 치료할 수 없습니다. 또 한 가지 병을 치료하면 그것으로 말미암아 다른 병이 생깁니다. 그뿐만이 아니라 쓰면 쓸수록 약의 독이 몸 안에 쌓여 면역성이 떨어지는 등 부작용이 많아요. 양약을 취급하면서 이것은 병자를 고치는 것이 아니라 오히려 더 깊이 병들게 하는 독이라는 느낌이 들었습니다. 그래서 병의 근본 원인을 치료할 방법을 찾다 보니 자연스럽게 한약과 민간약 쪽으로 관심이 가더군요."

　서울 금천구 시흥동에서 약국을 경영할 때는 약을 잘 짓는다는 소문이 나서 사람들이 떼를 지어 몰려드는 바람에 한 번도 점심을 제대로 먹어본 일이 없을 만큼 바빴다. 돈도 꽤 벌었던 그가 약국마저 폐쇄하고 민약을 찾아 산야를 헤매게 된 사연은 자신의 병을 민간비방으로 치료하고 나서부터다.

　눈코 뜰 새 없이 바쁘게, 무리하게 일하고 있던 사십 대 후반에 무서운 질병이 그에게 들이닥쳤다. 중풍이었다. 와사풍으로 얼굴 반쪽이 마비되고 몸도 제대로 움직일 수 없었다. 좋다는 약은 다 구해 먹고, 유명하다는 의사와 한의사를 찾아다니며 치료를 받았지만 허사였다. 마지막으로 물에 빠진 사람이 지푸라기라도 잡는 심정으로 기댔다가 효과를 본 것이 '거머리요법'이라는 민간요법이었다.

거의 5년 동안을 침이다, 약이다, 어떤 방법을 써도 갈수록 악화되기만 하던 중풍이 아무것도 아닌 민간요법인 '거머리요법'으로 완치된 것이다. 즉 살아 있는 거머리 한 마리를 아픈 쪽 경혈에 대 피를 빨리는 방법으로, 거머리는 배가 불룩해져야 툭 떨어진다. 거머리가 몸 안에 있는 나쁜 피를 뽑아내고 거머리 몸속에 있는 어떤 성분이 몸에서 작용해 병을 치료한다는 것이다. 현재 중국에서는 거머리를 암 치료에 활용해 상당한 효과를 보고 있다. 그는 거머리요법 두 번과 스스로 만든 중풍 치료약인 '천마술'로 중풍을 고쳤다.

그래서 민간약으로 세상에 있는 갖가지 난치병을 고칠 수 있다고 확신한 그는 민간약과 민간비방을 찾아 전국을 유랑하기 시작했다. 설악산, 지리산, 한라산, 태백산, 두타산, 청옥산, 월악산, 치악산 등 나라 안 수많은 명산을 순례하며 약초를 채집하고 민간비방을 수집했다. 짐승처럼 여러 날을 산에서 지내기는 예사였고 오래도록 밥을 굶은 일도 허다했다.

그렇게 여러 해 동안 각처에서 듣고 배운 민간약을 하나하나 제조해 보며 약효를 실험했다. 그중에는 『동의보감』이나 『방약합편』 같은 어떤 의학책에도 기록되어 있지 않지만 치료 효과가 탁월한 것도 많았다. 대부분 순박한 산골 주민이 대대로 경험한 것이거나 집안에서 '비방'으로 감추어 오던 것으로, 거기에는 수천 년 민간 지혜가 깃들어 있었다. 민약의 세계는 양약이나 한약 세계 이상으로 오묘하고 신비롭고 독특했다. 그것은 무한의 지혜가 담긴, 신비한 보물창고였다. 그는 이 민약을 연구해 나름대로 독자적인 의약과 의방을 창조했다. 한의학과 다르고 서양의학과도 다른, 민간약 분야에서 새로운 경지를 개척한 것이다.

"민약의 특성은 겉으로 나타나는 증상만 고치는 것이 아니라 병의 원인까지도 치료해 근본적으로 튼튼한 체질로 바꿔주는 데 있습니다. 모든 약재를 반드시 법제해서 쓰므로 오래 먹어도 부작용이 없고, 온몸의 원기를 북돋우며, 각 장부 기능을 건강한 상태로 회복시켜 줍니다. 요즘에는 전에 없던 이상한 질병들이 많이 생겨나고 있는데, 이는 공해, 화공 약품, 농약 등 갖가지 독이 몸 안에 쌓여 생겨나는 것입니다. 민약은 자연의 원리에 따른 것이므로 먼저 몸 안에 있는 독을 해독하고, 그다음에 자연치유력을 증강시켜 스스로 병을 치료하게 하는 것입니다."

최연태 씨가 개발한 약 대부분은 까다로운 법제 과정을 거쳐 지극한 정성으로 만든 것으로, 무수한 임상 시험결과 우수한 치료 효과가 입증된 것들이다. 그가 만든 민약 몇 가지를 소개한다.

그는 여러 해를 천마(天麻) 연구에 몰두해 천마로 몇 가지 약을 만들었다. 그 가운데 하나가 천마술이다. 천마는 난초과에 딸린 여러해살이풀로 깊은 산 참나무 썩은 그루터기에 기생하는 약초이다. 작은 고구마처럼 생긴 덩이뿌리를 약재로 쓰며 때로 줄기를 쓰기도 한다. 그는 이 천마야말로 불면증, 우울증, 신경쇠약, 두통 등 갖가지 두뇌계통 질환과 중풍, 고혈압 같은 순환기계통 질병, 그리고 위경련, 간질, 식중독, 농약 중독, 간경화, 타박상, 디스크 등 갖가지 질병에 특효가 있는 신약(神藥)이라고 주장한다.

실제로 그는 천마술을 이용해 수많은 환자를 고쳤다. 중풍으로 언어장애가 와서 말을 못 하는 사람, 신체 한 부분이 마비된 사람 등이 천마술을 복용해 증세가 뚜렷하게 호전되었고, 산후 몸조리를 잘못해 생긴 산후 골절통, 현기증, 산후풍 환자도 많이 치료했다. 6~7세가 된 뇌성마비 환자에게도 조금씩 먹여 좋은 효과를 보기도 했다.

천마는 정풍초(正風草)라는 이름이 있을 만큼 중풍 치료에 명약으로 알려져 있다. 천마술은 천마와 두충, 황기 같은 약재로 술을 담가 6개월 넘게 따뜻한 곳에서 숙성시킨 것으로, 작은 종지로 한 잔씩 하루 두세 번 먹는다. 노이로제나 불면증을 치료하고 머리를 맑게 하는 데도 신효(神效)하다. 천마 약술은 향기와 맛이 독특해 마시기가 좋고 마셔도 취하지 않을뿐더러 술 취한 사람이 마시면 술이 깨는 것으로도 유명하다.

🌿 불임증 치료하는 '변강쇠약'

그가 자랑하는 놀라운 비약(祕藥) 가운데 하나는 '변강쇠약' 또는 '회춘약'으로 부르는 가루약이다. 이는 석룡자(石龍子, 도마뱀), 백강잠(白殭蠶), 석청(石淸, 꿀) 등 몇 가지 약재를 배합해 만든 것으로 3개월을 먹으면 아무리 허약한 사람도 변강쇠처럼 튼튼한 몸으로 바뀐다는 약이다. 단순히 정력만 좋게 하는 것이 아니라 신체 모든 장기 기능을 튼튼하게 해 원기를 북돋우는 약이다.

이 약은 신장과 척추 기능을 강하게 하므로 요통, 견비통, 신경통, 관절통을 치료하고 하반신이 부실해 다리에 기운이 없고 무릎이 쑤시는 환자도 치료한다. 불임증을 치료하는 효과도 있다. 남성의 사정자증(死精子症), 정자부족증(精子不足症), 여성의 난소 이상으로 말미암은 불임증을 치료해 아이를 낳게 한다는 것이다. 이 약을 먹고 80세 된 할머니가 회춘해 월경이 되살아났다는, 믿기 어려운 얘기도 있다.

이 회춘약 주재료는 석룡자다. 석룡자는 척수염, 주마담(走馬痰), 연주창, 골수염에 뛰어난 효과가 있는 보양약이다. 이를 말려서 아홉 번을 법제해 쓴다. 법제법은 프라이팬이나 냄비에 생강을 얇게 썰어서 깔고, 그 위에 약재를 얹어 생강이 반쯤 탈 때까지 푹 찐다. 이렇게 아홉 번을 법제하면 약재 속에 있던 불순물과 유해 성분이 모두 사라지고 순수한 약성만 남는다.

그는 거의 모든 약재를 이같이 법제해 쓴다. 생강 법제법 말고도 술을 뿌려 말리기를 아홉 번 반복하는 법, 오줌에 담그는 법, 불로 볶는 법, 쌀뜨물에 담그는 법 등 여러 법제법이 있다.

이 '회춘약'이야말로 보약 가운데 최고 보약으로, 이 약으로 젊음과 건강과 정력을 되찾은 사람이 적지 않다. 이 약을 먹으면 산삼을 먹었을 때처럼 명현 현상이 일어난다. 전에 수술했던 자리나 손발이 삐었던 자리, 몸에 탈이 난 곳은 일시적으로 더 아플 수도 있는데, 이는 막혔던 기가 뚫리고 몸 기능이 정상적으로 회복할 때 생기는 호전 반응이다.

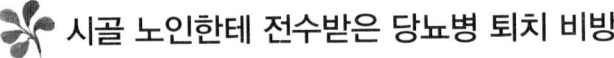 시골 노인한테 전수받은 당뇨병 퇴치 비방

당뇨병은 현대의학에서 최고 난치병의 하나로 꼽는 질병이다. 최연태 씨는 이 당뇨병을 재발 없이 완치할 수 있는 비방을 찾아냈는데, 충청남도 서산에 사는 김 노인한테서 이 처방을 전수받았다. 김 노인은 의학의 '의' 자도 모르는 무식한 시골 노인이었으나 선대로부터 물려받은 당뇨병 완치 처방과 안태약(安胎藥) 처방으로 평생 생계를 이어간 사람이다. 그 노인은 자식들한테도 그 처방을 전해 주지 않은 채 3년 전에 세상을 떠났다. 그 처방은 오랫동안 노인을 정성스레 모신 최연태 약사한테만 전수되었다. 그 처방 내용은 다음과 같다.

닭개비풀(鴨脚草, 닭의장풀), 며느리배꼽(虎舌草), 자리두(刺梨頭), 누에번데기, 천초(天草, 찰벼를 베고 난 후에 새순이 나서 10센티미터쯤 자란 것), 선퇴(蟬退, 매미 허물), 참마(山藥), 이 여섯 가지를 말려 가루를 내고 여기에 한두 가지 약재가 더 들어간다. 그 두 가지를 밝히면 하나는 동충하초(冬蟲夏草)이고, 다른 하나는 자작나뭇과에 딸린 거제수나무에 기생하는 식물인데, 아직 이름이 붙여지지 않은 꼭 벌레처럼 생긴 식물이다.

거제수나무 줄기에 기생하는 이 식물은 누에가 뽕잎을 처음 먹기 시작할 무렵에 생겨나서 누에가 마지막 잠을 잘 무렵에 저절로 녹아 사라져버린다. 발 달린 큰 애벌레처럼 생긴 이 식물은 중국산 동충하초와 견줄 수 있는 한국의 동충하초라 할 만하다. 어떤 의학책이나 식물학책에도 기록되어 있지 않은 이 식물은 그 약성도 누에번데기에 상대하는 작용, 즉 누에번데기가 음의 역할을 하고 이 식물이 양의 역할을 한다는 것이다. 아무튼 매우 신비로운 약초로 그 생김새가 굼벵이를 말린 것과 흡사하다.

위 약재들을 모두 가루로 내어 한 번에 큰 숟갈로 하나씩 하루에 세 번 찬물로 먹는다. 약을 먹을 때 지켜야 할 금기사항은 모든 육류, 술, 커피 등을 삼가야 한다. 당뇨 증세가 아무리 심할지라도 3개월쯤 복용하면 뚜렷한 효과가 있으며 6개월이면 완치된다. 수십 년 동안 수백 명이 복용해 한 사람도 낫지 않은 예가 없었다고 하니 백발백중의 신방(神方)이라 할 만하다. 재발도 일절 없다고 한다. 세계에 자랑할 만한 처방이 아닐 수 없다.

동충하초를 빼고는 약재 가격이 그다지 비싼 것이 아니라서 한 달 치 약값은 30만 원쯤이다. 동충하초는 중국 사천성이나 티베트 지방에서 주로 나는데, 나방 유충 머리에 기생하는 버섯의 한 종류다. 이 버섯은 여름에 포자가 퍼져 나방 유충에 기생하고, 땅속으로 들어간 유충이 곧 죽으면 몸속에서 버섯 균핵이 생긴다. 그 이듬해에 여기서 버섯이 자라나는데, 겨울에는 벌레가 되고 여름에는 풀로 변한다 해서 동충하초라는 이름이 붙었다.

동충하초는 예로부터 불로장생약이자 정력제로 정기를 보충하고, 골수를 늘리며, 폐를 보호하고, 신장 기능을 좋게 해 담(痰)을 없애고, 기침을 멈추는 등 퍽 중요하게 여겨 왔다. 최근에는 동충하초가 갖가지 암에도 효과가 크다고 해서 일본과 중국에서 대량으로 재배해 크게 인기를 얻고 있다.

우리나라에는 중국 것과는 다른 여러 종류의 동충하초가 있다.

누에번데기에 기생하는 것, 매미 굼벵이에 기생하는 것, 노린재 애벌레에 기생하는 것 등이 있으나 이들의 약리 효과에 대해서는 알려진 것이 없다. 누군가가 이에 대해서도 깊이 연구했으면 한다.

이 당뇨병 퇴치 약은 갈색 가루로 약간 번데기 맛이 나며 먹기에도 좋다. 이 처방으로 당뇨병을 고친 사례 몇 가지를 추려 적는다. 이는 글쓴이가 직접 확인한 것이다.

🍀 당뇨병을 고친 사람들

대전시 중구 사정동 92번지에 사는 민승업(33세) 씨는 스물세 살 때 갑자기 열이 심하고 몸이 아파 병원에 입원해 치료받았으나 몸만 더 나빠졌을 뿐 병명조차 알 수 없었다. 스물아홉 살 때 다시 원인을 모르는 병으로 입원해 치료를 받았으나 별 차도가 없었다. 병원에서 나와 한의원에 갔더니 결핵성 늑막염에다가 당뇨병까지 있다는 진단이 나왔다. 그때부터 항생제를 비롯해 좋다는 약은 다 먹어보았으나 갈수록 몸은 더 약해져서 일하다가 쓰러지기 일쑤고, 몸무게도 10킬로그램이 넘게 줄었다. 1992년에 오른쪽 폐에 염증이 생겨 수술한 후론 당뇨 증세가 더 악화되었다. 갖가지 약의 독도 몸 안에 쌓여 거의 폐인에 가까운 상태로 처절한 투병 생활을 하던 중에 최연태 씨의 약을 알고는 그때까지 복용하던 약과 건강식품 모두를 끊고 당뇨 치료약을 복용하기 시작했다. 3개월이 지나자 체력이 눈에 띄게 좋아지면서 식욕이 당기고 몸무게도 조금씩 늘어났다. 소변에 당 성분이 거의 나오지 않았고, 6개월 후에는 몸무게도 정상으로 돌아오고, 오랫동안 힘든 일을 해도 피곤한 줄을 모를 만큼 회복했다. 그전까지 좋다는 약과 식품을 닥치는 대로 다 먹어보았으나 일시적인 효과밖에 없던 고질 당뇨병이 씻은 듯이 나은 것이다. 지금 민승업 씨는 건강한 몸을 되찾고 밝고 명랑하게 새로운 삶을 살고 있다.

서울 은평구 녹번동에 사는 문염희(40세) 씨는 11년 동안 가톨릭의과대학 부속병원에서 간호사로 일한 가정주부다. 1983년에 간염을 앓았고, 1986년에는 맹장염 수술을 받았다. 1990년 무렵부터 몸이 쉽게 피로하고, 갈증이 나며, 몸무게도 줄고, 온몸에 소양증이 생기며, 허리도 몹시 아팠으나 몸이 허약해서 그렇겠지, 하고 지내던 중에 1992년 7월에 갑자기 심장마비를 일으켜 병원에서 응급치료를 받고 살아났다. 그때 간기능검사에서 혈당치가 정상인의 80~120mg보다 훨씬 높은 180mg이 나왔다. 그 후로 자신이 아는 의학 지식을 전부 동원해 식이요법과 운동, 긴장을 피하는 생활 등으로 치료에 힘써 보았으나 몸은 더 좋아지지 않았다. 1993년 2월에 자궁내막증으로 수술해야 했으나 당뇨병 때문에 개복수술은 피하고 레이저 내시경으로 수술했다. 수술 후에 대전에 사는 동생한테서 민약인 당뇨 치료약이 있다는 얘기를 들었다. 그 당뇨 치료약을 구해 한 번에 밥숟갈로 한 숟갈씩 하루 세 번 한 달쯤 복용했더니 혈당치가 현저히 떨어지는 효과가 나타났다. 3개월을 복용했더니 모든 상태가 정상으로 되돌아와 지금은 건강한 상태를 유지하고 있다.

대전시 서구 둔산동에 사는 이광준(30세) 씨는 조그마한 술집을 경영하는데 무절제한 생활로 몸이 나빠지기 시작했다. 그러나 남들이 부러워할 정도로 좋은 체격을 지니고 있던 터라 건강에 별 관심을 두지 않았고, 몸이 아프고 피곤하면 약국에서 약을 사 먹는 것이 고작이었다. 그러는 중에 몸은 갈수록 악화됐다. 술을 많이 마셔 간장에도 탈이 생겼고, 소변에도 당이 섞여 나오기 시작했다. 식이요법은 생각하지 못하고 약국에서 약을 사 먹으며 버텨 나갔다. 그 무렵 마침 한 선배로부터 당뇨병에 좋은 민간약이 있다는 얘기를 듣고 최연태 약사가 만든 약을 구해 복용하기 시작했다. 생전 처음 보는, 이름도 없는 약을 먹는다는 것이 꺼림칙했으나 두 달쯤 먹어 보니 몸이 훨씬 좋아지는 것 같았다. 한 달을 더 먹으니 건강은 완전한 상태로 회복되었다. 지금은 술집 경영을 그만두고 직장을 공직으로 옮기는 행운도 얻어 안정되고 건강한 생활을 누리고 있다.

위에서 살펴본 바와 같이, 충남 서산의 한 이름 없는 노인에게서 최연태 약사에게로 전해진 처방은 당뇨병을 백발백중 완치하는 처방이다. 당뇨병은 우리나라에서 가장 흔한 질병의 하나로 그 환자 수가 2백만 명이 넘는다.

치질 치료약 개발

치질은 우리나라 사람한테 특히 많은 병으로 마땅한 치료법이 없는 고약한 병이다. 치질은 수술로 잘라내면 얼마 안 가 다시 재발하고 치료약이라고 해봐야 일시적으로 증상을 완화하거나 통증을 멎게 하는 것뿐이다. 좌약을 넣거나 관장하는 방법이 있는데, 모두 매우 귀찮고 고통스럽기만 할 뿐 치료 효과는 신통치 않다. 치질 부위에 뜸을 뜨는 방법도 있는데 이는 엄청난 고통을 각오해야 한다.

최연태 씨는 이 고약한 치질을 쉽고 아프지 않게 뿌리 뽑는 약을 찾아냈다. 이 치질 치료약은 여러 한약재를 섞어서 만든 가루약으로 강원도 어느 민가에서 얻은 비방이다. 그는 무진 애를 쓴 끝에 절대로 세상에 공개하지 않겠다는 약속을 하고 이 비방을 전수받았다.

이 치질약을 그릇에 넣고 물을 부어 끓이면 김이 오르는데, 이때 그릇 위에 삼베를 몇 겹 깔고 그 위에 앉아 증기를 쐬면 치질이 치료된다. 암치질이건 수치질이건 다 완치되며, 환부에서 진물이 흐르다가 치질 부위가 오이 꼭지처럼 쭈글쭈글해지면서 대추씨만 한 노란 치핵이 쏙 빠져나온다. 아무리 심하고 오래된 치질이라도 절대로 재발하는 법이 없으며 전혀 아프지도 않다. 심한 사람은 15~20차례, 별로 심하지 않은 사람은 10차례 이내에 완치된다. 실로 쉽고 간단하며 비용이 적게 드는 치료법이 아닐 수 없다. 이 치질약은 한 봉지에 3~4회 사용할 수 있으며 한 봉지 약값은 3만 원이다. 그는 이 치질약으로 병원에서 포기한 환자를 숱하게 고쳤다.

그는 위장병에도 깊은 관심을 두고 오랜 기간을 위장병 치료에 몰두, 『위는 만병의 근원』이라는 작은 책자를 발간하기도 했다. 그가 개발한 위장약은 고백반, 모려, 백두구, 맥아, 고삼, 공사인, 정향 등 여러 약재를 갖가지 방법으로 법제해 가루로 만들거나 알약으로 만든 것으로 소화불량, 위산과다, 위궤양 같은 갖가지 위장병에 특효가 있다.

그는 스스로 개발한 약과 독자적인 처방으로 서울과 부산 등 여러 양로원을 오가며 위장병으로 고생하는 할아버지와 할머니를 무료로 치료해 줘 그들로부터 수많은 감사 편지를 받았다. 이름이 없고 S환, S말이라고 부르는 이 위장약은 고질 위장병을 쉽게 고친다.

그는 1993년 3월에 스스로 개발한 민간약을 전문으로 취급하는 약국을 개업했다. 서울 동대문구 신설동 전철역 부근에 있는 최연태민약국은 여러모로 독특한 약국이다. 약국이면서도 진통제나 소화제 같은 양약은 취급하지 않는다. 그렇다고 해서 한약 전문도 아니다. 진열장에 전시된 알약, 가루약, 물약, 약술 등은 모두 그가 만든 것으로 처음 오는 사람에게는 이상하게 보일 수밖에 없다. 근처를 지나는 사람이 진통제나 드링크제 따위를 사러 들어갔다가, '어, 아니네.' 하고는 그냥 뒤돌아 나가기도 한다.

약국을 찾는 환자에게는 스스로 만든 약을 처방하는데, 그 약은 천마술을 비롯한 여러 가지 약술, 엄나무, 마가목, 황경피나무, 대나무 기름, 그 외에 몇 가지 알약과 가루약이다. 이 약들은 거의 집에서 직접 만든 것으로 약재는 반드시 우리나라에서 난 토종 약재만을 쓴다. 토종 약재는 값이 비싸고 구하기도 어렵지만 다른 나라에서 난 약재를 쓰면 약효가 제대로 안 난다.

그가 즐겨 쓰는 약재는 익모초, 구절초, 지치, 쑥, 생강, 대추, 엿기름, 대나무, 석룡자, 백강잠, 매미 애벌레 등 생약과 갖가지 한약재, 엄나무, 황경피나무, 마가목 등에서 나오는 기름이다. 엄나무 기름은 신경통, 관절통, 요통에 신비할 정도로 효과가 있고, 황경피나무 기름은 간염, 간경화에 특효약이다. 마가목 기름은 중풍, 와사풍에 잘 듣고, 싸리나무 기름은 갖가지 피부 질환에 바르면 잘 낫는다.

호주나 남북아메리카에서 자라는 유칼립투스 기름도 약으로 쓴다. 이것은 간을 깨끗하게 하고 숙변을 제거하는 데 특효가 있다. 유칼립투스 기름을 몇 방울 생수에 타서 마시면 술을 많이 마셔도 취하지 않는다. 성장호르몬 성분도 많이 들어 있어 어린이 생육에도 좋고 피가 맑아져 피부가 깨끗해지므로 한 번 먹어본 이는 꼭 다시 찾는다.

나무에서 기름을 짜내기는 쉽지 않다. 나무 기름을 내려면 먼저 나무를 잘게 잘라 큰 항아리에 가득 담는다. 그리고 두꺼운 삼베 보자기로 항아리 주둥이를 막고 명주실로 만든 끈으로 단단히 묶는다. 다음에는 조금 더 큰 항아리 하나를 주둥이 바로 밑 부분까지 땅에 잠기도록 묻고, 나무를 담은 항아리를 그 위에 엎어놓는다. 위에 있는 항아리와 밑에 있는 항아리가 서로 맞물리도록 잘 맞춰야 한다.

두 항아리가 맞물린 부분은 공기가 들어가지 않도록 잘 봉하고, 위에 있는 항아리 몸통은 손가락보다 굵은 새끼줄로 빈틈없이 칭칭 동여맨 다음, 진흙을 물로 이겨 새끼줄 위에 손바닥 두께로 골고루 바른다. 그런 다음 그 위에 왕겨 열 가마니쯤 쏟아 붓고 불을 붙여 태운다. 보통 일주일에서 열흘가량 타는데, 불이 다 타고 식은 다음 위에 있는 항아리를 들어내면 밑에 있는 항아리에 나무 기름이 고여 있다. 엄나무 같은 것은 기름이 적게 나와서 2톤 차로 한 차를 내 봐야 20리터밖에 나오지 않는다.

그가 만드는 약들은 이처럼 제조 과정이 까다롭고, 재료를 구하기도 쉽지 않으며, 정성 또한 많이 드는 까닭에 가격이 약간 비싼 편이다. 그러나 병원에서 수술하거나 이름난 약사나 한의사를 찾아다니며 보약을 짓는 것보다는 훨씬 싸게 먹힌다.

물론 갖가지 난치병, 만성질환 등이 그가 만든 약을 먹는다고 해서 금방 씻은 듯이 낫는 것은 아니다. 아무리 애를 써도 안 낫는 경우도 더러 있게 마련이다. 민약은 병의 근원을 치료하기 때문에 적어도 6개월쯤은 꾸준히 먹어야 효과가 난다. 독으로 가득해서 망가진 육신을 청소하고, 원래대로 회복하는 데는 최소한 그만큼의 시간은 필요하다는 것이다.

그는 토종 예찬론자이기도 하다. 모든 약재를 반드시 우리나라에서 난 것을 구해 쓴다. 석룡자는 제주도에서 나는데 지금은 극히 희귀해 구하기가 몹시 어렵다. 그가 꼭 토종과 자연산을 고집하는 이유는 우리 몸에는 우리 땅에서 난 것이 맞기도 하거니와 토종 약재는 무엇이건 다른 나라에서 난 것보다 약효가 월등하게 높기 때문이다. 이 점에서 우리나라는 세계에서 가장 축복받은 땅이라고 그는 입버릇처럼 말한다.

암환자가 그의 약을 먹고 완치된 일이 있으나 굳이 암을 고친다고 나서지는 않는다. 그것은 그가 겸손해서이기도 하지만 암 말고도 못 고치는 난치병이 얼마든지 있는데 꼭 암만을 갖고 씨름하고 싶지 않아서다.

"약은 정성입니다. 먹는 사람도 만드는 사람도 정성이 들어야 효과가 제대로 나는 법이지요. 저는 집에서 약을 만들 때 늘 기도하는 마음으로 만듭니다."

민간약에 새로운 세계를 열어 보인 최연태 씨. 그를 단순한 약사 이상으로 보이게 하는 것은 약이란 '병으로 고통받는 이들을 위한 것이지 돈벌이 도구가 되어서는 안 된다'는, 올바른 인술 정신을 소유한 까닭이다. 그는 병들고 가난한 이웃한테는 무료로 약을 주기도 한다.

5천 년 민간의학의 전승자이며 수호자의 한 사람인 최연태 약사. 그가 개발한 약이 한 사람이라도 더 질병의 고통에서 구할 수 있다면……. 그것이 그에게는 최고의 보람이요, 기쁨이다. 서울 신설동 전철역 부근에 있는 최연태민약국은 갖가지 질병으로 고통받는 민초들에게 가장 큰 위안과 희망을 주는 곳이다.

여기까지가 최연태 약사의 예전 이야기이다. 그 후에 그는 억울한 누명으로 감옥살이를 하고 모든 재산을 날리는 등 세상의 풍파를 겪기도 했다. 그러나 의술에 대한 그의 집념은 꺾이지 않았다. 자신의 의술이 아직 부족하다는 자괴감으로 스승을 찾아 전국을 떠돌았고, 좋은 스승을 만나 신비한 처방을 전수받았고, 또 민간에서 전해 오는 비법도 많이 전수받았으며, 그 결과 지금은 못 고치는 병이 없을 정도로 의술이 뛰어난 경지에 이르렀다. 그 지난한 과정을 이겨낸 그였기에, 명의의 반열에 올라도 손색없는 그였기에, 책을 개정하면서 이곳에 그의 뒷얘기를 싣는다.

🌿 최연태, 마침내 의학의 도를 얻었네

칼을 만드는 장인은 명검 한 자루를 만들기 위해서 지극한 정성과 노력을 기울인다. 무쇠 덩어리를 수천만 번이나 담금질해야 하고, 망치질도 수천만 번이나 해야 비로소 쇠를 자르고 바람을 일으키는 천하제일의 명검을 얻을 수 있는 것이다.

시인은 뭇 사람을 감동시킬 시 한 구절을 얻기 위해서 수없이 많은 날을 뜬눈으로 지새우며 고민하고, 또 수천 번이나 고쳐 쓴다. 무릇 하늘을 울릴 만한 정성과 집념이 있어야만 지고(至高)의 가치를 얻는 법이다.

쓸모가 없어서 내다 버린 쇳덩어리라 할지라도 불에 달궜다가 망치로 때리고 찬물로 식히기를 수천만 번 반복하면 천하제일의 명검이 된다. 오직 단련(鍛鍊)만이 명검을 만든다. 쇳덩어리는 담금질을 많이 할수록, 쇠망치에 많이 얻어맞을수록 나쁜 성질은 없어지고 좋은 성질만 남는다. 담금질과 망치질을 많이 할수록 칼날은 더 예리해지고 강해진다는 말이다. 어디 쇠만 그렇겠는가? 사람도 고생을 많이 할수록 훌륭한 사람이 되는 법이다.

살아 있는 모든 존재한테 가장 중요한 것은 목숨이다. 어떤 생명도 목숨을 두 개 가진 것은 없고 한 번 잃으면 되살릴 수 없다. 그래서 목숨을 살리는 일만큼 고귀하고 가치 있는 일은 달리 세상에 존재하지 않는다. 그러므로 훌륭한 의사는 세상에서 가장 존경을 받아야 마땅하다. 훌륭한 의사가 되는 것이 세상에서 가장 어려운 일 중의 하나이기 때문이다.

뼈를 깎는 노력으로 의술을 배우다

여기 뼈를 깎는 고생을 통해 명의가 된 한 사람이 있다. 서울 동대문구 용두동에서 최연태민약국을 운영하는 최연태 약사가 바로 그 사람이다. 그는 삐걱거리는 나무 계단을 밟고, 머리가 천장에 부딪히지 않도록 조심해서 올라가야 하는 낡은 이층집에서 약국을 운영하고 있지만, 그가 손댄 환자는 낫지 않는 법이 없다.

20년 전에 그는 누가 봐도 성공한 약사였다. 양약(洋藥)이 아니라 민약(民藥)으로 다른 사람이 못 고치는 병을 잘 고친다는 소문이 나서 전국에서 환자들이 줄지어 몰려들어 이름도 얻었고 돈도 많이 벌었다. 실제로 환자들도 많이 고쳤다. 세상에 부러울 것도 무서울 것도 없었다.

그런데 어느 날 한순간에 모든 것이 물거품처럼 사라져 버렸다. 불법으로 가짜 약을 수십억 원어치나 만들어 판매한 사기꾼으로 언론에 보도된 것이다. 건강식품 판매업자한테 이름을 빌려 주었다가 누명을 쓴 것인데 법정에서는 어떤 변명도 통하지 않았다. 꼼짝없이 사기꾼이 되고 범죄자가 되어 감옥살이를 하고 벌금도 많이 물어야 했다. 일생 동안 모았던 재산이 하루아침에 다 날아가고 가족들은 뿔뿔이 흩어졌다.

허망했다. 감옥에서 나온 뒤 10여 년을 떠돌이 생활로 산야를 방랑했다. 그 방랑에는 오직 한 가지 목적밖에 없었다. 그는 지금까지 가짜 의사였다. 실력은 없으면서 이름만 얻은 것이었다. 가짜 이름 덕분에 그 대가도 톡톡히 치렀다. 이제 이름은 얻지 못하더라도 진짜 의사가 되고 싶었다. 그는 이 나라 이 땅 어딘가에 스승으로 삼을 만한 훌륭한 명의가 숨어 있을 것으로 믿었다. 무슨 수를 써서라도 명의(名醫)나 도인(道人), 기인(奇人)을 찾아서 진짜 의

약을 배우고 싶었다.

온 나라를 명의와 도인을 찾아서 떠돌기를 2년, 어느 날 경기도 안성시 죽산면에서 이태규(가명)라는 한 돌팔이 의사를 만났다. 그는 간판도 없이 탕제원을 운영하고 있었는데 의사 자격증도 약사 자격증도 없었지만 어려운 병을 잘 고친다는 소문이 나서 찾아오는 환자가 많았다.

면허도 없는 사람이 저렇게 해도 괜찮을까, 저러다가 사고라도 나면 어떻게 하나 하고 걱정스러운 마음으로 석 달 동안을 지켜보았다. 그런데 한 달 약값이 50만 원쯤으로 꽤 비싼 편인데도 환자들은 줄을 지어서 찾아오는 것이 아닌가. 그것을 보고 이태규 씨한테 특별한 재주가 있을 것이라는 느낌이 들었다. 그래서 일부러 가까이 가서 말을 붙여 보았으나 바쁜데 귀찮게 하지 말라는 식의 퉁명스런 대답만이 돌아올 뿐이었다.

이태규 씨를 관찰하면서 놀란 것은 신기(神技)에 가까운 손놀림이었다. 그는 약을 짓는 방법이 특이했다. 약통에 들어 있는 약재를 한 손으로 아무렇게나 한 주먹씩 움켜쥐어서 한곳에 담았다. 손놀림이 보이지 않을 정도로 빠르고 능숙해 수십 가지 약재가 들어가는 약 한 제를 짓는 데 30초도 걸리지 않았다. 처방전도 없고 약재의 무게를 다는 저울 같은 것도 없었다. 누가 봐도 마음 내키는 대로 마구잡이로 처방하는 것처럼 보였다.

몹시 신기해서 나중에 저울을 갖고 가서 무게를 달아 보았다. 100그램이라고 말하며 움켜쥐면 정확하게 100그램이었다. 30그램이라고 하면 30그램이었다. 30그램을 쥐고 싶으면 30그램이 되고, 50그램을 쥐고 싶으면 50그램이 되었다. 수십 번을 해 보았으나 단 1그램도 틀리지 않았다. 약재를 손으로 움켜쥐는 일을 수만 번이나 반복하다 보니 숙련이 되어서 저절로 눈과 손이 완벽한 저울이 된 것이다.

어느 날, 나이가 일흔이 넘어 보이는 할머니가 탕제원에 찾아왔다. 혼자 살면서 산나물을 뜯으러 다니는 가난한 할머니였는데, 통 밥맛이 없어서 음식을 먹지 못하는 상태였다. 50킬로그램이던 몸무게가 32킬로그램으로 18킬로그램이나 줄어들었고, 기운이 없어서 1킬로미터쯤을 걸어오는 데 두 시간이나 걸렸다. 그동안 한의원 세 군데에서 약을 지어 먹었으나 효과가 전혀 없어서 소문을 듣고 찾아왔다는 것이다. 할머니가 물었다.

"약값이 얼마입니까?"

"40만 원입니다."

할머니는 불평했다.

"무슨 약값이 그렇게 비쌉니까? 깎아 주시면 안 됩니까?"

그는 퉁명스럽게 대답했다.

"싫으면 그만두십시오. 나는 약값을 한 번도 깎아 준 적이 없습니다. 약을 먹고 병이 낫는다면 비싼 것이 아니지 않겠습니까?"

할머니가 다그쳐 물었다.

"꼭 나을 수 있겠습니까?"

그는 화를 벌컥 냈다.

"나는 못 고칠 환자한테는 약을 해주지 않습니다. 약값이 비싸다고 생각하시면 다른 데 가 보십시오."

할머니는 그 말을 듣고 안심이 되었던지 40만 원을 내고 약을 지어갔다. 보름 뒤에 그 할머니가 다시 왔다. 몸무게가 늘었고 얼굴 주름살도 펴지고 허리도 꼿꼿해져서 마치 딴사람이 된 것 같았다.

"밥을 세 그릇씩이나 먹어도 모자랍니다. 기운이 나서 산에도 잘 다닙니다. 원장님, 정말 고맙습니다."

할머니는 두 달 동안 약을 먹고 몸무게가 50킬로그램으로 늘어났고, 마치 몇십 년은 젊어진 것처럼 보였다. 이것을 보고 이 사람 실력은 정말 대단하구나 하고 느꼈다.

돌팔이 명의를 스승으로 삼다

어느 날은 성질이 까다롭기로 소문난 교회 장로 한 사람이 찾아왔다. 소변이 찔끔찔끔 자주 마려워서 아무 데도 못 다닌다고 하는 걸 보면 전립선에 심각한 탈이 난 것 같았다. 소변이 시도 때도 없이 흘러서 버스도 못 탄다고 했다. 약값이 50만 원이라고 했더니 깎아 달라고 떼를 써서 45만 원에 해주었다. 한 달 뒤에 다시 왔는데, 이번에는 약값을 깎으려 하지도 않고 50만 원을 내고 약을 가져갔다. 그는 3개월 동안 약을 먹고 전립선염이 완전하게 나았다.

말이 적은 사람일수록 속이 더 깊은 법이다. 최연태 씨는 꼬박 일 년 동안 그 탕제원을 수없이 들락거렸다. 그러는 사이에 조금씩 친해져서 서로 속마음을 터놓고 이야기를 나눌 만큼은 되었다. 그는 나이가 최연태 씨보다 몇 살이 어렸으므로 동생으로 삼기로 했다.

최연태 씨는 어느 날 어떻게 해서 명의가 되었는지, 의학을 누구한테 배웠는지 등을 슬그머니 물어보았다. 뜻밖에 그는 기다렸다는 듯이 돌팔이 의원 노릇을 하게 된 내력과 꼭꼭 감추어 두었던 갖가지 처방을 순순히 이야기해 주었다. 그는 그때부터 이태규 씨 곁에서 일 년을 더 머무르면서 마흔 가지가 넘는 특별한 처방을 모두 전수받았다.

젊은 시절 이태규 씨는 한의학을 공부해서 의사가 되고 싶었지만, 집이 가난해 학교에 다니지 못했으므로 의사가 될 길이 없었다. 그래서 우리나라에서 한의원과 한약방이 제일 많이 몰려 있는 제기동 약령시장에 나가서 만나는 사람마다 붙잡고 여기서 누가 제일 약을 잘 짓는가를 물었다. 만나는 사람마다 이구동성으로 칭찬하는 한의원이 하나 있었다. 그는 그 한의원을 찾아갔다. 그 한의원 원장님은 나이가 칠십 가까이 되었는데, 30여 년 동안 제기동 한약상가 일대에서는 최고의 명의로 이름을 날리고 있었다.

그러나 그 원장 의술은 천하제일인데도 성질이 괴팍해서 제자를 두지도 않았고, 어렵게 제자가 되었다 하더라도 의약을 배우기는 어려웠다. 큰 맘 먹고 약 짓는 법을 배우러 갔다가 그 고약한 성질을 못 배겨서 스스로 그만둔 사람은 수십 명이나 된다고 했다. 그는 그 한의원에서 종업원으로 일했다. 8년 동안 불평 한마디 없이 열심히 작두질을 하는 등 온갖 심부름을 맡아서 했다.

한의원 원장은 약 짓는 방법이 다른 사람과 달랐다. 어떤 약초를 몇 그램씩 넣으라고 지시해서 약재를 모아 주면, 그것을 갖고 밀실로 들어가서 약을 달였다. 약탕기도 다르고 달이는 방법도 다르며 달이는 시간도 오래 걸렸다. 약탕기 항아리를 밀실에 두고 혼자 관리했으므로 어떻게 하는지 알아낼 수가 없었다. 아무도 들어오지 못하게 문을 잠그고는 그 안에서만 약을 달였다. 그러므로 어떤 약재를 더 넣는지, 어떻게 약을 달이는지를 알아낼 재간이 없었다.

그 한의원에는 온갖 난치병자들이 많이 찾아왔다. 특히 간질, 정신병, 디스크, 만성두통, 관절염 환자들이 많이 왔는데 약을 먹고 낫지 않는 사람은 없었다. 더러 암환자가 오기도 했지만 고쳐본 적이 없다면서 돌려보냈다. 약값이 꽤 비싼데도 한 번도 깎아주는 법이 없었다. 깎아 달라고 하면 '딴 데 가보라'고 하면서 쫓아내기 일쑤였다. 돈을 많이 벌어서 빌딩을 몇 채나 갖고 있다는 소문도 있었다.

이태규 씨는 그 한의원에서 8년 동안 작두질을 하면서 귀동냥으로 약 짓는 법을 배웠다. 웬만한 처방은 다 공부했으나 정작 핵심적인 것은 알아낼 방법이 없었다. 그만두고 고향으로 내려가 농사나 지을까 하고 고민하고 있을 때, 한의원 원장이 그를 불러 놓고 말했다.

"그동안 우리 집에서 일하느라고 고생이 많았네. 나는 40년 동안 한의원을 하면서 어려운 환자를 많이 고쳤고, 돈도 백억 원이 넘게 벌었다네. 이제 한의원을 그만두고 충청북도 청원군 미원으로 돌아가서 여생을 편하게 지내려고 하네."

그 말을 듣고 그는 화가 나서 노인한테 따졌다.

"제가 8년 동안 원장님 밑에서 열심히 일한 것은 오로지 의약을 배우고 싶은 욕심 때문이었습니다. 그런데 한의원을 그만두고 청원으로 가 버리시면 저는 누구한테 의약을 배울 수 있겠습니까?"

노인은 기다렸다는 듯이 대답했다.

"그러지 않아도 자네를 유심히 살펴보고 있었네. 내가 갖고 있는 처방을 모두 자네한테 가르쳐주면 될 것이 아닌가?"

그는 그 말을 듣고 뛸 듯이 기뻤다. 그는 그 자리에서 노인한테 세 번 절하고 스승으로 모셨다. 노인은 3개월에 걸쳐서 일생 동안 감추어 두었던 의약 처방을 모두 전수해 주었다. 간질, 두통, 견비통, 디스크, 갖가지 부인병 등 온갖 난치병을 고치는 방법을 남김없이 가르쳐준 것이다.

한의원 원장은 경상북도 성주 사람이다. 그는 50년쯤 전에 한의과대학을 졸업하고 대구에서 한의원을 열었다. 장소가 좋았던지 운이 좋았던지 환자가 많이 왔지만, 학교에서 배운 지식으로는 어떤 병도 고칠 수 없었다. 아무리 고민하고 연구해서 약을 써도 병은 낫지 않았고, 급기야 환자 보기가 무서웠다. 학교에서 배운 것은 모두 헛것이라는 것을 뒤늦게야 깨달은 것이다. 제대로 된 의학을 배우고 싶은 마음이 간절했지만, 대체 어디 가서 제대로 된 의학을 배운단 말인가!

그는 2년 만에 한의원을 폐업하고 몇 년 동안 스승을 찾아다녔다. 병을 잘 고친다는 소문이 난 사람이 있으면 어디든지 찾아갔다. 그러나 정성이 부족했던지 인연이 없었던지 스승으로 모실 만한 사람은 찾을 수가 없었다.

그러던 어느 날, 또 명의로 소문이 자자한 서울 어느 한의원을 찾아갔다. 그 한의원 원장은 나이가 꽤 많았고 수염을 멋있게 기른 할아버지였는데, 하루에 환자를 일곱 명만 보는 것으로 유명했다. 일곱 번째 환자를 보고 나면 한의원 문을 닫아걸었고, 그 이후에는 아무리 급한 환자가 와도 받아주지 않았다. 그는 그 노인을 보자마자 존경심이 저절로 우러나왔다. 이분이야말로 스승이 될 분이라는 확신이 들었다.

그는 한의사라는 신분을 숨기고 그 한의원에 종업원으로 취직해 일했는데, 환자가 낫는 모습을 보는 것만으로도 행복했다. 그는 온종일 한의원 한쪽 구석에 앉아 약재를 썰었고, 그렇게 11년이 지났다. 그러던 어느 날, 한의원 원장은 이제 은퇴하고 물러나서 여생을 편안하게 살겠다고 말했다. 그는 그제야 자신이 한의사라는 것을 밝히며 사실은 의약을 배우고 싶어서 지금까지 일한 것이라고 실토했다. 원장은 껄껄 웃으면서 말했다.

"진작 한의사라고 밝힐 일이지, 자네 정성이 예사롭지 않구먼. 그러지 않아도 이 처방을 누구한테 전수할까 하고 고민하던 중이었는데, 마침 잘 되었네. 나는 30년을 혼자 연구해서 나름대로 독특한 처방을 만들어 내었다네. 나를 스승으로 모시게. 자네한테 내 처방을 모두 일러주겠네. 이 처방이면 당대 최고의 명의라는 소리를 들을 수 있을 것이네."

스승은 자신이 개발한 처방을 남김없이 일러주었다. 스승은 마흔 가지가 넘는 처방을 하나도 기록하지 않고 고스란히 외우고 있었다. 그는 스승이 일러주는 치료법과 경험담을 공책에 자세하게 받아 적었다.

스승한테는 아들이 하나 있었다. 아들도 경희대학교 한의과대학을 졸업하고는 한의사가 되었다. 아들이 대학교에 다닐 때 아버지가 병을 잘 고친다는 소문이 나 있어서 교수는 아버지의 처방을 알아보고 싶었다. 아들은 아버지한테 처방을 몇 개 받아서 한의과대학 교수한테 보였다. 교수는 그 처방을 보더니 깜짝 놀라며 말했다.
"이건 처방이 아니다. 사람을 잡을 일이 있나? 이대로 약을 썼다가는 큰일 난다."

그 뒤로 아들은 아버지를 우습게 여기며 아버지 약은 거들떠보지도 않았고, 대학교를 졸업하고 나서 바로 한의원을 차렸다. 자신만만하게 학교에서 배운 지식으로 환자를 열심히 치료했으나 병은 낫지 않았다. 뒤늦게 아버지 의술이 최고라는 것을 깨달은 아들은 아버지한테 찾아가서 의학을 가르쳐 달라고 졸랐으나 이미 아버지는 이태규 씨 스승인 자신의 제자한테 모든 처방을 물려준 뒤였다.

아들은 집세를 내지 못해서 장소를 몇 군데나 옮겨 다니면서 한의원을 열었으나 병을 못 고치는 까닭에 환자가 오지 않았다. 가는 곳마다 망해서 알거지가 되었다. 어디를 가려고 해도 차비가 없을 정도로 다급해진 아들은 이태규 씨 스승을 수소문해 찾아와서는 도움을 요청했다. 그러나 그 처방은 말 몇 마디로 전수할 수 있는 게 아니지 않은가. 아들은 몇 번 와서 배우려고 하는 것 같더니 어느 날부터는 다시 오지 않았다.

🍀 4대를 이어서 전수된 명약 처방

이렇게 해서 기록된 처방은 4대에 걸쳐서 전수되었다. 최연태 씨는 처방을 처음 만든 스승의 이름은 알지 못했다. 두 번째 전수자의 이름도 몰랐다. 탕제원을 하는 이태규 씨가 3대째 전수자이고, 약사인 최연태 씨는 4대째 전수자인 셈이다. 이제 최연태 씨는

5대째 전수자를 찾고 있다.

최연태 씨 처방은 독특하다. 그 처방은 『동의보감』이나 『방약합편』 같은 옛 의학책에 없다. 그는 약재 중에서 토방풍(土防風), 토현호색(土玄胡索), 토길경(土桔梗), 토반하(土半夏)를 제일 많이 쓴다. 약재 이름 앞에 토(土) 자가 붙은 것은 토종(土種), 곧 우리나라에서 난 것이라는 뜻이다. 그의 처방에는 약재의 가짓수도 많고 양도 많다. 양은 일반적인 처방의 3~4배나 된다.

여기서 잠깐 이태규 씨 얘기로 다시 돌아가 보자. 이태규 씨는 스승한테 처방을 전수받은 뒤에 의술에 자신이 생겨 서울 강서구 화곡동에 약방을 열었다. 약사 면허가 없으므로 전부터 알고 지내던 약사 한 사람과 동업하기로 하고 문을 연 것이다.

약국을 개업한 첫날, 한 노인이 약국에 급히 들어오더니 판피린 열 개를 사서 한꺼번에 다 마시는 것이 아닌가. 판피린은 해열진통소염제로 이름난 감기약이다. 그는 깜짝 놀라서 물었다.

"할아버지, 어째서 판피린을 그렇게 많이 드십니까?"

"나는 두통이 몹시 심해요. 30년이 넘었는데 판피린 열 개를 먹어야 통증이 약간 가라앉습니다. 30년째 집에 판피린을 몇 박스씩 쌓아놓고 마시는데, 오늘은 밖에 나오면서 깜박 잊어버리고 안 갖고 나온 것이라오."

"고생을 많이 하셨군요. 할아버지 두통을 제가 고쳐드리겠습니다."

그 말을 듣더니 노인은 다짜고짜 욕부터 했다.

"별 미친 사람을 다 보겠네. 나는 30년 동안 이 병을 고치려고 안 해본 짓이 없소. 집 한 채 값을 날리고도 못 고쳤는데, 당신이 무슨 재주로 고친단 말이오?"

그는 지지 않고 말했다.

"그러시면 이렇게 한번 해보면 어떻겠습니까? 제가 할아버지 병을 못 고치면 받은 약값을 모두 돌려드리도록 하지요."

"그래요? 그렇게 자신이 있다면 한번 해봅시다. 약값이 얼마면 되겠소?"

"약값은 한 달에 50만 원입니다."

노인은 주머니에서 10만 원짜리 수표 다섯 장을 꺼내 주면서 말했다.

"병을 못 고치면 반드시 돈을 돌려주어야 합니다."

그는 자신만만하게 대답했다.

"반드시 고쳐드리겠습니다."

그는 노인이 보는 앞에서 저울을 쓰지 않고 능숙하게 한 손으로 약재를 담는 모습을 보여 주었다. 노인은 고개를 갸웃거리면서 돌아갔다. 그다음 날 약재를 정성으로 달여 노인의 주소로 보냈다. 노인은 보름 뒤에 다시 왔다. 평생 앓던 고질병을 고쳐 주어서 고맙다면서 5백만 원을 주고 갔다. 한사코 사양했지만 막무가내로 받으라고 해서 마지못해 받아두었다. 보름쯤 뒤에 노인이 다시 왔다. 이번에는 두통 환자 한 사람을 데리고 왔다. 그 환자는 10년 넘게 편두통을 앓고 있는 사람이었다. 시도 때도 없이 눈물이 흘러서 눈 밑이 헐었고, 눈도 통통 부어서 많이 고생하고 있었다. 그 환자를 고쳐주었더니 이번에는 다른 환자를 모시고 왔다. 이런 식으로 환자가 계속 늘어나서 2년 뒤에는 돈을 많이 벌어 큰 집으로 이사도 하고 최고급 승용차도 몰고 다녔다.

병을 앓아 본 사람이 명의가 될 수 있다

무릇 큰 병을 앓아 본 사람이 명의가 되는 법이다. 자기 병을 고치려고 애쓰다가 명의가 된 사람이 많다는 말이다. 병을 앓아 봐야 병에 대해서 가장 잘 알 수 있기 때문이다. 최연태 약사도 자기 병을 고치려고 노력하다가 명의가 된 사람이다.

그는 젊어서 약사로 이름을 꽤 날렸다. 인정도 많고 약도 정성으로 지어 주기 때문이었다. 새벽부터 약국에 나와서 밤이 늦도록 환자를 보았고, 환자들이 줄을 서서 몰려드는 통에 밥 먹을 시간도 없었다. 한 달이면 집을 한 채나 살 수 있을 만큼 돈도 많이 벌었다.

그런데 한창 잘 나갈 때 구안와사에 걸렸다. 얼굴이 비뚤어지고 말도 헛나갔고 밥을 먹을 때는 밥을 흘렸다. 한쪽 눈을 크게 뜰 수도 감을 수도 없었다. 며칠 침을 맞으면 풀릴 것으로 여겼지만 소용이 없었다. 구안와사에 좋다는 약은 이것저것 다 써보았으나 허사였다. 두 달 동안 여러 가지 약을 써보았으나 전혀 차도가 없었다.

그는 약국 문을 닫고 자신의 병을 고쳐줄 명의를 찾으러 나섰다. 괴나리봇짐 하나를 둘러매고 전국을 떠돌아다니던 중에 강원도 깊은 산 속에 있는 어느 절간에서 남루한 차림의 떠돌이 스님을 만났다. 스님은 그를 보자마자 혀를 끌끌 차면서 말했다.

"젊은 사람이 안됐소이다. 나도 젊었을 때 수행을 잘못해서 와사풍으로 몇 년 고생한 적이 있다오."

"어떻게 고치셨습니까?"

"내가 처방전을 드릴 터이니 그대로 한번 해 보시지요."

그는 무릎을 꿇고 공손하게 그 처방전을 전수받았다. 전갈, 백강잠, 천마, 천마 싹, 부자, 감초, 생강 등이 들어 있는 처방이었다. 그는 그 처방대로 약재를 구해서 가루약을 만들어 먹는 방법과 거미리요법으로 구안와사를 고쳤다. 전갈은 다리를 떼어내고 배 속에 있는 이물질을 다 제거한 뒤에 소금을 넣고 볶아야 독이 완전히 없어진다. 소금이 전갈 독을 다 흡수하는데, 만약 그 소금을 먹으면 큰일 난다. 부자 역시 소금과 같이 아홉 번을 쪄서 법제해야 독이 없어진다.

그는 이 처방으로 안면신경마비 환자 수십 명을 고쳤다. 가루약을 밥숟갈로 한 숟갈씩 보름에서 한 달쯤 먹으면 낫는다. 10년이나 20년 된 것도 잘 낫는다.

❋ 『민약요전』을 얻다

최연태 약사는 틈틈이 전국을 바람처럼 떠돌면서 민간 처방을 수집했다. 특히 강원도와 지리산 일대를 많이 다녔다. 산속에서 공부하는 기인(奇人), 수행자, 약초꾼, 나무꾼, 시골 노인, 떠돌이 스님 같은 사람한테서 처방을 많이 얻었다.

2005년 초여름, 지리산 장터목으로 올라가는 산길에서 차림새가 허름한 한 늙은 스님을 만났다. 지나가는 길에 마주쳤을 뿐이지만 길에서 비켜서서 예의를 갖추고 깍듯하게 인사를 드렸더니 스님이 물었다.

"무엇을 하는 사람이오?"

"저는 의약을 연구하는 사람으로 훌륭한 스승을 찾고 있습니다."

"그렇다면 한의사인가요?"

"한의사가 아니고 약사입니다. 현대의학으로는 병을 고칠 수 없어서 약방을 그만두고 몇 년째 스승을 찾아다니고 있습니다."

"그래요? 그 뜻이 매우 가상하군요. 그렇다면 내가 전해 줄 것이 있으니 나를 따라오시오."

스님은 나이가 90살이 넘었다고 했는데 걸음은 나는 듯이 빨랐다. 두 시간쯤 걸었을까. 외진 산속에서 오막살이 토굴 하나가 나왔다. 스님은 토굴 안에서 색깔이 누렇게 변한 책 두 권을 꺼내 주었다. 겉장이 찢겨 나가서 제목을 알 수 없는 두툼한 의학책이었다.

"이 책 이름이 『민약요전(民藥要典)』이라오. 내가 젊었을 때 우연히 얻어 50여 년 동안 지니고 있던 것인데, 누가 쓴 것인지 얼마나 오래된 것인지는 도무지 알 수가 없었소이다. 나는 의사가 아니지만 이 책에 적힌 대로 몇 사람을 치료해 보았더니 과연 기이한 효험이 있었소. 이 책을 연구해 보면 도움이 될 만한 내용이 많이 있을 것이오. 그대를 보아하니 마땅히 이 책 주인이 될 만하오. 이 책을 선물로 드리겠으니 받아 주시오. 부디 이 책에서 지혜를 얻어 많은 환자를 구료하여 주시면 고맙겠소."

"스님, 정말 고맙습니다."

그는 세 번 절하고 그 책을 공손히 물려받았다. 질긴 한지를 실로 묶어서 만든 책에는 책장마다 가느다란 붓으로 정성 들여 쓴 글씨가 빼곡했다. 대강 훑어보았더니 한 번도 본 적이 없는 특이한 처방들이 가득했다. 그는 이 『민약요전』을 3년 걸려서 공책에 옮겨 적은 다음, 다시 3년에 걸쳐서 우리말로 번역했다. 원본은 몇 년 동안 갖고 있다가 스님이 아흔아홉 살로 열반하고 나서 다비할 때 같이 태워 버렸다.

이 『민약요전』을 번역해서 정리한 공책만 해도 50권이 넘는다. 그는 한 글자 한 글자씩 손으로 써서 번역한 이 공책을 최고의 보물로 여기며 애지중지하고 있다. 틈이 날 때마다 이 공책을 뒤적이면서 공부하는데, 난치병을 고칠 수 있는 단서를 이 공책에서 제일 많이 얻는다는 것이다.

❋ 반하로 담음을 제거하여 만병을 치료

최연태 약사는 이 『민약요전』에 들어 있는 처방과 이태규 씨한테 배운 처방을 제일 많이 활용한다. 그의 처방에는 공통으로 토반하, 토길경, 토방풍, 연교(連翹), 강활(羌活) 등이 들어간다. 그중에서도 토반하를 제일 많이 쓴다. 거의 모든 처방에 반하가 들어간다. 반드시 우리나라에서 난 토종 반하라야 하고, 중국산 반하는 약효가 약해서 쓰지 않는다. 생강으로 법제한 '법반하(法半夏)'도 쓰지 않고 반드시 '생반하(生半夏)'를 쓴다. 생반하는 독이 많아서 어떤 한의사도 절대로 안 쓰는 약재 중의 하나다.

"반하를 잘 써야 어려운 병을 고칠 수 있어요. 반하는 담(痰)을 쳐서 없애는 데 제일 좋은 약입니다. 저는 어려운 병일수록 반하를 많이 넣어서 약을 짓습니다. 두통, 우울증, 불면증, 관절염, 부인병, 간질 같은 난치병은 잘 나아요. 반하를 잘 쓰면 절대로 탈이 나지 않을뿐더러 만병을 고칠 수 있습니다. 그러나 잘못 쓰면 사람이 죽을 수도 있어요. 저는 한 달 치 약에 반하를 600그램이나 넣은 적도 있습니다. 그래도 탈이 난 적은 한 번도 없습니다."

반하를 우리말로는 '끼무릇'이라고 한다. '끼'는 꿩을 가리키는 말이다. 그래서 수꿩을 '장끼'라고 한다. 꿩은 반하를 캐서 잘 먹는데, 끼무릇은 꿩이 먹는 '무릇'이란 뜻이다. 반하는 보리밭에 잡초로 많이 나는 식물이고, 꿩은 산에서 보리밭으로 내려와 반하를 캐서 먹는다. 꿩이 반하를 캐서 먹으면 배 속이 뜨거워져서 알을 잘 낳는다는 얘기가 있다. 꿩과 반하에 대해서는 다음과 같은 전설도 있다.

옛날에 꿩은 하늘나라에 사는 선녀였다. 그런데 어느 날 옥황상제께서는 반하가 먹고 싶어서 반하를 캐 오라고 꿩을 지상으로 내려보냈다. 옥황상제는 꿩한테 반하를 캘 때 절대로 맛을 보거나 먹으면 안 된다고 단단히 일러두었다. 꿩은 보리밭에 내려와서 반하를 캐면서 옥황상제께서 왜 먹으면 안 된다고 했는지 궁금해서 견딜 수가 없었다.

오랫동안 고민하다가 '한 개쯤 맛을 본다고 해서 옥황상제께서 아실 리가 없지 않은가! 아무도 몰래 한 개만 먹어보자' 하고는 한 개를 캐서 맛을 보았더니 맛이 기가 막힐 만큼 좋은 것이 아닌가. 꿩은 반하 맛에 홀딱 반해서 옥황상제와 약속한 것도 까맣게 잊고 정신없이 반하를 캐서 먹기 시작했다. 열심히 반하를 캐서 먹고 있는데 갑자기 하늘에서 천둥 번개가 요란하더니 옥황상제의 성난 목소리가 들려왔다.

"꿩아! 내가 캐 오라고 한 반하는 얼마나 캤느냐? 빨리 반하를 갖고 하늘로 올라오너라."

꿩은 반하를 먹느라고 정신을 못 차리고 있어서 이렇게 대답했다.

"캐거든! 캐거든!"

옥황상제한테 바칠 반하를 아직 못 캤으므로 '캐거든' 하늘로 갖고 올라가겠다는 뜻이다. 그런데 꿩은 반하가 너무 맛이 좋아서 옥황상제께 바칠 것은 한 개도 모으지 못하고 모조리 다 먹어버렸다. 그래서 다시는 하늘나라로 올라갈 수 없었다. 그래서 지금도 꿩은 하늘에서 천둥소리가 나면 '꿩! 꿩!' 하고 우는데, 본래 '캐거든! 캐거든!' 하던 것이 변해서 그리되었다는 것이다. 결국, 꿩은 반하 맛을 잊지 못해서 지금까지도 하늘나라에 올라가지 못하고 반하를 캐 먹으면서 지상에서 살고 있다는 이야기다.

🌿 피를 맑게 하여 만병을 고친다

반하는 하지가 지난 뒤에 캐서 겉껍질을 벗겨 내고 말린다. 이것을 '생반하'라고 한다. 생반하는 그냥 먹으면 큰일 난다. 맛을 조금만 봐도 입안이 몹시 아리고 목구멍이 퉁퉁 붓는다. 반하 독은 입안의 점막을 자극하여 녹여 버리는데, 심하면 세포 조직이 괴사한다. 부자나 초오 못지않게 독성이 세다. 그러나 생강즙에 백반을 약간 섞은 다음 반하를 넣어 하룻밤 동안 두었다가 그늘에서 말리면 독성이 줄어든다. 이것을 '강반하(薑半夏)'라고 한다. 여기에 석회와 감초를 더 넣은 것을 '법반하(法半夏)'라고 한다. 한의사 대부분은 강반하와 법반하를 약으로 쓰고 생반하는 쓰지 않는다.

최연태 약사는 반하를 따로 법제하지 않는다. 법제한 반하는 독이 없지만 약효도 별로 없다. 그래서 약을 달일 때 생반하를 다른 약재와 같이 넣어서 달이는데, 다만 반하를 넣을 때는 생강을 같은 양으로 넣기만 할 뿐이다. 중요한 것은 달이는 방법이다. 한의원이나 탕제원에서 쓰는 일반적인 압력 약탕기로 달이면 절대로 안 된다. 그는 자신이 연구해서 만든, 옹기로 된 특수한 약탕기에 약을 달인다.

"반하를 가열하면 독성이 증발해 날아갑니다. 그래서 약을 달일 때 나오는 독가스를 빼내는 장치를 약탕기에 해놓아야 합니다. 그 가스를 들이마시면 중독되어 죽을 수도 있어요. 그리고 반드시 뚜껑을 열어놓고 오랫동안 달여야 합니다. 그렇게 달이면 반하의 독성은 완전히 없어지고 약성만 고스란히 남습니다."

또 한 가지 중요한 것은 반하를 통째로 넣으면 안 된다는 점이다. 반드시 절반으로 쪼개서 써야 한다. 반하를 통째로 넣고 달이면 껍질에 막혀서 독성분이 제대로 빠져나오지 않는다. 독성분이 절반밖에 우러나오지 않아서 절반은 고스란히 남아 있는 것이다. 달이면서 가끔 맛을 봐서 아린 맛이 나지 않으면 독성이 다 없어진 것이다. 제독이 안 된 것을 먹으면 목구멍이 아리다. 뚜껑을 열어놓고 열 시간 넘게 달여야 반하의 독이 다 날아가서 없어진다.

반하뿐만 아니라 천남성(天南星)도 이와 같은 방법으로 제독한다. 천남성은 반하와 사촌뻘이 되는 약초로 반하보다 몇 배 더 굵고 독도 더 많다. 옛날에는 천남성을 썰어서 햇볕에 말려 놓은 것을 지나가던 사람이 보고는 감자인 줄 알고 주워 먹어서 목숨을 잃거나 죽을 만큼 고생한 일도 더러 있었다. 제독한 반하나 천남성은 찬물에 오랫동안 담가서 이물질은 우려내고 녹말만 남게 한 다음, 말려서 가루를 내어 국수나 수제비를 만들어 먹기도 한다.

반하는 담음(痰飮)을 삭여서 없애는 데도 최고의 약이다. 담(痰)은 가래 담이다. 담음이란 몸속에 썩은 물이 고여서 가래처럼 뭉쳐진 것이다. 곧 몸에서 대사 작용을 하면서 생긴 온갖 독소와 찌꺼기들이 모여서 끈적끈적하게 뭉친 것이 담음이다. 이 담음이 만병의 근원이 된다.

우리 몸은 거의 70퍼센트가 물이다. 이 물은 십만 킬로미터가 넘는 혈관과 임파선 등을 타고 온몸으로 순환한다. 그런데 이 물에 때가 끼어 끈적끈적해지면 흐름이 느려져서 혈관이 막히거나 늘어나고, 또 터져 버리기도 한다. 물은 고이면 썩기 마련이다. 개울물도 한곳에 고여 있으면 썩어서 악취가 나지 않는가? 이처럼 몸속에 있는 물과 피가 썩어서 끈적끈적해진 것이 담음이다.

옛말에 십중구담(十中九痰)이라는 말이 있다. 열 가지 질병 가운데 아홉 가지는 담음이 그 원인이라는 말이다. 고혈압, 고지혈증, 고콜레스테롤혈증, 중풍, 간질, 관절염, 통풍, 디스크, 아토피성피부염, 두통, 기침, 천식, 구토, 우울증, 불면증, 심장병, 암 같은 온갖 난치병이 대부분 담음으로 인해서 생긴다. 따라서 담음을 제거할 수 있다면 이 모든 질병을 쉽게 고칠 수 있다.

반하는 담음을 삭여서 맑게 하는 작용이 뛰어나다. 실제로 반하에 끈적끈적한 가래침을 뱉어 보면 곧 맑은 물처럼 바뀐다. 반하는 단단하게 뭉친 담을 풀어헤쳐 맑은 물처럼 만든 다음, 몸 밖으로 내보내거나 체액으로 되돌려 보내 흐르게 한다. 몸에 담이 많은 사람이 반하를 먹으면 하루 만에 대변으로 끈적끈적한 코 같은 것이 한 덩어리씩 빠져나온다. 반하의 효능을 한마디로 종합하면, 몸속에 있던 더러운 찌꺼기가 뭉쳐서 생긴 덩어리를 녹이고, 혈액을 비롯한 몸속에 있는 모든 체액을 맑게 한다.

『신농본초경(神農本草經)』에는 반하에 대해 다음과 같이 적혀 있다.

'상한(傷寒)으로 인해 추웠다가 더웠다 하는 것과 가슴 아랫부분이 단단하게 굳어지고 맺혀서 그득해진 것을 치료한다. 기를 내린다. 인후가 붓고 아픈 것을 다스린다. 머리가 어지럽고 아프고 기가 위로 치밀어 기침을 하는 것, 가슴속이 꽉 차서 숨도 못 쉴 만큼 답답하고 속이 메스꺼운 증상을 치료한다. 또 배 속이 막혀 배에서 물소리가 나는 것과 화기가 위로 올라와 땀이 나는 것 등을 다스린다.'

겉껍질을 벗겨 낸 반하 알맹이는 점액이 많아 미끌미끌하다. 맛을 보면 목구멍이 아려서 견딜 수 없을 만큼 맵다. 이 미끄러운 성분이 위로 치밀어 오르는 것을 아래로 내려보내고, 매운맛은 고여서 굳은 것을 풀어헤쳐 밖으로 내보낸다. 그래서 화기(火氣)는 아래로 내려가게 하고 수기(水氣)는 위로 올라가게 하여 기혈(氣血)이 잘 순환하도록 도와주는 것이다. 이를 일러 화강수승(火降水昇)이라고 한다.

최연태 약사는 말한다.

"모든 병은 피가 탁해져서 생기는 것입니다. 혈액을 깨끗하게 하면 모든 병이 저절로 낫습니다. 피와 하는 전쟁이지요. 최고의 정혈약(精血藥)을 만드는 것이 제 목표입니다. 저는 오직 혈액을 깨끗하게 하는 것을 염두에 두고 약을 짓습니다."

그는 암을 제외한 거의 모든 질병을 치료한다. 특히 구안와사, 천식, 심장병, 두통, 간질, 우울증, 화병, 이명증, 비염, 아토피, 디스크, 하지정맥류, 부인병, 냉증, 통풍, 간염, 간경화, 당뇨병 등을 잘 고친다. 그리고 요즘에는 옛날처럼 환자가 직접 약국으로 찾아오는 일은 드물고 전화로 상담한 다음 약을 지어서 택배로 보내는 경우가 많다.

암환자를 몇 사람 고친 적도 있지만 암환자를 치료하지는 않는다. 이미 모든 병원에서 더 이상 손쓸 수 없는 3기 말이나 4기쯤 되어서야 찾아오기 때문이다. 항암제, 수술, 방사선 치료 등으로 만신창이가 된 암환자를 고치기는 거의 불가능에 가깝다.

🌿 일생을 고생해서 얻은 처방들

여기서 최연태 약사가 일생 동안 각고의 노력 끝에 얻은 처방을 몇 가지 공개한다.

해소 천식에는 갖가지 씨앗 열 가지 이상을 물로 달여서 먹는다. 반드시 검은 참깨가 들어가야 한다. 씨앗 열 가지를 달인 물로 식혜를 만들어 먹어도 좋다. 무씨, 우엉씨, 상추씨, 살구씨, 복숭아씨, 오미자씨, 두릅나무씨, 엄나무씨, 오갈피나무씨, 부추씨 등이다. 한두 달 먹으면 자신도 모르는 사이에 가래가 삭아서 없어지고 기침도 나지 않는다.

천식에는 다음 처방도 많이 쓴다. 살구씨, 마황(麻黃), 모과, 진피(陳皮), 토길경, 홍화 각 150그램, 토반하, 생강, 감초 각 300그램, 방풍, 백복령(白茯笭), 황기 각 250그램, 맥아, 신곡(神曲), 창출, 백출 각 200그램, 현호색, 황련, 빈랑, 연교, 당귀, 천궁, 백작약, 숙지황, 원지, 대추, 갈근, 황백(黃柏), 승마(升摩) 각 150그램. 이상의 스물아홉 가지 약재를 특수하게 제작한 항아리 약탕기에 넣고 10시간 이상 달인 다음, 100밀리리터 팩으로 120개를 뽑아서는 하루에 세 번씩 아침, 점심, 저녁으로 밥 먹기 전에 먹는다. 아무리 심한 천식이라도 두세 번 먹으면 뿌리를 뽑을 수 있다.

아토피성피부염이나 건선, 지루성피부염에는 다음 처방을 쓴다. 당귀, 천궁, 백작약, 생지황 각 900그램, 도인(桃仁) 1,440개, 홍화 450그램, 민들레, 두릅나무, 연고, 황련, 진피, 감초 각 120그램. 이상의 12가지 약재를 물에 넣고 달여서 100밀리리터 팩으로 90봉지를 만든다. 이것을 하루에 세 번씩 밥 먹고 나서 30분 뒤에 먹는다.

이 처방은 90세 된 어느 한의사한테 전수받은 것인데, 만성 류머티즘성관절염 처방과 함께 물려받았다. 그는 이 처방으로 고약한 피부병이 있는 환자를 헤아릴 수 없을 만큼 많이 고쳤다. 30년이나 40년 동안 병원에 다녔으나 못 고친 사람도 고쳤다. 또 고쳐주면 집 한 채 값을 주겠다는 사람을 고친 적도 있으나 약속대로 돈은 주지 않고 모든 연락처를 끊고 도망가 버린 일도 있다.

마산에 사는 한 처녀는 아토피성피부병이 몹시 심해서 얼굴은 엉망이었고, 나이는 서른이 넘었으나 시집을 못 갔다. 그래서 그녀의 어머니는 전화로 울먹이면서 하소연했다. 그는 이 처방을 써서 3개월 만에 아토피성피부염을 고쳐주었고, 딸은 얼굴이 말끔하게 변해서 몇 달 뒤에 시집갔다. 그런데 이번에는 그녀의 어머니가 냉증으로 말미암아 한여름에도 털모자를 쓰고 다녀야 할 정도로 춥다면서 좋은 약이 없겠느냐고 물었다. 일 년 내내 감기를 달고 살며, 손발이 시려서 찬물로는 세수할 수 없고, 땀도 비 오듯 쏟아진다고 했다. 그는 그녀 어머니의 냉증도 고쳐주었다.

냉증과 대하(帶下)를 고치는 처방은 다음과 같다. 약쑥, 어성초, 황기 각 300그램, 금앵자, 만삼(蔓蔘), 금은화, 육계(肉桂), 사삼(沙蔘), 단삼(丹蔘), 구절초, 건강(乾薑) 각 190그램. 이상의 열한 가지 약재를 물에 넣고 달여서 100밀리리터 팩으로 60개를 뽑는다. 이것을 한 봉지씩 하루에 두 번 밥 먹고 나서 30분 뒤에 먹는다.

손바닥이나 발바닥, 그리고 온몸에 식은땀이 많이 나는 사람은 다음 처방을 쓰면 잘 낫는다. 시호, 반하 각 720그램, 황기, 인삼, 백복령, 계지, 용골(龍骨), 모려, 대추, 황련, 생강, 두충, 백반(白礬) 각 360그램, 대황 100그램, 지각(枳殼, 볶은 것), 길경 각 180그램. 이상의 열여섯 가지 약재를 특수하게 제작한 옹기 약탕기에 넣고 물에 부어 10시간 이상 달인 다음, 100밀리리터 팩으로 90봉지를 만든다. 이것을 하루에 세 번 밥 먹고 나서 30분 뒤에 먹는다. 시호와 반하가 720그램이나 들어가지만 특별한 약탕기로 달이는 까닭에 탈이 생기지 않는다.

통풍은 요산이 몸 안에 쌓여서 생기는 병으로 현대의학에서는 고칠 수 있는 약이 없다. 통풍 치료 처방은 다음과 같다. 민들레, 율무, 계혈등 각 640그램, 당귀, 적작약, 창출, 활석(滑石) 각 320그램, 비해(萆薢), 모과, 황백, 지모(知母), 백반 각 240그램, 청대(青黛) 120그램을 쓰는데, 만약 지방간 증상이 있으면 인진(茵蔯) 320그램과 시호 160그램을 더 넣는다. 이상의 열세 가지나 열다섯 가지 약재를 물에 넣고 달여서 100밀리리터 팩으로 90봉지를 만든 다음, 하루에 세 번 밥 먹고 나서 30분 뒤에 먹는다. 약을 먹는 동안은 술, 담배, 고기, 생선을 금해야 한다. 3개월이면 아무리 심한 사람도 완치된다.

20년이나 30년 된 만성 설사나 장염에는 다음 처방을 쓴다. 느릅나무 뿌리껍질, 죽봉, 영지(靈芝), 담쟁이덩굴, 감초, 대추, 갈근 각 1근. 이 일곱 가지 약재를 물로 달여서 100밀리리터 팩으로 150봉지를 뽑는다. 이것을 하루에 세 번씩 밥 먹고 나서 30분 뒤에 먹는다.

알레르기성비염이나 비후성비염도 고치기가 매우 어려운 병이다. 비염에는 다음 처방을 쓰면 잘 듣는다. 사삼 200그램, 생강 300그램, 상백피(桑白皮), 백복령, 황기, 육계, 계지, 백작약(白芍藥), 당귀, 천궁, 백지, 향부자, 갈근 각 150그램, 지골피(地骨皮), 천문동(天門冬), 맥문동, 치자, 현삼(玄蔘), 백개자, 소태나무 껍질, 나복자(蘿葍子), 반하, 패모(貝母), 오미자, 자완(紫菀), 관동화, 형개, 방풍, 시호, 전호, 강활, 독활, 지각, 길경, 세신(細辛) 각 100그램. 이상의 서른다섯 가지 약재를 물에 넣고 달여서 100밀리리터 팩으로 120봉지를 만들어 한 번에 한 봉지씩 하루에 세 번 밥 먹고 나서 30분 뒤에 복용한다.

최연태 약사는 누구보다도 치열하게 연구하는 사람이다. 그래서 처음 보는 희귀병 환자가 올 때마다 힘을 낸다. 아무도 못 고치는 환자를 만날 때마다 반드시 고쳐야겠다는 욕심이 생긴다는 것이다.

"내가 배운 의술이 최고라고 생각하고 있었는데, 그게 아닙니다. 요새는 생전 처음 들어보는 병으로 고생하는 사람이 많이 찾아와요. 그런 환자는 옛날 처방으로는 못 고칩니다. 못 보던 병을 보면 저는 며칠씩 밤잠을 설치면서 연구합니다. 그래서 꼭 고치는 방법을 찾아내요. 며칠 전에 이상한 병에 걸려서 고생하고 있는 사람한테서 문자가 왔어요. 병원에서는 원인도 모르고 치료법도 없다는 겁니다. 며칠 동안 연구한 끝에 이 사람을 고칠 수 있는 방법을 찾아냈어요. 이 사람이 나아서 환하게 웃는 모습을 보고 싶어요."

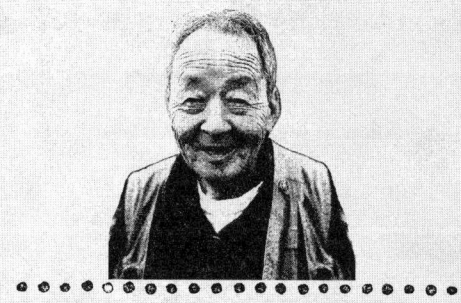

02

암약 발명한 현대판 신농씨
이창우

"억새풀 말고는 산에 있는 모든 식물을 껌 씹듯이 씹어 보았지요. 억새는 씹으면 입을 다치니까 그건 못하고. 약초 실험하느라 별의별 고생을 다 했소. 지리산, 설악산, 태기산, 계방산, 오대산, 그리고 강원도, 경상도, 충청도, 전라도 등 안 가본 산이 없어요. 당귀, 창출, 복령 같은 약초 수십 가지 캐다가 팔았으나 그거 가지고는 한 달에 10만 원 벌이도 어려우니 먹고살기는커녕 돌아다닐 차비도 안 나와요. 이러니 누가 채약을 하겠는가?"

암은 사람 목숨을 위협하는 가장 무서운 병이다. 우리나라에서만도 해마다 10만여 명이, 세계적으로는 1천만여 명이 암으로 죽어간다. 문명의 발달로 갖가지 화공 약품이 늘어났고, 더불어 암도 기하급수로 늘어나서 이제는 인류가 전쟁이나 핵폭탄 같은 것보다 갖가지 암이나 에이즈 같은 질병으로 멸망하게 될지도 모르는 위기에 처했다. 지금까지 암을 퇴치하는 것으로 명확하게 입증된 약물이나 의방은 없다. 세계에서 으뜸가는 의료기관에서 최고 의료인이 수십억 달러를 들이면서 암 퇴치를 위해 애쓰고 있으나 암을 퇴치하기는커녕 갈수록 더 극성을 부리고 있는 실정이다.

평생을 '암 치료약' 개발에 혼신의 노력을 기울인 끝에 '어떤 암이든지 완치할 수 있는 암 치료약'을 발명했다고 주장하는 놀라운 사람이 있다. 충청남도 태안군 태안읍 남문리 한 초라한 집에서 30년을 약초 채취와 암약 연구로 살아온 이창우(李昌雨) 옹이 바로 그 사람이다. 그는 자신이 만든 암 치료약으로 위암, 식도암, 폐암, 간암 같은 암환자 수십 명을 비롯해 백혈병, 당뇨병, 간경화 같은 난치병도 숱하게 완치시켰다고 주장한다.

암환자는 오시오

충남 태안군 시외버스정류장에서 이창우 할아버지를 처음 만났다. 까만 중절모를 쓰고 양복을 말쑥하게 차려입은, 시골 노인치고는 꽤 멋을 낸 듯한 차림새였다. 키는 자그마했지만 몸은 차돌처럼 야무져 보였고, 얼굴에서 풍기는 인상은 온화했지만 긴 눈매와 크고 두꺼운 귀에서는 사뭇 예사 사람과는 다른 기인다운 분위기를 풍겼다. 목소리도 칠십 넘은 노인답지 않게 크고 우렁찼다.

"의학박사도 아니고 한의사도 아닌 돌팔이 촌영감이 암을 고친다니까 다 비웃기만 하고 믿어주는 사람이 없어. 명의도 명환자를 만나야 빛이 나는 법이오. 그런데 암으로 꼭 죽을 걸 살려줬더니 그 뒤 길에서 만나도 본 척도 않는 게 요즘 세상이라. 유명한 박사한테 가서 돈 많이 쓰고 배 째고 죽는 건 많아도. 거 양심 있는 암환자 좀 구해 오시오. 무료로 고쳐줄 테니……."

이창우 옹이 만든 암 치료약은 깊은 산에서 나는 약초를 달여서 만든 물약이다. 갈색빛이 도는 반투명 액체로 보리차를 진하게 달인 것과 비슷하다. 맛도 보리차처럼 담담하고 냄새도 거의 없다. 이 맹물 같은 것이 암을 퇴치하는 약이라니…….

이 물약을 한 번에 100cc씩 하루 세 번 빈속에 마신다. 식도암이나 위암같이 약물이 직접 닿는 소화기관 암은 치료 효과가 눈부시게 빨라 5~10일 만에 완치되는 수가 있고, 간암, 폐암, 뇌암, 백혈병 등은 시일이 조금 더 걸리며, 어떤 암이든지 50일 이내에 완치된다.

"나는 독감보다는 암을 더 고치기 쉽다고 생각해요. 식도암 같은 건 이 약물을 찬물 마시듯 한꺼번에 삼키지 말고 한 모금씩 천천히 목 안을 헹구듯이 삼키면 암세포에 약물이 직접 닿으므로 암 덩어리가 그 자리에서 녹아 나와요. 이 약 한 병(1,500cc)으로 식도암이 깨끗하게 나은 일도 있어요."

간암, 폐암, 뇌암 같은 소화기관 이외의 암은 위장이 약물을 흡수한 후 혈액을 통해 운반해 치료하므로 시간이 조금 더 걸린다. 간암을 보기로 들면 초기에는 10~20일, 말기에는 40~50일쯤 먹어야 완치된다는 것이다. 어떤 종류의 암이든지 다 완치할 수 있으나 말기 암으로 고통이 격심해 진통제를 먹고 있거나 복수가 찬 환자는 고칠 수 없다. 이런 상태에서 음식을 먹으면 즉시 토해 버리므로 어떤 음식이나 약도 흡수할 수 없다. 아무리 좋은 약이라도 몸에서 받아들일 수 없다면 소용이 없는 것이다. 이런 환자는 대개 한 달을 넘기지 못한다. 그러나 이 약을 주사약으로 만들어 암 덩어리에 직접 주사하면 최고 말기 암환자도 살려낼 수 있다는 것이다.

"암은 4기가 지나도 통증이 없어요. 통증이 심해 진통제 없이 못 견딜 때는 물 한 모금이라도 마시면 바로 토해요. 이때는 이미 다 죽은 목숨이라. 그러나 병원에서 수술 못 한다고 퇴짜 맞은 말기 암환자라도 통증이 오기 전이라면 다 완치할 수 있어요. 백혈병은 50일은 먹어야 낫고, 피부암, 임파선암도 50일은 먹어야 낫지. 당뇨병, B형간염, 간경화도 이 약 10병이면 다 나아요."

이 암약을 먹을 때 금기사항은 술, 담배, 커피, 콜라, 사이다 같은 음료수와 녹두, 무, 미역, 다시마 같은 해조류, 소고기를 뺀 모든 고기, 너무 맵거나 자극적인 음식 등이다. 갖가지 화학조미료가 들어간 음식과 인스턴트식품도 절대로 먹어서는 안 된다. 그리고 환자가 결코 충격을 받아 놀라거나 화를 내는 일이 있어서도 안 된다. 이들 금기사항을 하나라도 어기면 암은 전신으로 확대되어 얼마 안 가서 죽고 만다. 약을 먹는 도중에 금기사항을 어겨서 죽은 환자가 적지 않고, 이 금기사항은 약물을 다 복용한 후라도 적어도 3개월은 지켜야 한다.

"약 먹다가 죽은 사람도 여럿 돼요. 약이 나빠서가 아니라 금기사항을 어겨서 죽은 거요. 술 마시고 담배 피우고 고기 먹으면 절대로 암 못 고쳐요. 약 먹어서 몸이 좋아졌다 싶으면 다 나은 줄 알고 바로 금기사항을 어겨요. 어울려 술 마시고 놀러 다니고……. 그러다 푹 쓰러지면 바로 죽는 거라. 그때는 아무도 못 고쳐요."

또 이 약은 암을 치료할 뿐만 아니라 아무라도 먹으면 암이 예방되고 기관지도 좋아지는 등 효과가 좋다고 말한다.

"이 약은 맛이 보리차 비슷하니까 먹기 좋고, 많이 먹어도 일절 부작용이라곤 없어요. 암환자가 아닌 사람도 이거 한 잔만 마시면 적어도 1년은 암이 예방돼요. 또 기관지가 좋아지는 데도 아주 벼락이오. 혈액순환이 잘 되고 기운이 솟으며 피부도 고와지고 위장도 튼튼해져요. 한두 가지 가감해서 쓰면 그대로 만병통치약이 될 수 있는 거요."

실제로 이창우 할아버지는 살결이 어린아이처럼 부드럽고, 대여섯 시간을 쉬지 않고 얘기해도 지치지 않는 품이 30대 젊은이보다 더 기운이 왕성해 보였다. 그 비결은 가끔 이 암약을 마시는 것이다.

바늘 삼킨 아이 감자즙으로 살려내

기이하고 놀라운 암 치료약을 발명한 이창우 옹은 과연 어떤 사람인가. 그는 충남 태안 출신이다. 그 일대에서는 꽤 잘사는 집안에서 태어나 다섯 살 때까지는 머슴을 다섯이나 둘 만큼 부자로 살았으나 할아버지가 투전에 미쳐 재산을 몽땅 날리는 바람에 하루아침에 집안이 풍비박산이 나 알거지가 됐다. 갖은 고생을 하면서 어렵게 소학교를 마치고선 열네 살 무렵에 집을 떠나 서울, 인천, 강계 수력발전소 등 공사장을 떠돌아다니며 인부 노릇을 했다. 글은 한문을 어깨너머로 조금 배웠을 뿐이다. 그때는 고생이 오죽했겠는가.

"내가 원래 양같이 순한 사람이여. 그런 사람이 독사같이 독하게 된 데에는 다 이유가 있어요. 여덟 살 때 우리가 80전짜리 사글셋방에 살았는데, 돈을 70전밖에 마련하지 못해 방세를 다 못 주니 집주인이 아버지를 불러 나무작대기로 때리고, 또 쓰러뜨려서 머리를 발로 짓밟았어. 난 그걸 보고는 종일 울었어요. 사람이 순하고 착하기만 해서는 안 되겠다, 내가 이 세상에서 살아남으려면 힘을 길러야겠다, 이 생각을 한 거라. 그래서 그 이튿날부터 체육관을 다니며 주먹을 배운 거요. 태권도, 유도, 권투 등 뭐 운동이라곤 다 했지."

그는 운동에도 천부적인 소질이 있었는지 20대 무렵에는 '주먹'으로 장안에 이름을 날렸다. 소문난 싸움꾼들을 찾아다니며 대결을 벌였는데 단 한 번도 패한 적이 없었다는 것이다.

"김두한과 대결해서 안 쓰러진 놈은 나밖에 없었어. 암만 센 놈이라도 내 주먹 한 방이면 다 가는 거라. 지금도 젊은 사람 네댓 명 해치우는 건 순식간이여."

의술에 관심을 둔 것은 소년 시절부터였다. 열 살 남짓할 적부터 웃어른이나 채약꾼, 한의사, 한약상들을 찾아다니며 귀동냥으로 약초에 대해 배웠다. 산에 다니기를 좋아해 산에서 약초를 캐다가 처음 보는 풀이나 나무가 있으면 꼭 그 잎을 뜯어다가 나이 많은 어른께 물어서 그 이름과 약으로의 쓰임새를 알아내곤 했다. 열다섯 살 때 바늘을 삼킨 아이를 감자즙을 먹여 구한 것이 그의 첫 구료 행위였다.

"옆집에 사는 아주머니가 두 살 된 아이가 바늘을 삼켰다며 쩔쩔매요. 염려하지 말고 감자를 날로 강판에 갈아서 떠먹이라고 했어. 감자즙이 위장에 들어가면 그 바늘을 둘러싸고 엉겨서 굳어요. 감자즙을 먹고 나서 한두 시간이 지나면 아이가 똥을 누는데 그때 신문지를 깔아놓고 받아요. 아기 똥을 나무막대기로 헤쳐 보면 연필 굵기에 바늘 길이만 한 덩어리가 하나 나와. 그 덩어리를 손톱으로 긁어보면 그 속에 바늘이 들어 있어요. 날감자즙은 쇠에 엉겨 붙는 성질이 있어요. 그거 실험해 보면 금방 알 수 있는 거라. 차가운 데서는 잘 엉기지 않고 따뜻하면 잘 엉겨요. 그렇게 해서 아이 하나를 구한 적이 있어요."

그가 암 치료약을 발명하겠다고 결심한 것은 열여섯 살 때다. 이웃에 사는, 그와 절친했던 일본인 기술자 어머니가 위암으로 고통받다가 죽어 가는 것을 보고 나서부터다. 지금부터 60년쯤 전으로 그때만 해도 암환자가 매우 드물던 때였다.

"그때부터 늘 암을 고치는 약은 없는가, 하는 생각만 하고 살았어. 딴 일을 하면서도 늘 그 생각만 했지. 산에 갈 때도 남들은 등산 가방 메고 놀러 다녔지만 난 무슨 풀이건 보이는 대로 다 뜯어서 껌 씹듯 씹어서 맛을 봤어요. 그 풀 약성이 매운지 떫은지, 독성이 있는지 없는지를 알아보며 다녔지."

1945년 해방이 되고 미·소공동위원회 설치, 신탁통치반대 데모 따위로 세상이 온통 시끄러워지자 혈기왕성한 스물다섯 살 청년이었던 그는 서울에 그대로 눌러 있다가는 어지러운 물결에 휩쓸려 생존이 어려울 것 같았다. 돈이 얼마나 잘 벌렸는지 저녁이면 돈이 가마니로 하나씩 쌓여 밤새도록 세도 다 못 셀 만큼 돈벌이가 잘되던 식당을 고스란히 남한테 넘겨주고 빈손으로 고향인 태안으로 돌아왔다. 태안에서는 할 일이 없어 일 년을 빈둥거리다가 그 이듬해인 1946년에 국방경비대에 입대했다. 국방경비대는 오늘날 대한민국 국군의 전신이다. 1948년에 대한민국 국군이 창설되었고, 그는 국군으로 서부전선에 배치되어 복무하던 중에 한국전쟁이 터졌다.

전쟁에서 그는 마치 불사신과 같았다. 150번이 넘게 전투에 참가했으나 한 번도 총알을 맞지 않았다.

"잘 익은 조밭에서 육박전을 하는데 총탄이 비 오듯 쏟아져요. 조 이삭이 낫으로 벤 듯이 하나도 안 남고 총알에 잘려나가는 판인데도 난 총알 한 방 안 맞았어. 같이 싸우던 동료들은 모조리 총 맞아 죽었어도 나 혼자만 무사한 것 보면 내 명이 어지간히 긴 모양이여."

그는 낙동강 전선과 팔공산 전투에도 참가했고, 북진할 때는 의주까지 따라갔다가 중공군한테 밀려 내려와 중부전선에서 전투했고, 1952년 전쟁이 거의 끝나갈 무렵에 제대해 고향으로 돌아왔다.

🍀 모든 식물을 먹어보고 약성 확인한 현대판 신농씨

고향에서 잠시 상이군경회, 의병대모임, 대한청년단 같은 단체에 가담해 활동하기도 했으나 생활이 곤궁해 생계를 잇기 위한 수단으로 빵 장사를 시작했다. 빵 장사는 농사지을 땅도 없고 밑천도 없는 사람이 하기에 좋은 장사였고, 몇 년 동안은 제법 장사가 잘됐다. 8년 만에 지금 사는 집을 10만 원에 사고는 빵 장사를 그만두었다. 그 이유는 늘 마음속에 두고 있던 암 치료약 연구에 몰두하기 위해서였다. 그는 바로 약초를 캐는 채약꾼이자 암약 연구가로 변신했다. 혼자서 나라 안 온 산천을 헤매며 희귀한 약초를 섭렵했다. 암을 고칠 약초를 찾아 나선 것이다.

그런 면에서 그는 현대판 신농씨라 할 만하다. 아니 신농씨보다 더 위대하다. 그는 산에서 자라는 수천 종의 풀과 나뭇잎, 나무껍질, 뿌리 등을 하나하나 입안에 넣고 30분씩 씹어 그 식물의 맛과 성질, 약성, 독성 등을 낱낱이 실험했다. 그렇게 해서 암을 고칠 수 있는 약초를 찾아낸 것이다.

"억새풀 말고는 산에 있는 모든 식물을 껌 씹듯이 씹어 보았지요. 억새는 씹으면 입을 다치니까 그건 못하고. 약초 실험하느라 별의별 고생을 다 했소. 지리산, 설악산, 태기산, 계방산, 오대산, 그리고 강원도, 경상도, 충청도, 전라도 등 안 가본 산이 없어요. 당귀, 창출, 복령 같은 약초 수십 가지 캐다가 팔았으나 그거 가지고는 한 달에 10만 원 벌이도 어려우니 먹고살기는커녕 돌아다닐 차비도 안 나와요. 이러니 누가 채약을 하겠는가?"

그가 암을 고칠 수 있는 약초가 산에 있다고 확신한 것은 50년 쯤 전에 다음과 같은 얘기를 이웃에서 듣고 나서부터다.

"암으로 죽은 이를 상여로 메고 가서 관을 땅에다 내려놓고 구덩이를 파는데, 땅에 돌이 많아 시간이 오래 걸렸대요. 구덩이를 다 파놓고 관을 옮기려다 보니 관 밑으로 허연 코 같은 것이 나왔어. 이게 뭔가 하니, 사람은 죽어도 암세포는 죽지 않고 계속 자라는데 그 암세포가 녹아서 코처럼 흘러나온 거라. 관 밑에 암을 녹이는 약초가 있어서 그 약초 기운이 송판을 뚫고 들어가 시체에 있는 암 덩어리를 녹여낸 거야. 나는 이 이야기를 듣고 기어코 그 약초가 뭔지 알아내겠다는 결심을 하고는, 산에 갈 적마다 모든 풀을 수천 번씩 씹어보다가 마침내 그 약초를 찾아낸 거요."

신비로운 암약 '감탕'

그는 20년쯤 전인 50대에 이미 암 치료약을 완성했다. 산골을 다니다가 암환자를 보면 암약을 먹여 살려주곤 했다. 그러나 암 치료약을 지금까지 세상에 공개하지 않은 데에는 다음과 같은 사연이 있다.

20년쯤 전, 지리산에서 약초를 채취하던 중에 머리칼과 수염이 눈처럼 희고 나이는 80이 넘어 보이는 승려 차림새의 한 도인을 만났다. 생전 처음 보는 노인이었지만 어쩐지 잘 아는 듯한 느낌이 들었다. 그 노인은 그에게 '세상을 위해 좋은 일을 하려고 채약하고 있으니 참 고마운 일이오.'라며 격려했다. 그러면서 당부하기를 '지금 만들려고 하는 약을 만들어서 57살이 되기 전까지는 환자를 구하려 하지 말고 오직 철저하게 연구와 실험만을 해 완벽한 약을 만들고, 57세 이후로는 환자를 구료하되 돈은 한 푼도 받지 말고 숨어서 할 것이며, 70살이 되거든 세상에 널리 알리도록 하시오.'라고 했다. 그는 그 노인을 다시 만나지 못했으나 그 노인 부탁을 그대로 지켰다. 57살이 넘어서부터 강원도, 경상도 같은 산간 지방으로 약초를 채취하러 다니다가 암, 간경화 환자들을 보면 약을 주고는 이름도 묻지 않고, 또 자기 이름도 밝히지 않고 사라져버리곤 했다.

이창우 옹은 암 치료약 재료와 달이는 법을 글쓴이에게 선선히 공개했다. 그 내용을 그대로 적는다. 이 암 치료약 이름은 감탕(感湯)이다. 신령한 약초를 주신 하느님께 감사한다는 뜻으로 이름을 감탕이라 지었다는 것이다.

그가 일생을 바쳐 찾아낸, 암, 당뇨병, 간경화 등을 완치하는 약초는 모두 7~8가지로 대부분 깊은 산 속에서 자라는 희귀한 관목이다. 그것은 물쪼가리나무, 바위꽃, 천우향나무, 감차나무 등이다. 식물학을 오래 공부한 글쓴이도 바위꽃 말고는 하나도 알 수 없었다. 식물학자에게 물어도 모르기는 마찬가지였다. 아마 그 이름이 사투리거나 약초꾼만이 부르는 이름일 수도 있고, 식물도감에도 안 나오는 걸 보면 아직 식물학자가 발견하지 못한 식물일 수도 있다.

물쪼가리나무는 조갈(燥渴)나무로도 부르는 낙엽관목이다. 잎은 고춧잎을 닮았고 여름에 분홍빛 꽃이 피며 청록색 작은 열매가 달렸다가 가을에 빨갛게 익는다. 예부터 조갈병(燥渴病)을 치료하는 나무라 하여 조갈나무라 부른다.

바위꽃은 돌에 붙어 있는 석화(石花)다. 아무 곳에나 있지만 바위 표면에 단단하게 붙어 있으므로 떼어내기가 몹시 어렵다. 깊은 산 속 바람 많은 곳 바위에 붙어 있는 것을 채취해 쓴다.

천우향(天佑香)나무는 지극히 희귀한 나무로 높은 산 바위틈에 자라는 관목이고, 40년쯤 전, 86살이 된 할아버지한테 물어서 이 나무 이름을 알아냈다. 하늘이 돕는 향나무란 뜻이나 향나무 종류는 아니고 낙엽관목이다. 극히 희귀하므로 나무는 그대로 두고 잎만 따서 쓴다.

감차(感茶)나무는 이창우 옹이 이름을 붙인 나무다. 그가 발명한 암약을 감탕이라 이름 짓고 감탕에 들어가는 모든 나무를 감차나무라 한 것이다. 그런데 감차나무 가운데 한 종류는 해마다 잎 모양이 바뀐다. 또 이 나무는 반쯤 그늘지고 물기 있는 곳에 자라는 관목으로 수십 년을 자라도 키는 1미터밖에 안 된다.

"이 나무는 줄기와 가지는 안 변하는데 잎 모양은 해마다 변해요. 잎 모양이 동전처럼 동그란 것, 하트 모양인 것, 길쭉한 것, 조금 길쭉한 것, 이렇게 네 가지가 있는데 동그란 것만 변하지 않고 나머지 것들은 모양이 해마다 달라져요. 이렇게 변신을 하니 모르는 사람은 봐 두었던 곳에 다시 가서 아무리 뒤져도 찾을 수가 없어요."

과연 그렇다면 세상에 둘도 없는 기이한 나무임이 틀림없을 것 같다. 이런 약나무는 극히 희귀해 채취하기 어렵다. 혼자만 알고 있는 것이라 남한테 시킬 수도 없고, 또 웬만큼 가르쳐서는 제대로 배우기도 어렵다. 그는 이런 약나무를 채취하고 보호하고 관리하는 일에 대단한 정성을 들인다. 대개 약나무는 전지가위로 밑동을 자를 때 뿌리 가까이 잘라버리면 나무가 죽게 되므로 반드시 지면에서 10센티미터 이상을 남겨두고 잘라야 나무가 죽지 않고 이듬해에 새싹이 나서 자란다. 그가 이 약나무를 구하기 위해 얼마나 힘과 노력을 들이는지는 말로 설명하기 어렵다. 대개 산에 들어가면 산 아래서부터 지그재그 모양이나 나사 모양으로 산을 감듯이 올라가면서 산을 철저하게 뒤진다. 길 아닌 곳만 찾아다니는 그 어려움을 짐작이나 할 수 있겠는가.

"약나무 잎 10킬로그램을 얻으려면 일주일이고 열흘이고 큰 산을 이 잡듯이 뒤지는 것이 예사여. 약초 한 줌 얻으려고 일주일에 큰 산을 네댓 개씩 넘어 다녀야 하니 그 정성이 얼마겠소. 바위꽃 1킬로그램 따는 데 시간이 얼마나 걸릴지 생각해 보시오. 그거 1킬로그램 따려면 열흘이 더 걸려요. 봉투 하나 가지고 낱낱이 손으로 뜯어야 하는 거요."

약초를 채취하러 산에 들어가면 밥은 예사로 굶고 산에서 노숙하는 것도 예사다. 약초를 채취하고 나면 상하기 전에 빨리 말려야 하므로 농가 빈방이나 여관에 들어가 불을 때 뜨겁게 해서 방 안에 펴놓고 말린다. 약초를 채취하기도 어렵지만 채취한 약초를 말리고 보관하기도 여간 까다로운 게 아니다. 대개 그늘에서 말려 종이 봉지에 싸 바람이 잘 통하는 곳에 보관하다. 말릴 때는 수분이 0.1퍼센트도 없게 완전히 말려야 한다. 덜 말라서 곰팡이가 피기라도 하면 약재를 모두 버려야 한다. 곰팡이는 암 치료에 가장 방해되는 물질이다.

약을 달이는 데도 정성이 많이 든다. 감탕 1,500cc짜리 1병을 만들려면 물 6,000cc에 약재 300그램을 넣고 센 불로 열두 시간을 달인다. 물이 4분의 1로 줄어들 때까지 달여야 한다.

"여러 가지로 실험해 봤어. 6시간을 달인 것보다는 9시간 달인 것이 효과가 낫고, 그것보단 12시간 달인 것이 더 좋아. 약은 같은 양이라도 물을 더 많이 붓고 오래 달인 것이 효과가 더 나아요. 물을 정확하게 계산해서 붓고 12시간 달인 것이 약효가 제일 좋게 나와요."

그는 이 감탕을 돈 받고 팔아본 일이 많지 않다. 애써 차비를 들여 암환자를 찾아다니며 무료로 고쳐준 것이 대부분이다. 의사면허가 없으니 조롱을 당하고 욕설을 듣기도 일쑤였다. 아무것도 아닌 촌영감이 맹물 같은 약으로 암을 고친다고 하니 아무도 믿으려 하지 않은 것이다. 만나는 사람마다 그를 이상한 사람으로 여기니, 아예 그는 말문을 닫고 살았다. 심지어 아들과 며느리마저도 아버지가 암약을 발명했다는 사실을 곧이듣지 않았다.

"아들이 이거 하지 말라고 해. 암, 당뇨를 고친 사람이 세계에 없는데, 의과대학도 안 다닌 아버지가 고치는 건 있을 수 없다는 거라. 그런데 태안반도 신용금고에 근무하는 40살 된 친구가 간경화에 걸렸는데, 서울에서 지은 약을 18개월이나 먹었으나 간이 더 나빠지기만 해서 직장에서 며칠 휴가를 얻었다고 해요. 1992년 10월 30일에 그 사람을 만났는데 그 사람이 '이 약을 먹고 한 달 안에 간경화가 나으면 이 약 1병에 1백만 원씩 쳐서 주겠소.'라고 그래.

2병을 달여서 줬더니 한 달도 되기 전에 다 나아버렸어. 지금 아주 건강해요. 그 후부터 아들이 나를 믿기는 하는데 잘못하다간 유치장 갈지 모른다며 말려요."

이창우 옹이 발명한 암약 감탕은 치료 효과가 눈부시게 빠르고 정확하며 먹기도 편하다. 맛은 쓰지도 달지도 않고 덤덤한데다 독도 전혀 없으므로 차 마시는 기분으로 천천히 조금씩 마시기만 하면 암이건 당뇨병이건 다 낫는다고 하니, 이런 완전무결한 신약(神藥)이 또 있을 수 있겠는가.

"어떤 암이건 한 병(1,500cc, 5일 분량)을 먹으면 효과가 확실히 느껴져요. 식도암, 위암 초기는 한두 병에 낫는 수가 있고, 간암, 간경화도 초기에는 서너 병이면 나아요. 피부암, 임파선암, 유방암 같은 건 좀 많이 먹어야 하고. 식도암이나 위암은 약을 조금 삼키면 허연 코 같기도 하고 실 같기도 한 것을 입으로 자꾸 토해내요. 그것이 암세포가 녹아서 나온 거라. 미끈미끈한 것이 질겨서 손으로 잡아당겨도 잘 안 끊어지는데, 그것이 다 나오면 다 나은 거지. 수세식 화장실에서 변을 보면 그걸 볼 수 있어요."

간암, 식도암을 고친 사례

그의 암약을 먹고 암을 고친 사례를 두엇 들어본다. 태안읍에 사는 문복성(79세) 할아버지는 병원에서 식도암 진단을 받았다. 아들과 며느리는 아버지한테 식도암이라고 알리지 않고 감탕 4병을 구해 복용하게 했다. 두 달 후에 병원 가서 엑스레이를 찍어보니 종양이 다 없어졌다는 진단이 나왔다.

태안읍에 사는 김충진(60세) 씨 손자인 두 살짜리 아기가 간암에 걸렸다. 갈비뼈 아래쪽에 어른 주먹만 한 혹이 달리고 항암제 주사를 맞아 머리가 다 빠진 상태였다. 감탕을 하루에 대여섯 번씩 먹였더니 차츰 암 덩어리가 줄어들더니 한 달도 안 되어 다 없어졌다. 천안에 있는 대학병원에 항암제 맞으러 갔더니 다 나은 것 같다며 올 필요 없다는 것이다. 현재 아기는 다섯 살로 건강하게 잘 자라고 있다.

이것 말고도 갖가지 암, 당뇨병, 백혈병 등을 고친 사람은 수백 명이다. 대부분 대가 없이 고쳐주고 주소도 이름도 기억해두지 않은 사람들이다. 그러나 그는 꼭 환자를 만나서 확인하고, 그때까지 복용하던 약이나 치료를 모두 끊겠다는 약속을 받고서야 약을 준다. 약을 만들 때 지극한 정성을 들인 만큼 먹을 때도 정성을 들여야 하는데, 금기사항을 지켜가며 먹기는커녕 물을 마시듯이 먹고, 술, 담배를 마음대로 하는 사람도 있고, 심지어는 이까짓 풀 삶은 물 먹고 병이 낫겠느냐며 버리는 사람도 있기 때문이다.

글쓴이는 이창우 옹이 만든 감탕을 먹고 간암에서 회복했다는 박재웅(朴載雄, 50세, 1994년 10월 사망) 씨를 1994년 3월 말에 만났다. 그는 1993년 8월에 서울대병원에서 간암 진단을 받았다. 수술할 수 없을 만큼 악화되었으므로 항암제로 치료하자는 의사의 권고를 무시하고는 이왕 죽을 바에야 마지막 삶을 정리하고 편안히 죽겠다는 마음으로 9월 15일에 퇴원해 집으로 돌아왔다.

그때 상태는 가끔 통증이 짜릿짜릿 오고, 밥 먹기가 몹시 어려우며, 또 밥을 먹고 나면 속이 답답해 밤에 잠을 잘 수 없었다. 이웃, 친구, 친척, 동네 사람은 죽을 사람 마지막으로 보겠다며 문병 오는 상태였다. 미나리, 신선초, 인진쑥, 느릅나무 뿌리, 포도 등 좋다는 약은 다 열심히 먹었으나 병은 갈수록 더 악화됐다. 느릅나무 뿌리를 달여 먹으니 속이 몹시 쓰려 견디기 어려웠다. 광주 모 한의원 원장이 와송으로 만든 약으로 암을 잘 고친다는 소식을 듣고는 약을 구해 먹었다. 처음 열흘 동안은 좀 나은 듯했으나 그 후에는 효과가 없었다.

병원에서 퇴원해 투병 생활한 지 두 달이 지난 11월 23일, 눈보라가 몰아치는 날에 이창우 옹이 소문을 듣고 그의 집을 찾아왔다. 처음 만나는 노인이 불쑥 찾아와 무료로 암을 고쳐주겠다고 하니 처음에는 믿지 않았으나 한번 믿어 봐도 해가 될 것 없겠다 싶어서 금기사항을 반드시 지키고, 그때까지 먹던 약을 모두 끊고 그 약만 복용하겠다는 약속을 하고, 그다음 날인 11월 24일부터 감탕을 복용하기 시작했다.

"이틀을 먹으니 속이 편해지고 소화도 잘되고, 자고 나면 몸도 개운해지더군요. 10일을 먹으니 식욕이 당기고 잠도 편안하게 자고 혼자서는 화장실도 못 가던 사람이 일어나서 걸어 다니며 햇볕도 쬘 수 있게 되었어요."

그는 아직 갈비뼈 아래에 딱딱한 것이 만져지기는 하지만 60~70퍼센트쯤은 나은 것 같으며, 앞으로 체력만 회복하면 완전하게 나을 것으로 생각했다. 처음 몸무게가 80킬로그램이던 것이 60킬로그램으로 빠졌다가 다시 67킬로그램으로 늘었다. 어떤 약도 복용하지 않는데도 활동이 자유스러울 만큼 체력이 좋아졌고, 좀 더 상태를 두고 봤다가 서울대병원에 가서 다시 확인하고 싶다고 했다. 그가 감탕을 먹은 기간은 25일이고 분량은 1,500cc짜리 다섯 병이다.

박재웅 씨는 글쓴이와 만난 이후로 체력을 더 회복해 집안일과 농사일을 보는 등 거의 건강한 사람과 다름없이 살다가 9월에 친구들과 밤낚시를 갔다 온 뒤로 갑자기 쓰러져 며칠 후에 숨졌다. 암이 다 낫지 않았던 것인지, 아니면 다른 이유로 죽은 것인지 알 수 없다.

'무면허'로 고발당해 곤욕

이창우 옹이 만든 감탕에 대한 이야기는 글쓴이가 1994년 4월에 월간잡지 『신시(神市)』에 소개한 적이 있다. 그 후 하루에도 암환자 수백 명이 이창우 옹의 초라한 집으로 몰려들었다. 감탕을 만들 약재는 턱없이 부족했고 환자는 한밤중이건 새벽이건 밤낮을 가리지 않고 찾아와서 이창우 옹은 그들을 대하느라고 잠잘 시간은커녕 밥 먹을 시간도 없을 만큼 시달려야 했다.

그러던 중에 며칠 안 가서 사건이 터지고야 말았다. 암환자 한 사람이 그를 무면허의료행위 및 사기죄로 고발한 것이다. 그 환자는 감탕 3병을 무료로 가져가서 먹고 난 다음에 다시 와서 7병을 더 줄 것을 요구했다. 이창우 옹이 그렇게 할 수 없다고 하자 바로 고발한 것이다. 이창우 옹은 즉시 태안경찰서로 연행되었고 감탕은 증거물로 압수되었으며 밤새 취조를 받고 이튿날 풀려났다. 그 후로 고발인과 감탕을 가져간 사람들에게 끊임없는 욕설과 협박, 손해배상 요구에 몇 달이나 시달려야 했다. 검찰에 기소되어 재판에 회부되었는데, 검찰 고위층 친척이 앓던 골수암을 감탕으로 고친 사실이 확인되어 벌금 없이 집행유예 2년을 선고받았다.

그 이후로 이창우 옹은 암약 감탕을 일절 만들지 않고 있다. 감탕에 대한 글이 『신시』에 실린 이후로 감탕 1,500cc짜리 한 병에 60만 원을 받고 환자에게 팔았다. 돈을 벌겠다는 목적이 아니라 활동하는데 곤란을 겪어서는 안 되겠다 싶어서 그만큼 받기로 한 것인데, 그것이 문제가 되어 심한 수난을 겪은 것이다. 그러나 죽을 사람을 살리는 암약의 가치를 돈으로 셈할 수 있겠는가. 평생을 갖은 노력과 고생 끝에 얻어낸 것을 돈으로 따질 수 있겠는가.

사실 그는 생활이 몹시 곤궁하다. 봄부터 가을까지는 약재를 찾아 나라 안 온 산천을 헤매고 다니지만 그것으론 수입이 생기지 않는다. 암환자를 찾아다니며 도와주려니 차비도 수월찮게 들었다. 이래저래 그는 무능한 가장일 수밖에 없었다. 그러니 집안 생계를 맡아 꾸려가고 있는 사람은 시장에서 장사하는 일곱 살 아래 할머니다. 자녀 1남 3녀는 모두 결혼해서 나가서 산다.

'주목'으로도 암 퇴치 가능

이창우 옹이 만든 암약을 먹고 암을 고친 사람은 수백 명이다. 암환자 가운데는 감탕 열 병 이상을 먹고도 죽은 사람이 여럿이다. 그 이유는 약이 완전하지 않아서인지 환자가 금기사항을 안 지켰거나 갑작스러운 충격을 받아서인지는 알기 어렵다. 암을 고치기 어려운 것은 암세포만을 녹이면 되는 것이 아니라 마음 상태는 물론이고 생활태도와 습관까지 완전히 바꾸어야만 치료할 수 있기 때문이다. 즉 암세포를 녹여 없애는 약을 먹어도 환자가 금기사항을 안 지키거나, 마음에 꼭 낫고자 하는 의지가 없거나, 주위 일로 정신적 충격을 받거나, 하면 곧바로 더 악화되어 죽고 마는 것이다. 어떻든 객관적으로 봐서 이창우 옹이 만든 감탕이 암을 고치는 데 특효가 있는 것임에는 분명해 보인다.

이창우 옹은 감탕이 재발 없이 암을 완치할 수 있는 약임을 장담한다. 그러나 무면허의료행위로 고발당한 이후론 감탕을 만들 엄두를 내지 못한다. 그 대신 암환자가 찾아오면 '주목(朱木)'으로 암을 고칠 수 있다며 그 방법을 일러준다. 그는 주목으로도 암환자를 20명 넘게 고쳤다.

"암은 주목만 갖고도 나아요. 미국에서 주목에 들어 있는 '택솔'이라는 성분이 항암 효과가 크다고 발표했는데, 우리나라 높은 산에 있는 주목이 미국 것보다 몇십 배 나아요. 큰 거 한 그루면 암환자 수백 명 살릴 수 있어요."

주목은 원래 아메리카 인디언들이 그 약성을 처음 발견해 염증 치료약으로 널리 써오던 것이다. 그것을 미국에서 항암성을 연구해 세계에 알려진 것인데, 우리나라에서도 오랜 옛적부터 신장염, 부종, 당뇨병 등에 민간약으로 써온 나무다.

주목은 그 이름이 가리키는 대로 껍질이나 재목이 유달리 붉은 나무다. 사람 손길이 닿기 어려운 한라산, 지리산, 설악산, 태백산, 오대산, 덕유산, 소백산, 치악산, 발왕산과 울릉도 등 백 미터가 넘는 산꼭대기에서 자란다. 설악산에는 가라(伽羅)라고 부르는, 줄기가 옆으로 뻗어 정원수로 인기 있는 눈주목이 자란다. 울릉도에는 주목과 닮았으나 주목보다 잎이 더 넓은 화솔나무가 자생한다. 주목은 성장이 극히 느려 칠팔십 년을 키워도 키는 10미터가 안 되고, 줄기 지름은 20센티미터밖에 되지 않는다. 그러나 생명력은 몹시 질겨서 찬바람이 몰아치는 산꼭대기 다른 나무 그늘에서도 백 년이고 이백 년이고 자라고, 웬만큼 크면 천 년을 우습게 알 만큼 장수를 누린다. 계방산, 발왕산, 태백산에 가보면 우리 겨레 시원부터 있었다고 할 만큼 오래된, 적어도 2천 년은 넘었음 직한 나무가 여럿 있다.

이 나무는 수형이 단정하고 아름다울 뿐만 아니라 재질도 붉고 향기롭고 치밀해서 모든 재목 가운데서 으뜸으로 여긴다. 목재는 단단하고 질기기가 돌보다 더해서 다이너마이트를 터뜨려도 깨지지 않을 정도다. 이창우 옹은 우리나라 높은 산에서 자생하는 주목이 암 치료에 특효약이라고 주장한다.

"정원에서 키우는 건 소용없어요. 또 나무 나이가 백 년이 안 된 것도 약효가 약해서 쓸 수 없고요. 미국에서는 주목 열매에 암 치료 성분이 많이 있다고 하는데 열매에 있는 것은 사람 몸에 흡수가 안 돼요. 또 주목에는 무서운 독이 있어서 많이 먹으면 죽게 되니 반드시 법제해서 먹어야 해요."

그의 주목 법제법은 독특하면서도 간단하다. 그는 날달걀을 이용해서 주목 독을 없애는 것은 물론이고 여우고기 노린내 또한 없애는 등 여러 가지 약재와 음식 독, 그리고 나쁜 냄새를 없애는 데 써왔다.

"50년쯤 전 이야긴데, 난 사냥을 좋아해서 총 가지고 한 번 나가면 하루에 꿩을 두 사람이 겨우 메고 올 만큼 잡았어. 한 번은 어떤 부인이 여우 목도리가 갖고 싶으니 여우를 한 마리 잡아 달라고 해서 이틀 후에 여우 한 마리 잡았어요. 껍질을 벗겨 내고 고기를 먹으려는데, 여우는 썩은 것만 먹어서 그런지 고기에 송장 냄새 같은 게 나서 도저히 먹을 수가 없었어요. 그래서 이 나쁜 냄새를 없애야겠다, 하고 잘 아는 일본사람한테 가서 달걀 열 개를 얻어다가 그중 다섯 개를 여우고기 삶는 솥에 넣고 불을 땠어요. 고기가 푹 익은 후에 국물을 떠 맛을 보니 구수한 맛이 나. 고기를 먹어보니 소고기나 다름없어. 달걀이 이렇게 신비한 거요."

이창우 옹이 주목으로 암약을 만드는 방법은 다음과 같다. 주목은 1백 년 넘게 자란 것이라야 하며 오래 묵은 것일수록 약효가 더 높다. 주목 줄기를 대패로 얇게 깎아 그늘에 잘 말린 다음 5~10밀리리터 길이로 잘게 썬다. 가마솥에 이 약재 1킬로그램과 물 18,000cc를 붓고, 유정란 8개를 넣고 불을 때서 끓인다. 불을 때기 전에 천으로 만든 보자기로 주목 약재와 달걀을 싸서 넣는 것이 중요하다. 물이 끓어 솟구치는 힘에 달걀껍데기가 깨지면 안 되기 때문이다. 열두 시간쯤 끓여 약물이 9,000cc쯤으로 줄었을 때 주목 약재를 건져서 버리고 달걀은 땅에 파묻는다. 행여 누군가가 그 달걀을 먹으면 죽을 수도 있기 때문이다. 남은 약물은 한 번에 100cc씩 하루 세 번 마신다. 몸에 두드러기가 생길 수 있으나 다른 부작용은 없다. 주목 독성을 달걀이 다 빨아들였기 때문이다. 그러나 끓이는 도중에 달걀이 터져 법제가 제대로 안 된 약을 먹으면 열이 심하게 오르거나 머리가 몹시 아픈 등 부작용이 생긴다. 금기사항은 감탕과 같다.

"아무리 가르쳐줘도 시키는 대로 잘 안 해요. 달걀을 깨뜨려서 넣는 사람도 있고, 물이 끓고 난 뒤에 넣는 사람도 있고, 삶은 달걀을 넣는 사람도 있어요. 그렇게 해서 먹곤 부작용이 생긴다며 나한테 불평해요. 그러고서 어떻게 암을 고치겠다는 건지."

이 주목으로 암을 고친 후 주목 약성에 매료되어 값비싼 주목을 사다가 암환자한테 무료로 나눠주는 사람이 있을 만큼 주목 효과는 탁월하다. 주목을 달인 물은 붉은 빛깔에 쌉쌀한 맛이 난다.

주목에서 항암 성분을 찾아낸 것은 미국 국립암연구소다. 1958년부터 1980년까지 35,000종 식물의 항암 성분을 조사하던 중에 찾아냈다. 주목에서 추출한 항암제 '택솔'은 미국에서 이미 독성시험을 마쳤고, 환자에게도 투여해 암 치료 효과를 인정받고 있다. 미국 국립암연구소에 따르면 유방암, 난소암에 효과가 크고, 달리 손을 쓸 수 없는 폐암 환자에게 투여했더니 30퍼센트쯤 증상이 호전되었고, 다른 부위로 전이된 폐암 환자도 48퍼센트쯤 종양 크기가 줄었다.

그러나 '택솔'의 문제는 독성이다. 택솔은 혈압을 내리고 심장 운동을 느리게 하는 알칼로이드의 일종으로 많은 양을 먹으면 심장마비를 일으키고, 또 위장염을 일으킨다. 이 독성을 없애는 것이 큰 과제로 남아 있었는데 이창우 옹이 날달걀을 넣고 같이 끓이는 방법으로 간단하게 해결했다.

택솔의 또 다른 문제는 원료인 주목이 절대적으로 부족하다는 것이다. 택솔은 미국 태평양 연안에서 자라는 주목에서 추출하는데, 그 껍질에 0.01퍼센트밖에 들어 있지 않아 환자 한 사람한테 필요한 양인 2그램을 얻기 위해서는 100년 된 주목 서른 그루쯤이 필요하다. 그러나 우리나라 높은 산에서 자라는 주목을 북한에서 연구 발표한 자료에 따르면, 택솔 성분이 미국 주목보다 무려 22배 정도나 많다. 이는 우리나라 주목이 최고 난치병인 암을 퇴치하는 세계적인 보물이 될 수 있다는 말이다.

암 치료약 '감탕'과 '주목 약'을 만들어 낸 현대판 신농씨 이창우 옹. 그가 발명한 암약이 세계에서 인정받아 암환자 수천, 수백만을 구하게 될 날은 언제인가. 그는 암을 퇴치하기 위해 하늘이 보낸 기이하고 기이한 사람이다.

이창우 할아버지는 암 치료약인 '감탕' 제조비법을 제자인 김장온 씨한테 전수했다. 김장온 씨는 천연약물로 암을 치료하는 방법을 연구하기 위해 16년 동안 전국을 이 잡듯이 뒤지고 다닌 민간의학자이다. 이번에 개정하면서 김장온 씨 이야기를 이곳에 덧붙인다.

🌿 김장온, '감탕'을 전수받다

왕대밭에서는 왕대가 자라고 쑥대밭에서는 쑥만 자란다. 쑥밭에서 왕대가 날 수 없고 왕대밭에서는 쑥이 나지 않는다. 사람도 이와 같아서 큰 스승 밑에서 큰 인물이 나는 법이다. 전라북도 진안군 부귀면의 한가로운 산촌에서 유유자적하면서 살고 있는 김장온 선생. 그의 스승은 '감탕'이라는 암 치료약으로 수백 명의 암환자를 고쳐서 '현대판 신농씨'로 알려진 이창우 선생이다.

그는 '암약 전문가'다. 모든 병자를 고치고 싶었지만 학교를 안 다닌 탓에 의사도 약사도 될 수 없었다. 경기도 신갈에서 탕제원을 운영하다가 '난치병연구소'라는 간판을 내걸었고, 그때부터 오직 암을 고치는 약을 만들고야 말겠다는 마음으로 살아왔다. 그러나 학교에서 수십 년을 공부한 박사들도 못하는 일을 의학 교육이라곤 한 번도 받아본 적이 없는 무지렁이가 할 수 있겠는가?

그는 이창우 선생을 만나기 십여 년 전부터 암 치료약을 연구해 왔다. 스스로 개발한 약으로 암 환자를 꽤 여러 명 고쳤다. 그러나 고친 환자보다는 못 고친 환자가 훨씬 더 많았다.

그런 그에게 '감탕'이라는 약으로 암환자 수백 명을 고친 이창우 선생은 하늘과 같은 존재였다. 이창우 선생은 일생에 한 번 만나기 어려운 큰 스승이었다. 그러나 가리는 것도 많았고 따지는 것도 많았으며 성질도 여간 깐깐한 것이 아니었다. 그래도 감탕의 효능에 감동한 김장온 씨는 이창우 선생이 돌아가실 때까지 10여 년을 극진하게 모셨다. 그런 덕분에 마침내 '신비의 암 치료약'인 감탕을 제조하는 비법을 물려받은 것이다. 그리고 스승만큼은 아니더라도 수많은 암환자를 감탕으로 고쳤다.

신비의 암 치료약 '감탕'을 개량하다

그러나 '감탕'은 완벽한 암 치료약이 아니었다. 감탕이 아무리 좋은 약이라고 하더라도 '암'이 진화하는 것을 따라잡을 수는 없었다. 어제까지 감탕으로 잘 듣던 암이 오늘은 잘 듣지 않았다. 약이 나빠진 것이 아니라 암세포가 갈수록 모질고 독해진 것이다. 10년 전보다 암세포는 100배나 더 강해졌고, 지금도 암세포는 해마다 10배씩 더 강해지고 있다. 그러나 약은 10년 전에 머물러 있고, 아니 오히려 뒷걸음질을 쳐서 퇴보하고 있는 것이 아닌가.

"감탕의 효력을 더 강화하기 위해 연구를 많이 했습니다. 사부님의 이름에 누를 끼치지 않으려면 사부님의 의술을 뛰어넘어야 하지 않겠습니까? 온갖 약초를 실험해 봤고 수많은 사람을 찾아다녔습니다. 그래서 몇 가지 좋은 약을 찾아냈고 보조 치료법도 개발했습니다."

그는 이창우 선생이 창제한 감탕의 효과를 더욱 보강하여 '개량 감탕'을 만들었다. 이 개량 감탕은 약성이 아주 순해서 마치 보리차 맛과 같고, 독성은 전혀 없으면서도 약효는 뛰어나다. 또 아무리 오래 먹어도 부작용이 없다. 그러나 말기 암환자를 살려 내려면 약도 좋아야 하지만 사랑과 정성이 더 중요하다.

"인천에서 말기 췌장암 환자가 찾아왔어요. 병이 너무 깊어서 통증이 아주 심했습니다. 마약 성분이 들어있는 진통제를 보통 사람이 먹는 양보다 스무 배를 먹어도 통증이 멎지 않는다고 했습니다. 그런데 병원에서 치료를 받느라고 돈을 다 써 버려서 독약을 먹고 죽으려고 해도 독약 살 돈이 없다고 하더군요. 하는 수 없이 저희 집에 머물게 하면서 무료로 약을 만들어 주었습니다. 우리 집에서 환자가 죽으면 안 되니까 온갖 정성을 들여서 약을 만들어 먹이고, 또 열심히 간호했습니다. 다행스럽게도 감탕을 먹으면서 통증이 차츰 없어지고, 병이 낫기 시작했는데, 일 년 동안 우리 집에 있으면서 완전히 나아서 집으로 돌아갔습니다."

그리고는 현대인의 생활태도가 안타깝다는 마음도 숨기지 않았다.

"암환자를 보면 안타까운 마음이 앞섭니다. 감탕을 처음에는 15일 치를 줍니다. 그것을 먹고 약간 좋아지면 더 쓰게 하지요. 그러나 아무리 좋은 약이라도 도시 한가운데 있는 아파트 같은 데서 약을 먹으면 제대로 효과가 나지 않습니다. 공기 좋고 물 좋은 곳에서 햇볕을 쬐면서 많이 걸어야 합니다. 물론 마음도 편안해야 되겠지요."

고기와 설탕이 암의 원인이다

"암환자는 고민이 참 많아요. 그런 고민 때문에 암에 걸렸는데 근심 걱정을 버리지 못하더군요. 들어보면 목숨과 바꿀 만큼 중요한 걱정도 아닙니다. 이웃에 대한 원망을 마음속에 잔뜩 품고 있거나 돈 몇 푼 때문에 잠을 자지 않고 고민하는 것을 자주 봤습니다. 이런 환자는 좋아지는 듯하다가도 갑자기 악화되어 목숨을 잃습니다. 무엇보다 먼저 근심 걱정을 버려야 합니다."

그는 정이 많은 사람이다. 어떤 환자가 찾아오든지 반갑게 맞아준다. 그리고 몇 시간에 걸쳐서 어떻게 해야 병을 고칠 수 있는지를 차근차근 설명해 준다. 돈이 모자라는 사람한테는 원하는 대로 값을 깎아주고, 약을 가져가고 나서 약값을 보내 주지 않는다고 해서 약값을 달라고 채근하지도 않는다.

"암환자는 멸치 한 마리라도 고기를 먹지 말아야 합니다. 달걀이나 우유 같은 것도 안 됩니다. 고기를 좋아하는 사람은 암을 못 고쳐요. 암환자들을 보면 대부분이 고기를 좋아하는 사람입니다. 오징어, 문어, 낙지 같은 것처럼 발이 많이 달린 것을 먹으면 암이 전이하기 쉽습니다. 기운을 차린다고 곰탕, 뱀장어, 전복죽 같은 것을 열심히 먹는 사람도 있는데, 오히려 암 덩어리를 더 키우는 꼴이 되고 맙니다. 설탕이나 빵 같은 달콤한 음식도 암의 원인입니다. 암세포는 설탕을 먹고 자란다는 말도 있어요. 고기와 설탕을 끊고 산나물과 채소만 열심히 먹어도 암세포가 더 이상 자라지 않습니다. 쑥만 먹고 암을 고친 사람도 있고, 냉이만 먹고 암을 고친 사람도 있으며, 고들빼기만 먹고 암을 고친 사람도 있어요. 음식만 잘 골라 먹어도 암은 더 이상 자라지 않습니다. 그런데 아무리 열심히 설명해도 환자들이 말을 잘 듣지 않아요."

전라남도 구례군 지리산 밑에서 태어난 그는 광주, 서울, 경기도 신갈을 거쳐 지금은 전라북도 진안에 정착해 약초와 산나물 농장을 가꾸고 있다. 된장이나 간장도 담고, 이른 봄철에는 고로쇠나무 수액도 채취한다. 편백나무가 많은 산을 구입해 암환자를 위한 삼림욕장도 만들고, 황토방도 만들 계획을 세워놓았다. 그의 약초농장에는 가시오갈피, 엄나무, 은행나무, 조각자나무, 옻나무 등이 자란다. 나무 밑에 참취나 곰취, 머위, 산마늘 같은 산나물도 심었다.

"조각자나무가 감탕에 제일 중요한 재료입니다. 이 나무는 가시에 또 가시가 나서 온통 가시투성이지요. 가시가 많은 나무는 독성이 없습니다. 그러나 가시 끝과 열매에 독이 있어요. 저는 이 나무를 종잇장처럼 얇게 썰어서 약으로 씁니다. 가시가 있는 나무는 대부분 항암 효과가 높습니다."

그는 이 밖에도 느릅나무 뿌리껍질, 화살나무, 옻나무, 와송, 부처손, 일엽초, 민들레, 약쑥, 까마중 등이 항암 효과가 높다고 강조했다. 그러나 느릅나무 뿌리껍질은 열을 가하거나 물로 달이면 약효가 3분의 1로 줄어들고, 와송은 성질이 차가우므로 조심해서 써야 하고, 부처손은 독이 있어서 함부로 쓰면 안 된다. 또한, 민들레는 방사선과 항암제 치료의 후유증을 없애 주는 효과가 있다고 전했다.

"일엽초는 돌이나 나무에 하나씩 붙어 자라므로 채취하기가 무척 어렵습니다. 온종일 산에 다녀도 100그램도 채취하지 못할 때가 많아요. 일엽초는 간암이나 자궁암에 효과가 아주 좋습니다. 말기 암환자들은 장이 협착하여 막히는 수가 더러 있는데, 민들레를 달여 먹으니 풀리더군요."

천하제일의 '치유 명당'을 찾다

그는 요즈음 전라남도 고흥군의 한 바닷가에 수천 평 되는 땅을 마련해 암환자를 위한 요양소를 만드는 일에 몰두하고 있다. 오로지 '땅의 기운'으로 암, 당뇨병, 정신병, 간질 같은 온갖 난치병을 고치는 것으로 유명한 박찬용 선생이 터를 잡아 준 그 땅은, '어떤 몹쓸 병에 걸린 환자라 할지라도 텐트를 치고 살기만 하면 병이 저절로 낫는 천하에 둘도 없는 명당'이다. 실제로 몇몇 암환자가 그 땅에 텐트를 치고 살기만 했는데, 어떤 약도 쓰지 않았는데도 기적같이 몸이 회복되었다.

"앞으로 암환자는 계속 늘어날 것입니다. 여기에 오갈 데 없는 말기 암환자를 위한 마을을 만들고 싶습니다. 이곳은 지기(地氣)가 아주 좋습니다. 통증이 심해서 견디기 어려운 말기 암환자라도 여기 와서 하룻밤만 자고 나면 통증이 싹 없어지더군요. 일어나서 걷지도 못하던 사람이 여기 와서 이틀 만에 바닷가에 나가서 조개를 캔 일도 있습니다. 이 땅에서 나오는 치유 에너지와 감탕이 합쳐지면 어떤 말기 암환자한테도 도움을 줄 수 있을 것입니다."

그는 이 천하제일의 명당에 조그마한 컨테이너 집을 하나 갖다 놓고 날마다 구슬땀을 흘리면서 '암 환자를 위한 천국'을 만들고 있다.

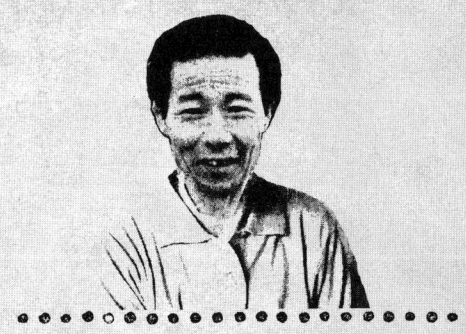

03

도라지 명의
이성호

"수십 년을 키운 도라지가 앞으로 세계적인 보물이 될 거라. 우리나라는 이 도라지만 팔아도 부자가 될 수 있을 거요. 옛날에 진시황이 불로초를 찾아오라고 사람을 보냈는데, 그 불로초가 산삼, 지치, 더덕, 그리고 오래 묵은 도라지 이렇게 네 가지라. 그런데 오래 묵은 도라지가 산삼보다 나아요. 그것이 요즘 과학적으로 증명되고 있어요. 내가 수많은 사람을 대상으로 임상 시험을 해보니까 틀림없는 사실이고."

세상을 변하게 하는 위대한 발명이나 발견은 평범한 것을 특별하게 볼 줄 아는 눈과 피눈물 나는 노력이 합쳐졌을 때 나온다. 보통 사람이 보기에는 아무것도 아닌 사물을 비범한 것으로 느낄 줄 아는 안목과 하늘을 움직일 만큼 뜨거운 의지와 지극한 노력이 하나로 모일 때, 돌을 황금으로 바꾸고, 죽은 사람도 살려내며, 태산이라도 옮길 수 있는 위대한 지혜가 탄생하는 것이다.

보통 사람 눈에는 아무것도 아닌 도라지를 '산삼 못지않은 약효가 있는 도라지'로 바꾼 집념의 농사꾼이 있다. 스스로 가꾼 도라지 한 가지로 당뇨병, 천식, 중풍, 고혈압, 위궤양, 위염, 기관지염, 관절염, 부인병 등 갖가지 난치병을 고치는 그를 민간명의로 불러도 좋을 것이다.

도라지로 숱한 난치병을 고친다니 돌을 황금으로 바꿨다는 얘기만큼이나 허무맹랑한 이야기다. 그러나 실제로 많은 사람이 '도라지'를 먹고 중풍, 고혈압, 당뇨병, 관절염 등을 고친 것은 틀림없는 사실이다. 흔해 빠진 나물인 도라지가 어떻게 해서 산삼과 견줄 만한 명약이 될 수 있는가.

40년 동안 도라지 재배법 연구

경남 진주시 명석면 용산리, 허름한 산골 마을에서 1만 평쯤 되는 밭에 도라지 농사를 짓고 있는 이성호 씨는 평생을 도라지 재배법과 민간의약을 연구해 온 농사꾼이자 민간의학자다. 그는 '오래 묵은 도라지는 산삼보다 약효가 낫다'는 옛말을 마음속에 깊이 새기고 40년 세월을 도라지 연구·재배하는 데 보냈다. 오랜 연구와 실험 끝에 수십 년이나 수백 년 동안 죽지 않고 키울 수 있는 도라지 재배법을 찾아낸 것이다.

도라지는 다년생식물이긴 하지만 밭에 심어 가꾸면 대개 3년쯤 살다가 죽는다. 간혹 5년쯤 사는 것이 있고, 산에서 자생하는 것 역시 3~4년밖에 살지 못한다. 매우 드물게 수십 년 사는 것이 있는데 그런 것은 난치병 치료에 매우 좋은 약이 된다. 이성호 씨는 수명이 3년밖에 안 되는 도라지를 수십 년을 살 수 있도록 성질을 바꾸어 놓았다. 사람으로 치면 환골탈태해 장생불사하게 한 것과 같은 것이다. 이 장생불사 도라지가 말 그대로 장생불로, 무병장수의 선약(仙藥)이 된다는 것이다.

이성호 씨 집 근처에 있는 밭에는 25년이 된 도라지가 자라고 있다. 25년을 묵은 도라지는 뿌리 한 개가 사람 팔목만큼 굵고, 수십 개나 되는 곁뿌리가 사방으로 뻗어 모양도 기이하다. 큰 것은 무게가 2킬로그램이나 나간다. 뿌리 하나에서 줄기가 수십 개씩 올라와 한 포기에서 난 줄기가 한 아름이나 되기도 한다. 여름철에 도라지꽃이 만발하면 그 일대는 온통 꽃바다를 이룬다. 옛 민요 노랫말대로 '한두 뿌리만 캐어도 대바구니가 철철 넘치는' 왕도라지가 탄생한 것이다.

이성호 씨는 경남 진주에서 가난한 농사꾼의 아들로 태어났다. 집안이 가난해 초등학교 문턱에도 가보지 못했다. 그럼에도 그는 대학을 몇 개 나와도 할 수 없는 일을 해냈다. 평생을 도라지에 미쳐 살아온 그의 지난날은 구구절절한 한과 눈물로 얼룩져 있다. 아내와 자식들마저도 내팽개치고 지리산 깊은 골짜기, 사람 발길이 미치지 못하는 곳에 혼자 들어가 뱀, 개구리 따위를 잡아먹거나 풀뿌리, 나무껍질로 연명하면서 도라지 연구에만 몰두했다는 그 무서운 정열과 집념에는 섬뜩한 전율이 느껴진다. 40년 동안을 맨손으로 흙을 파헤친 까닭에 손마디마다 굳은살이 박여 그의 손은 마치 나무껍질처럼 되어 있었다. 대체 이 무서운 노력과 집념이 저 작고 깡마른 체구 어디에서 나온 것일까.

이성호 씨가 '오래살이 도라지' 연구에 일생을 바치기로 결심한 것은 스물여섯 살인 1954년 무렵이다. 집안에서 대대로 남새밭에 도라지를 길러 가정상비약으로 써 오곤 하던 것이 도라지와 인연이다. 그가 어렸을 적에 어른들은 남새밭 한 모퉁이에 도라지를 심어 놓고 매우 귀하게 여겼다. 간혹 5년을 넘게 묵어 뿌리가 제법 굵은 도라지가 있으면, 그런 것은 특별히 잘 가꾸었다가 여자들의 냉증이나 자궁 질환, 기관지염 등에 달여 먹으면 잘 나았다.

'오래 묵은 도라지는 산삼보다 낫다'는 말도 어려서부터 흔히 들었다. 어른들이 5년 넘게 묵은 도라지를 구하지 못해 안타까워하는 것을 보면서 그는 오래 사는 도라지를 한번 키워봐야겠다고 생각했다. 열다섯 살 때는 오래 묵은 도라지의 신비로운 약효를 직접 눈으로 보기도 했다.

"나이가 50살쯤 먹은 동네 머슴 한 사람과 산에 나무하러 갔지. 그런데 그 사람은 폐결핵에다 천식까지 심해서 거의 폐인이 된 사람이라. 한참 나무하다 보니 그 사람이 보이지를 않아. 어떻게 된 건가 하고 찾아보니 그냥 땅바닥에 쓰러져 자고 있어요. 옆에는 제법 큰 도라지 하나를 캐 먹은 흔적이 있고. 일어나기를 옆에서 기다렸지만 한밤중이 돼도 안 일어나. 그때는 어렸을 때니 어른을 업을 힘이 없어서 그대로 두고 집에 왔지. 집에 와서 어른들한테 그대로 말하니 그 도라지가 천하 영약이니 그 사람을 그대로 두라고 해요. 그 사람이 그 이튿날에도 돌아오지를 않아요. 사흘째 되던 날에 어찌 잘못된 거나 아닌가 하고 가봤더니 그때까지 자고 있어요. 옆에서 지키고 있으니까 해가 다 떨어져서야 일어나더니 '참 잘 잤다'고 해요. 그 뒤로 그 사람은 가래와 기침 나오고 피 토하던 거 깨끗이 나았어요. 팔십 넘도록 살았는데 추위도 더위도 안 타고 한겨울에도 홑옷만 입고 다녔어."

군대 생활을 하던 중에도 오래 묵은 도라지가 신통한 약효가 있다는 말을 여러 번 들었다. 군대는 전국 각지에서 온 사람들이 모이는 곳이라서 도라지에 대한 갖가지 재미있는 얘기를 들을 수 있었다. 오래 묵은 도라지로 결핵, 부인병, 천식, 관절염 등 온갖 병을 고쳤다는 이야기를 숱하게 들었다. 군에서 제대한 뒤에는 오래 사는 도라지 재배법을 아는 사람이 있을까 하고 전국 도라지밭을 찾아다녔다. 그러나 헛일이었다. 도라지는 3년을 자라면 뿌리가 썩어버리는 것이 자연계의 법칙이었다. 간혹 거름기 없는 땅에서는 5년까지 자라는 것이 있기는 했지만.

그는 죽지 않는 도라지를 만들겠다는 결심으로 도라지 재배를 시작했다. 그것은 무모하고 막연한 도전이었다. 아무도 알아주지 않고 도와주지도 않는 외로운 투쟁이 시작되었다. 5천 평이나 되는 넓은 밭에 도라지를 심어서는 한 포기도 캐지 못하고 그대로 썩히는 미친 짓을 반복했다. 다른 농사는 그만두고 오로지 도라지 재배에만 매달렸다. 갖가지 방법을 동원하고 지극한 정성을 들여 도라지를 가꾸었다. 그러나 도라지는 잘 자라다가 어김없이 3년째가 되면 한 포기도 남지 않고 썩어버렸다.

심었다가 썩혀 내버리기를 반복한 지 15년, 돈벌이를 젖혀놓고 도라지에만 매달렸으니 집안 살림은 말이 아니었다. 돈이 한 푼도 안 되는 도라지 재배면적을 늘려나가면서 얻어 쓴 빚도 눈덩이처럼 불어났다. 아내와 자식 4남 1녀는 제발 도라지를 그만 심으라며 매달렸다. 이웃이나 친척들도 찾아와서는 미친 짓 좀 그만두라며 난리를 피우기 예사였다. 그러나 그럴수록 그의 고집은 더 굳어져 갔고 아무도 그를 제정신 가진 사람으로 여기지 않았다. 그의 고집은 온 세상 사람이 다 달려들어도 꺾을 수 없을 만큼 지독했다. 반드시 죽지 않는 도라지를 만들고야 말겠다는 굳은 신념만이 그를 이끌었다.

"한평생을 한 가지 일에만 매달린 것은 그만한 뜻이 있어서 그렇지. 돈을 벌겠다거나 이름을 얻겠다는 것은 아니야. 요즘이나 옛날이나 병으로 요절하는 사람이 많은데 내 한평생 희생해서 그 사람들을 구할 수 있다면 그게 진정 가치 있는 삶 아니겠나. 난 어렸을 적부터 그것만 생각한 거요. 또 도라지라는 식물의 진짜 약성을 누군가가 발견해내지 못하면 도라지는 누대 만년을 가도 천대받는 나물일 뿐이라. 세상에 흔해 빠진 것이 도라진데 그것이 으뜸가는 약초인 줄 어떻게 알겠는가."

마침내 밝혀낸 '장생불사 도라지'의 비밀

도라지에 대한 진한 애착은 병고로 신음하는 사람들을 구료하고자 하는 순수한 마음에서 비롯한 것이다. 그는 어려서부터 도라지야말로 앞으로 닥쳐올 암, 당뇨병이며 갖가지 공해 독, 이름 모를 괴질 등으로부터 수많은 사람을 구할 약초임을 확신하고 있었다.

"홍수에 떠내려가는 사람 하나만 구해내도 영웅 소리를 듣는데, 남들이 다 하찮게 여기는 도라지로 병원이나 한의원에서 못 고치는 병을 고칠 수 있다면 만사 젖혀놓고 그 일부터 해야 할 것이 아닌가. 난 글을 안 배웠으니 글공부할 생각은 못 하고 흙에 묻혀 살면서 세상을 도울 수 있는 궁리만 한 거라. 온갖 약초를 다 가꾸어 보고 나서 죽기 아니면 살기로 끝까지 밀고 온 것이 도라지라. 그동안 고생한 것 아무도 모를 거요."

온갖 방법으로 도라지를 키워 보았지만 장생불사 도라지를 만드는 데 실패하자 그는 지리산으로 들어갔다. 40세 무렵이었다. 솥단지 하나에 소금 자루를 달랑 싸들고 사람 흔적이라곤 없는 경남 산청군 지리산 어느 골짜기로 들어갔다. 물론 '오래살이 도라지' 재배법을 깨우치기 위해서였다. 사람 세상이 싫었고 사람이 아닌 더 높은 곳에서 오는 지혜를 배우고도 싶었다.

지리산 깊은 골짜기에서 흙벽돌로 담을 쌓고 억새풀로 지붕을 인 조그마한 움막을 하나 지었다. 가재, 뱀, 개구리, 칡뿌리, 솔잎 등 먹을 수 있는 것은 뭐든지 식량이 되었다. 5년 동안을 산속에서 혼자 살았다. 그때 몰골은 사람이 아니라 짐승이었다. 깡마른 몸에 치렁치렁한 머리칼, 입은 건지 벗은 건지 모를 만큼 헐어빠진 누더기……. 그러나 두 눈만은 퍼렇게 빛을 내뿜었다. 간혹 채약꾼이나 땅꾼, 나무꾼이 그를 발견하고는 기겁을 하며 도망쳤다.

산에서 날마다 한 일은 온 산골짜기를 뒤져서 도라지를 캐 움막 주위에 옮겨 심는 일이었다. 산도라지와 집도라지를 교배시켜 보기도 하고, 도라지를 이곳저곳에 옮겨심기도 했다. 산속에서 도라지에 미쳐 있은 지 5년째가 된 어느 여름날, 여느 날과 다름없이 도라지를 보살피던 그는 문득 소스라치듯 놀랐다. 어떤 풀도 자랄 리가 없다고 생각했던, 척박하기 이를 데 없는 땅에 옮겨 심었던 도라지에서 새순이 무성하게 돋아난 것을 발견한 것이다. 어떤 식물도 자랄 수 없는 시뻘건 황토, 거름기라곤 없는 메마른 땅바닥을 뚫고 다른 땅에 심은 것보다 훨씬 더 왕성하고 기운차게 새순이 돋아난 모습은 한마디로 경이로움 그 자체였다.

그는 새순이 자라난 도라지 주위를 조심스럽게 살펴보았다. 그

곳은 한 달쯤 전에 도라지를 옮겨 심은 곳이었다. 새순이 왕성한 도라지를 캐 뿌리를 보았다. 놀랍게도 갖은 정성을 들여 좋은 흙에 심은 도라지는 뿌리가 다 썩어 있었지만, 척박한 황토에 심은 도라지는 썩은 상처를 밀어내고 새살이 돋아나듯이 뿌리가 새로 나오고 있었다. 과거 불완전했던 몸을 버리고 불사조처럼 몸을 바꾸어 다시 태어나는 도라지의 신비! 도라지는 메마른 땅에서 썩어 가는 몸을 버리고 새로운 몸으로 다시 태어나고 있었던 것이다.

그 순간 그는 알고자 하던 바를 혼연히 깨달았다. 3년이면 썩어버리는 도라지가 장생불사 도라지로 탈바꿈하는 원리를. 그가 깨달은 바는 이러했다. 도라지는 땅기운을 먹고 사는 식물이지 거름기를 먹고 사는 식물이 아니다. 그러므로 거름을 많이 주면 뿌리가 썩는다. 뿌리가 썩지 않도록 키우려면 거름기가 없는 척박한 땅에 심고, 비료와 거름을 주어서는 안 된다. 거름기 없는 땅에 심더라도 5년쯤 지나면 땅기운을 다 흡수해 버리므로 다른 땅으로 옮겨 심어야 한다. 그리고 줄기가 지나치게 자라지 못하도록 가끔 줄기를 잘라주어야 한다. 거름기 없는 땅에 심어서 5년마다 옮겨심기만 한다면 수십 년이 아니라 수백 년을 키워도 뿌리가 썩지 않는다.

이 간단한 원리가 15년 동안 뼈를 깎는 노력 끝에 알아낸 자연계의 한 비밀이었다. 그는 이 단순한 발견이 농업에 관한 다른 어떤 발명이나 발견보다 더 위대한 일이라고 주장했다.

"수십 년을 키운 도라지가 앞으로 세계적인 보물이 될 거라. 우리나라는 이 도라지만 팔아도 부자가 될 수 있을 거요. 옛날에 진시황이 불로초를 찾아오라고 사람을 보냈는데, 그 불로초가 산삼,

지치, 더덕, 그리고 오래 묵은 도라지 이렇게 네 가지라. 그런데 오래 묵은 도라지가 산삼보다 나아요. 그것이 요즘 과학적으로 증명되고 있어요. 내가 수많은 사람을 대상으로 임상 시험을 해보니까 틀림없는 사실이고."

도라지 약효 밝히기 위해 10년간 의학 공부

'오래살이 도라지' 재배에 성공하고 나서도 그는 도라지를 팔아서 수입을 얻을 생각은 하지 않고 도라지 재배면적만을 넓혀 나갔다. 나중에 도라지를 찾는 사람이 엄청나게 많이 늘어날 때를 대비하기 위해서였다. 해묵은 도라지를 키우고 있다는 소문이 나자 깊은 산 속까지 일부러 찾아와 돈을 달라는 대로 줄 테니 몇 포기만 팔라고 조르는 사람이 있었지만 단 한 뿌리도 내놓지 않았다. 20년짜리가 되기 전에는 약성이 제대로 안 나기 때문에 줄 수 없다는 것이 이유였다. 또 반평생을 바친 것을 몇 푼 안 되는 돈에 이끌려 팔고 싶지도 않았다.

도라지에 미쳐 있는 동안 가족들은 모두 거지 중의 상거지 꼴이 됐다. 자식들은 하나도 대학교에 보내지 못했다. 심지어는 초등학교만 겨우 보낸 자식도 있다. 이웃이나 친척들의 빈정거림과 조롱과 비난은 또 오죽이나 심했겠는가. 먹고 입을 최소한의 양식과 옷가지를 구하기 위해 급할 때마다 조금씩 얻어 쓴 빚이 이자에 이자가 붙어 무려 1억 7천만 원으로 늘었다.

"그때가 1981년이오. 진주 시내에서 방 다섯 개짜리 집 한 채에

8백만 원 할 때인데, 지금은 그런 집이 1억 5천만 원이 넘어요. 좋은 집 스무 채 값을 빚지고 있으니 빚쟁이마다 고발해서 날마다 경찰서, 검찰청, 법원에 출퇴근하는 것이 일과라. 온종일 시달리고 나서 밤늦게 집에 들어오면 집 안에도 빚쟁이들이 지키고 있어요. 살림살이도 돈 되겠다 싶은 것은 다 압류당하고. 먹살 잡고 돈 내놓으라고 흔들면 무릎 꿇고 빌다시피 해서 겨우 돌려보내고……. 이렇게 인간 중에서 제일 못난 등신 노릇을 하면서 수십 년을 버텨온 거요. 그러나 그 30년 묵은 빚을 도라지 팔아서 한 해 만에 싹 갚았소."

빚쟁이들한테 쫓기면서도 그는 10년 동안 의학을 공부했다. 자신이 만들어 낸 장생불사 도라지의 약성을 밝혀내고, 또 한의학의 기초 지식을 쌓기 위한 공부였다. 학교에 다닌 일이라곤 없었으나 어깨너머로 한글을 깨친 것이 공부하는 데 많은 도움이 됐다. 그러나 나이 쉰 가까운 사람이 어려운 한의학을 배우기가 쉽지 않았다. 나름대로 병을 진단하는 법, 약을 짓는 법 등을 열심히 공부했다.

"온종일 다방에 앉아 공책에 뭘 쓰고 있으면 다방 안주인이 와서 뭘 하고 있느냐고 물어. 20년쯤 뒤에는 우리나라 유명한 박사들이 나한테 물으러 올 건데 그때 대답할 말을 미리 준비하고 있다고 하면 듣고 있던 사람들이 아무도 날 옳은 사람으로 안 봐요."

당뇨병, 고혈압, 기관지천식에 신효

'오래살이 도라지'가 세상에 조금씩 알려지기 시작한 것은 1990년 무렵부터다. 경남생약연구소 소장인 성환길 씨가 20년 묵은 도라지로 1년 동안 임상 연구를 한 끝에, '20년생 도라지가 혈액순환 장애, 당뇨병, 고혈압, 만성위염, 기관지천식 등에 탁월한 효과가 있다'는 내용으로 논문을 발표한 것이 계기가 됐다. 이성호 씨는 1998년 무렵부터 자신이 키운 도라지를 세상에 널리 알리고자 많은 애를 썼으나 들어주는 사람이 없었다. 흔해 빠진 도라지를 들고 나와 만병에 영약이라고 하니 아무도 믿지를 않았던 것이다.

그는 언론매체를 이용해 널리 알려야겠다는 생각으로 서울로 올라왔다. 안면이 있던 법률신문사 사장을 쫓아다니며 '도라지만 20년 넘게 키운 일등 농부'가 있다는 기사를 법률신문에 내 달라고 졸랐다. 법률신문은 농사하고는 관련이 전혀 없는 신문이다. 그러나 법률신문에 한 번 기사가 나가고, 지방신문에도 서너 번 실리자 '오래살이 도라지'에 대한 소문이 널리 퍼지기 시작했다.

20년 묵은 도라지를 먹는 사람이 늘어나면서 그 도라지를 먹고 난치, 불치병을 고친 사람도 늘어났다. 병원에서 가망 없다고 선고 받은 당뇨병, 관절염, 악성 부인병, 중풍 환자들이 20년 묵은 도라지를 달이거나 생즙을 내서 먹고는 씻은 듯이 나았다. 병이 나았을 뿐만 아니라 체질도 바뀌어 허약하던 사람이 건강한 사람으로 바뀌었다. 오래 묵은 도라지가 산삼보다 더 나은 효과가 있다는 말이 하나하나 사실로 입증되기 시작한 것이다.

"『동의보감』에는 도라지를 많이 먹으면 정력이 감퇴한다고 적어 놓았는데, 도라지는 20년 넘게 묵어야 보양 효과가 나서 정력을 키워주는 약이 돼요. 사람은 혈이 왕성하고 깨끗해야 병이 안 생기고 건강할 수 있는 거라. 그런데 요즘 질병은 거의 90퍼센트 이상이 갖가지 공해 독으로 혈이 탁해져서 노폐물이 몸 안에 쌓여 생기는 겁니다. 바로 질병 대부분이 혈이 잘못되어 생기는 거지요. 그런데 이 도라지는 핏속 콜레스테롤과 지방질을 청소해 피를 깨끗하게 하고 몸을 정화하는 효과가 있어요. 또 몸 안에 있는 갖가지 균을 다 죽이니 몸속 세포가 깨끗하고 새롭게 바뀝니다. 그러니 병이 안 나으려야 안 나을 수가 없지요."

도라지 약효에 대한 설명도 나름대로 확신하고 있었다.

"모든 질병은 세 가지로 분류할 수 있습니다. 하나는 먼저 설명한 대로 혈이 잘못되어 생기는 것이고, 다른 하나는 병균이 몸 안에 침입해서 생기는 병이며, 마지막 하나는 신경이 잘못되어 생기는 병입니다. 서양의학에서는 병을 수백, 수천 가지로 나누지만 나는 이 세 가지로밖에 안 봐요. 그런데 20년 묵은 도라지는 이 세 가지에 다 효과가 있어요. 뼈 부러진 병 말고는 만 가지 병을 도라지로 고칠 수 있다고 봐요. 지금까지 20년 넘게 묵은 도라지를 복용한 사람이 수천 명인데 조금이라도 효과를 못 본 사람은 한 사람도 없을 거요. 말기 암, 치질, 습진, 이 세 가지 병에는 아직 안 써봤고, 다른 병은 어떤 병이든지 다 나아요. 빨리 낫는 사람은 한 달 만에 낫고 오래가도 6개월쯤 먹으면 다 나아요."

그의 주장은 만병통치약을 선전하고 있는 듯했다. 자신만만한 그 주장대로 이 도라지가 갖가지 난치병에 정말로 효과가 있는가, 있다면 그것은 사실로 입증되었는가. 20년 묵은 도라지는 어떤 병보다도 당뇨병에 특효가 있다고 한다. 현대의학에서 최고 난치병으로 꼽는 당뇨병을 손쉽게 고친다는 얘기는 곧이듣기 어렵다. 가장 고치기 어렵다는 당뇨병이 이성호 씨한테는 가장 고치기 쉬운 병이라는 것이다.

장생불사 도라지의 약효 과학적으로 입증

최근 몇 해 사이에 발표된 도라지 약효에 관한 논문 몇 편이 이성호 씨 주장이 사실임을 입증하고 있어서 자못 흥미롭다. 이성호 씨는 경상대학교 식품영양학과 성낙주 교수, 한국과학기술연구원(KAIST) 전효곤 박사, 진주전문대학 식품영양학과 정영철 교수, 경상대학교 농자원연구소 강신권 박사 등에게 20년생 도라지에 대한 약효분석과 약리실험 등을 의뢰했다. 당뇨 치료 효과와 항암 효과, 고혈압 치료 효과, 항균 효과, 그리고 유용물질 분석도 의뢰했다. 그 결과는 매우 흡족할 만한 것이었다.

동물을 이용한 기초 실험에서 20년생 도라지는 당뇨병 및 고지혈증 치료에 탁월한 효과가 있는 것으로 나타났고, 성분분석에서는 사포닌 성분이 인삼보다 더 많이 들어 있는 것으로 나타났다. 사포닌은 인삼에 13종이 들어 있으나 20년생 도라지에는 그보다 네 가지가 더 많은 17종이 있는 것으로 나타났다. 식중독균, 무좀균, 성병균 등 갖가지 균을 죽이는 효과도 있었으며, 고혈압의 원인인 콜레스테롤과 중성 지질을 분해하는 효과도 강력하게 나타났다.

진주전문대학 식품영양학과 김희숙 교수는 자신의 박사학위논문에서 '22년생 도라지의 식이섬유와 에탄올 추출물, 사포닌 등을 흰쥐에게 투여했더니 핏속 콜레스테롤과 중성 지질이 현저하게 줄어들어 고혈압, 고콜레스테롤혈증, 당뇨병, 협심증 등 심장순환기계 질환의 예방과 치료에 응용할 수 있다'는 견해를 밝혔다.

보건복지부 김석재 사무관의 박사학위논문에서도 '22년생 도라지의 사포닌과 부탄올 추출물에서 폐렴, 장티푸스, 장염비브리오(식중독균)를 죽이는 작용이 확인되어 병원성 미생물로 인한 질병을 치료하는 데 적용할 수 있을 것'이라고 했다.

도라지 약효를 규명하는 노력은 앞으로도 계속될 것이고, 그렇게 되면 도라지의 약효를 과학적, 의학적으로 웬만큼 밝혀낼 수 있을 것이다. 20년 이상 묵은 도라지는 쓴맛이 거의 안 나는 것이 특징이다. 오래 묵을수록 쓴맛이 적어지고 대신 단맛이 늘어난다는 것이 이성호 씨 설명이다. 글쓴이가 22년생 도라지 한 뿌리를 먹어 보았더니 도라지 특유의 맛은 진하면서도 쓴맛은 별로 없었다. 향이 강해 몇 시간이 지난 뒤에도 입안에 싸한 냄새가 남아 있는 것도 특징이었다. 그 점에서는 산삼과 비슷했다.

도라지를 먹는 방법은 다음과 같다. 먼저 도라지 1킬로그램쯤을 녹즙기 같은 것으로 갈아서 한 번에 한 잔씩 먹는데, 1킬로그램을 보름 동안 먹는다. 자극이 심하면 우유와 섞어서 먹는다. 그러면 먹기가 아주 좋다. 또 도라지 2킬로그램쯤에 그가 처방해 주는 7~8가지 보조 약재를 첨가해 푹 달여 역시 보름 동안에 다 먹는다. 보름 먹을 분량이 3킬로그램이니 한 달 동안 6킬로그램을 먹는 셈이다.

보조 약재는 질병에 따라 이성호 씨가 직접 처방한다. 보조 약재는 황기, 천궁, 당귀, 하수오, 목적 등 한방에서 흔히 쓰는 약재들이다. 도라지만을 쓰는 것보다 보조 약재를 함께 쓰면 약효가 훨씬 빠르다. 어떤 질병이거나 한 달에 먹는 도라지양은 6킬로그램으로 똑같다. 15세 이하 어린이는 한 달에 1.5킬로그램으로 양을 줄여야 한다.

20년 넘게 묵은 도라지는 거의 모든 질병에 효과가 있지만 특히 당뇨병에 효과가 있다. 당뇨병이 몹시 악화되어 합병증으로 눈이 잘 보이지 않고 손발이 썩어 들어가는 환자도 반드시 낫는다. 당뇨병 치료에 신약이라 할 만하다. 효과도 무척 빨라 한 달쯤 후부터 효과를 보기 시작해 2~3개월이면 다 낫는다. 그러나 재발을 막기 위해서는 6개월 넘게 먹어야 한다.

"당뇨병엔 이보다 나은 약이 없을 겁니다. 인슐린 주사를 날마다 맞던 사람이 도라지를 5일 먹고 나서 인슐린 주사를 끊은 적이 있습니다. 효과가 빠르니까 보름쯤이면 얼굴빛이 달라져요. 당뇨병 고치는 것은 장난과 마찬가집니다."

도라지의 치료 효과는 이것뿐만이 아니다. 기관지천식, 폐결핵, 초기 암, 비만증, 신경통, 류머티즘관절염 등도 잘 낫는다.

"기관지천식에는 백발백중입니다. 안 낫는 법이 없어요. 보름 안에 아무리 심한 사람도 다 낫습니다. 평생을 천식으로 고생하던 이도 열흘 동안 먹고 깨끗하게 나은 적이 있어요. 폐결핵이나 기관지확장증 같은 병도 잘 나아요. 간암 말기로 어떤 진통제를 써도 통증을 멈출 수 없던 환자가 도라지를 5일 동안 열심히 먹고 진통제를 먹지 않아도 될 만큼 회복된 일도 있습니다. 그리고 여성들 피부를 깨끗하게 하는 데도 좋고, 몸 안 지방질을 분해하므로 살을 빼는 데도 효과가 뛰어나요."

도라지는 오래 묵을수록 약효가 더 좋아진다. 20년이 지나면 어떤 질병에 써도 효과가 나고, 25년이 넘은 것은 20년생보다 효과가 훨씬 빠르고 약효도 높다.

"20년 된 것과 25년 된 것을 견주어 보면 약효 차이가 커요. 25년짜리를 먹으면 반드시 취합니다. 명현 현상이 오는 거지요. 어질어질하거나 쓰러져 자게 됩니다. 병을 치료하는 효과도 훨씬 빨라요. 도라지를 50년 넘게 키우다가 실수로 죽인 적이 있는데 그것은 효과가 더 클 겁니다."

20년이 넘은 도라지 큰 것은 한 개 무게가 1킬로그램이 넘는다. 굵은 곁뿌리들이 사방으로 제멋대로 뻗어 발이 수십 개 달린 것처럼 생김새도 기괴하다. 이 도라지 1킬로그램 값은 12만 원. 보통 도라지 1킬로그램 값이 4~5천 원인데 견주면 20배 이상이 비싼 셈이다.

"보통 도라지하고 내가 키운 도라지는 인삼과 산삼만큼이나 차이가 나는 거라. 감이 어릴 때는 떫은맛이 나다가도 다 자라면 단감이 되는 것처럼 도라지도 20년이 되면 결구가 되어 달짜근한 맛이 나요. 보통 나물로 먹는 도라지는 삶아서 물에 우려내도 맛이 쓴데, 이건 그냥 먹어도 달짜근한 맛이 나거든. 술을 담그면 그 맛이 인삼주보다 나아요."

🍀 난치, 고질병을 고친 사례

이성호 씨 도라지를 먹고 난치병을 고친 예를 여럿 적는다. 이는 이성호 씨를 찾아오는 환자들한테 직접 기록하게 한 것으로, 이 중

몇 사람은 글쓴이가 직접 전화로 확인해 보았다. 당뇨병을 고친 경우가 제일 많고, 아토피성피부염, 무좀, 농약 중독 등도 사례가 있었다.

강원도 강릉시 남문동에 사는 76살 된 신장호 할아버지는 혈당치가 500까지 올라가는 심한 당뇨병을 앓았다. 도라지 3킬로그램을 복용했더니 혈중 당분농도가 150으로 떨어지고 몸무게는 3킬로그램이 느는 등 건강이 눈에 띄게 좋아졌다.

역시 강릉에 사는 김양기 씨는 당뇨병을 앓고 있는 데다가 기관지천식도 심했다. 도라지를 복용했더니 가래가 사라지고 당뇨병도 나았다.

경남 산청군 시천면에 사는 최찬주(51세) 씨는 당뇨병으로 몇 년을 고생했다. 도라지를 두 달 동안 먹고 나니 거의 정상인과 다름없을 정도로 회복되었다.

경북 성주 금산리에 사는 이장희, 박행순 부부는 당뇨병과 요통, 두통을 도라지로 고쳤다. 이장희 씨는 신경성 당뇨병으로 혈액을 뽑기 위해 손끝을 바늘로 찔러도 피가 나오지 않을 만큼 증상이 심했다. 늘 눈알이 터질 듯이 아프고 팔다리가 견딜 수 없이 쑤시며 몸이 몹시 피곤했다. 도라지를 3개월 복용하고 나자 아픈 증상이 모두 없어져서 정상인과 다름없을 정도로 활력을 되찾았다. 그의 아내 박행순 씨는 늘 뒷골이 당기고 허리가 몹시 아파 몸을 제대로 놀릴 수가 없었다. 도라지를 복용하고 11일 후에는 사흘 동안 몸이 견딜 수 없을 정도로 아프더니 그 후로 두통과 허리 아픈 증세가 사라졌다. 변비도 상당히 심했으나 그것도 없어졌다.

경남 김해시 한림면에 사는 박기종 씨는 목이 답답하고 숨이 차고 가끔 목에서 피가 나는 증세로 고생했다. 병원에서 진단을 받아 보니 기관지확장증으로, 뚜렷한 치료법이 없다고 했다. 고민하던 중에 이성호 씨 도라지를 구해 3개월 동안 먹었더니 아픈 증상이 모두 사라졌다.

경남 진주시에 사는 김병연 할머니는 심한 당뇨병에다 동맥경화, 협심증까지 겹쳤으며 눈도 어두워 잘 보이지 않았다. 병원에 2주일 동안 입원했으나 차도가 전혀 없었다. 얼마 뒤에 다시 입원, 동맥경화로 혈액순환이 안 된다고 해서 힘줄 수술을 했다. 그 뒤로 손가락에 마비가 자주 왔다. 혈중 당분농도가 400이 넘어 음식을 전혀 못 먹고 수박만 하루에 1통씩 먹을 뿐이었다. 20년생 도라지를 보름 동안 먹었으나 별 효력이 없어서 다시 병원에 20일 동안 입원했다. 도라지를 한 달 더 먹으니 눈앞이 핑핑 돌고 기운이 쭉 빠지며 다리가 후들거려 일어서지도 못할 지경에 이르렀다. 음식을 모두 토하고는 아무것도 먹지 못해서 꼭 죽은 사람과 같았다. 두 달 동안 도라지를 먹었더니 기운이 회복되고 혈당치가 80쯤으로 놀랄 만큼 떨어졌다.

경남 거창읍에 사는 황봉선 씨도 당뇨병, 결핵 합병증으로 몇 년을 고생했으나 도라지로 고쳤다. 도라지를 복용하자마자 명현 현상이 나타났으며, 몸이 차츰 좋아지기 시작해 4개월 뒤에는 당뇨병은 물론이고 결핵까지 완전히 나아 매우 건강해졌다.

경북 청송군 안덕면에 사는 신장섭 씨는 23살 된 젊은이로 대학에 다니다가 심한 기관지천식으로 휴학했다. 군대에서 감기를 오랫동안 치료하지 않고 둔 것이 기관지천식으로 악화되어 조기 제대한 경우다. 병이 약간 호전되는 듯해 복학했으나 다시 도져 휴학한 것이다. 그 무렵에 20년생 도라지가 효험 있다는 얘기를 듣고 구해서 10일쯤 먹으니 기침과 가래가 사라졌다. 10일쯤을 더 먹으니 숨이 막히던 증세까지 완전히 사라져 깨끗한 몸이 되었다.

부산시 남천동에 사는 이경열 씨는 당뇨병, 고혈압, 심장병을 한꺼번에 앓았다. 도라지를 4개월 복용하고 나니 당뇨병, 고혈압, 심장병이 모두 깨끗하게 나았다.

경남 함안군 칠원면에 사는 최호순 씨는 뇌출혈로 반신불수가 되어 2년 동안 고생했다. 20년생 도라지를 복용하기 시작하자 차츰 거동이 편해지고 기운이 생기기 시작해 6개월 뒤에는 거의 정상인으로 돌아왔다.

대구시 감삼동에 사는 김진호 씨는 교통사고로 왼쪽 몸 전체가 마비되었다. 말을 제대로 할 수 없고 운동신경도 마비되어 앉은뱅이나 다름없는 신세였다. 병원 치료를 포기하고 도라지를 복용했더니 차츰차츰 마비가 풀리기 시작해 5개월 만에 완전한 정상인이 되었다. 양기도 없어서 성불구자와 다름없었으나 20대 젊은이와 다름없는 정력을 되찾았다. 2급 장애인증명서를 가진 사람이 완전한 정상인이 됐다.

🍀 도라지 재배법을 특허 낸 이유

20년 넘게 묵은 도라지가 갖가지 난치병에 효과 있다는 사실이 텔레비전이나 신문에 보도되자 경찰이 찾아왔다. 당뇨병은 세상이 못 고치는 병으로 알려져 있는데 그것을 고친다니, 이는 틀림없는 과대광고라며 경찰서에 출두할 것을 요구했다. 이성호 씨는 태연하게 도라지를 가져간 환자 주소와 전화번호가 적힌 공책을 내밀며 '당신들이 거기에 적힌 사람들을 추적해서 병이 나았는지, 안 나았는지를 확인해 보시오. 확인해 보고 병이 안 나았으면 나를 감옥에 집어넣으시오.'라고 했다. 경찰이 몇 사람한테 전화로 물어보았더니 모두 도라지로 신통한 효과를 봤다고 대답했다. 그래서 그는 벌금 한 푼 안 내고 풀려나왔다. 1992년 12월에 일어난 일이다.

또 이성호 씨는 도라지를 오래 키우는 방법으로 특허를 얻었다. 영농기술에 관한 것으로는 아마 우리나라에서 처음일 것이다. 특허를 얻지 않아도 될 것을 굳이 특허를 낸 것은 제대로 키우지 않은 가짜 도라지가 유통되는 것을 막고, 또 다년생 도라지 재배기술을 널리 알리기 위해서라는 것이다. 특허공보에 적힌 '오래살이 도라지' 재배법은 다음과 같다.

먼저 도라지 씨앗을 질소비료기가 없는 토양에 파종해 2~3년 동안 잘 키운다. 이때 주의할 점은 해마다 꽃이 필 무렵에 꽃줄기를 잘라 영양분이 꽃과 열매로 가는 것을 막아 뿌리가 실하게 자라도록 한다는 점이다. 겨울철에는 퇴비나 왕겨를 덮어 봄철에 썩어 거름이 되게 한다. 재배하는 동안 화학비료를 일절 써서는 안 된다. 화학비료를 쓰면 3년 넘게 자란 도라지 뿌리가 썩는다.

대개 씨앗을 뿌린 지 2~3년이 지나면 잎이 시들시들해지는데 이것은 흙 속에 있는 영양분을 도라지가 모두 섭취해 토양이 나빠졌기 때문이다. 그 도라지를 그대로 두면 그 해를 넘길 수 없으므로 파종한 지 2~3년 된 도라지는 봄이나 여름철에 새 땅으로 옮겨 심는다. 새로 옮길 땅은 3~4개월 전에 토양 소독해 갈아엎어 놓으면 더욱 좋다.

한 번 옮겨심기한 도라지는 원뿌리 곁에 새로운 뿌리가 나오며 시들했던 잎이 생생하게 된다. 이렇게 재생한 도라지는 3~5년을 더 살 수 있는데, 이때도 화학비료를 일절 사용하지 말고 퇴비나 왕겨를 거름으로 사용하며 꽃줄기도 해마다 잘라주어야 한다. 한 번 옮겨심기한 도라지는 3~5년 뒤에 두 번째로 옮겨심기하고, 다시 3~5년 뒤에는 세 번째로 옮겨심기하고, 다시 3~5년이 지나면 네 번, 다섯 번, 여섯 번 등으로 옮겨심기를 반복하면 수십 년 된 도라지를 얻을 수 있다.

이 같은 재배법으로 키운 도라지는 굵기가 15센티미터, 길이는 20센티미터쯤으로, 뿌리도 여러 개 자라나므로 수확량이 크게 는다. 이 도라지는 사포닌, 이눌린, 인슐린, 화이토스테린, 플라티코딘, 피토스테롤 등의 성분을 다량 함유하고 있어 기관지 질병, 당뇨, 고혈압, 만성 위장병 등을 치료한다. 또 한약재와 보약재로도 탁월한 효과가 있어 국민 건강에 이바지할 수 있으며, 해외로 수출하면 국민소득도 올릴 수 있다.

이성호 씨 도라지 농장은 넓이가 5만 평이 넘는다. 그중에 20년이 넘은 도라지는 2만 평쯤 된다. 이 도라지를 돈으로 따지면 수백억 원이 된다. 땅 1평에서 20년생 도라지를 20~25킬로그램쯤 수확하는데, 1킬로그램에 12만 원으로 계산하면 240만 원에서 3백만 원쯤 된다. 아마 세계에서 가장 높은 소득을 올리는 작물이 아닌가 하고 생각한다. 게다가 도라지는 한 해에 그 무게가 꼭 두 배로 늘어나므로 해마다 수확량이 곱절로 늘어난다. 그런 까닭에 그는 여름철에 비 한 번 오고 나면 재산이 몇억씩 늘어난다며 우스갯소리를 한다.

이성호 씨는 '오래살이 도라지' 재배를 전국으로 늘릴 목적으로 농민들과 계약재배를 시행하고 있다. '오래살이 도라지'를 재배하는 데 어려운 점은 수확할 때까지 기간이 긴 것과 3~5년마다 옮겨 심기한다는 것인데, 이에는 많은 시간과 적지 않은 인력이 필요하다. 또 옮겨심기를 여러 번 하려면 새로운 땅이 필요하다. 도라지를 한 번 심은 땅에 다시 도라지를 심으려면 10년의 세월이 필요하다. 그러므로 한두 사람의 한정된 토지로 도라지를 대량으로 재배하기는 불가능하다.

이성호 씨는 도라지 재배에 드는 자금을 모두 자신이 지원해 주고, 키우는 사람은 풀을 뽑고 옮겨심기를 하는 등 관리만을 하는 조건으로 한 해에 1평당 3천 원 또는 4천 원씩을 주는 계약재배를 하고 있다. 현재 경상남도 진주시 명석면, 대평면, 수곡면 등 3백여 농가 10만 평이 넘는 밭에 계약재배로 도라지를 키우고 있다. 도라지 계약재배는 벼농사나 채소농사 같은 일반 작물보다는 일손이 적게 들면서도 소득은 훨씬 높다.

요즘 그는 진주 시내에 사무실을 두고 도라지를 널리 알리고 공급하는 데 힘을 쏟고 있다. 하루에 손님이 30명쯤 찾아오는 편인데 도라지 인기는 갈수록 높아가고 있다. 앞으로 사업계획은 경상대학교와 한국과학기술연구원 유전공학연구소, 보건복지부 등에서 진행 중인 도라지 약성 규명이 끝나면, 이를 기초로 해서 빠른 시일 안에 도라지 농축액과 파우치 등을 생산하는 공장을 세울 작정이다. 공장을 세울 장소도 이미 확보해 두고 있다. 도라지로 당뇨병이나 고혈압, 기관지천식, 암 치료에 필요한 약을 만들어 외국으로 수출하면 외화도 벌어들이고, 또 농산물시장 개방에도 맞설 수 있는 최상의 작물이 될 것으로 기대하고 있다.

"지리산에서 도라지 키울 적에 도라지를 팔라고 조르는 사람이 있었지만, 그 사람들한텐 한 뿌리도 안 줬어. 그 이유는 중이 고기 맛을 보면 법당에 파리가 안 남는다고 했듯, 누구라도 돈맛 들면 환장하게 되는 걸 잘 알고 있는 터라 완전히 성공하기 전에는 돈을 멀리해야겠다는 생각으로 그렇게 한 거지. 특허를 얻어 그 기술을 다 공개한 것은 나 혼자만 독점해서 돈을 벌겠다는 뜻이 아니야. 특허 소유기간인 15년 동안만은 나한테 모종을 받아서 재배하고 내 인증서를 받아서 판매하도록 해서 20년이 안 된, 즉 약효가 없는 도라지가 못 나오도록 하려고 한 거요. 그런데도 요즘 5년쯤 거름을 많이 줘서 크게 키운 가짜 약도라지가 여기저기 돌아다니고 있어요."

세세한 부분까지 치밀하게 사업을 준비하고 있는 이성호 씨. 그는 환갑을 오래전에 넘긴 나이라고 믿기 어려울 만큼 건강하다. 머리칼이 조금 빠지긴 했으나 흰머리라곤 하나도 보이지 않았다. 걸음도 나는 듯이 빨라 보통 사람은 따라다니기 어렵다. 그는 무좀이 몹시 심해 발톱이 다 빠지고 발가락은 다 곪다시피 했는데 도라지를 먹었더니 어느 틈엔가 깨끗하게 나았다며 발을 내보였다. 20년 묵은 도라지로 마약중독자가 나았고, 알코올중독, 농약 중독 환자한테도 효과가 있다. 마약중독은 어떤 방법으로도 치료가 불가능한 병인데, 정말 마약중독을 풀 수 있다면 도라지야말로 천하 으뜸의 영약이라고 할 수 있겠다.

도라지타령에 감추어진 참뜻

초등학교도 안 다닌 그는 한국역사편찬위원회에서 펴낸 『한국인물사』에 사진과 함께 업적이 실리는 영예를 안았다. 『한국인물사』에 학교를 전혀 안 다닌 사람이 실린 예는 이성호 씨 하나뿐이다. 그는 우리 민요인 도라지타령을 즐겨 부르는데 그 노래 가사에는 심오한 뜻이 감추어져 있기 때문이다.

"도라지타령 가사에 '도라지, 도라지, 백도라지 심심산천에 백도라지. 한두 뿌리만 캐어도 대바구니가 철철철 다 넘는다.'라는 게 있는데, 여기에 선조들의 지혜가 감추어져 있어요. 심심산천이면 깊은 산 속인데 깊은 산 속에서 자라는 도라지는 꽃이 모두 보라색이지, 흰 꽃이 피는 백도라지는 없어. 그런데 노래 가사는 백도라지란 말이야. 그 노래에 감추어진 뜻을 깊이 생각하면서 몇 가지 실험을 했어요. 보라색 꽃이 피는 도라지를 밭에다 옮겨 심고 7년을 키우니까 백도라지가 돼요. 그리고 흰 꽃이 피는 도라지를 산에다 옮겨 놓고 10년을 키우니까 보라색 꽃이 피고요. 한두 뿌리로 대바구니가 넘칠 만큼 큰 도라지를 키우려면 심심산천으로 들어가야 한다는 뜻이 그 노래 속에 들어 있는 것이 아니겠나."

평생을 병고에 시달리는 환자들을 구하겠다는 순수한 집념 하나로 말로 표현할 수 없는 고초를 묵묵히 견디며 도라지만을 키워 온 농사꾼 이성호 씨. 그의 정열과 노력, 숭고하기까지 한 인간사랑 정신은 이기심으로 저 혼자만 잘살려는 이 시대 사람들한테서는 결코 느낄 수 없는 것이다. 40년을 갖은 비난과 조롱과 굴욕을 이겨 내고, 마침내 인류 의학사를 바꿀 수도 있는 큰 발견을 해낸 '인간 승리' 이야기는 우리 겨레가 지닌 위대한 장인정신의 한 표본이라고 할 수 있다.

"두고 보시오. 내가 키워 낸 이 도라지가 죽을 사람 수천, 수만을 구해내고 세계 각국의 돈을 다 우리나라로 끌어오게 할 테니……. 나는 죽을 때까지 도라지 한 뿌리라도 더 심는 것이 소원이오."

과연 그가 만들어 낸 '오래살이 도라지'가 세상 난치병자들을 얼마나 더 구할 수 있겠는가.

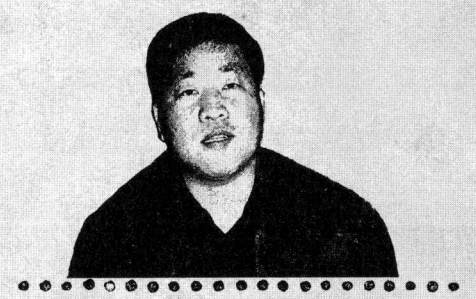

04

신비의 암약 발명한
배일주

"나라 안을 발길 가는 데로 떠돌아다녔습니다. 여비가 떨어지면 아무 일이나 해서 벌어 썼지요. 신기한 곳이나 소문난 곳은 다 찾아다녔습니다. 그러면서 우리 선조들이 남긴 민간 비방을 열심히 모았습니다. 놀랍게도 이름도 성도 모르는, 전문적으로 의학 공부를 했을 리 없는, 그런 옛 어른들이 남긴 처방 중에는 현대의학으로 못 고치는 난치병을 간단하게 고치는 비방이 많았습니다."

암은 난치병의 대명사다. 병원에서 암으로 진단받으면 그것은 사형선고를 받는 거나 마찬가지다. 우리나라에는 대략 40만여 명의 암환자가 있고 한 해에 약 10만여 명이 암으로 죽어간다. 우리나라 사람 100명 가운데 한 사람이 암환자이고 한 해에 400명 중 한 사람이 암으로 죽는다는 얘기다. 부끄럽게도 우리나라는 세계에서 암 발생률이 제일 높은 나라에 속한다. 위암 발생률은 세계에서 제일 높고, 또 40대 암 발생률도 제일 높다. 우리나라는 암 발생의 왕국이다.

더 한심한 것은 첨단의술이 이들 암환자를 구해 주지 못하고 있으며, 앞으로도 구해줄 것 같지 않다는 점이다. 방사선요법이나 화학요법, 수술요법이 실제 암 치료에는 아무런 도움을 주지 못할 때가 많다. 어느 통계를 보면, 암환자에게 아무런 치료를 하지 않고 그대로 둔 경우가 수술, 방사선요법, 항암제 투여 등 갖가지 치료를 할 때보다 오히려 생존 기간이 길다고 한다. 현대의학은 암, 에이즈 같은 가장 절실한 문제를 해결할 능력이 없다.

최첨단의 의료 장비, 거대한 병원 건물, 만나보기 어려운 유명한 의사……. 이런 것들은 그 허울만 요란할 뿐 암을 비롯한 각종 난치병에는 무력한 거인일 뿐이다. 암은 가장 귀중한 사람 생명을 참혹하게 파괴하는 저주스러운 병이다. 인간을 좌절과 절망에 빠뜨렸다가 결국 죽음으로 몰아넣는…….

오늘날 인류는 암과 전면전을 치르고 있다. 그 전쟁은 눈에 잘 보이지 않지만 과거 어떤 군사적인 전쟁 못지않게 크고 치열하다. 그러나 이 전쟁에서는 아무도 승리를 낙관하지 못한다.

기적의 암 치료약 '천지산'

암을 퇴치할 수 있는 약물을 개발했다고 큰소리치는 사람이나 암을 고칠 수 있다고 장담하는 사람, 암환자를 고쳤다고 주장하는 사람은 많다. 글쓴이가 알고 있는 그런 민간의사나 한의사만 해도 수십 명이나 된다. 그러나 암을 완치한 명확한 증거를 내놓는 사람은 극히 드물다. 암을 고쳤거나 고칠 수 있다는 주장만 있을 뿐 객관적으로 입증할 근거와 자료를 제시하지 못하는 것이 대부분이다. 그런데 말기 암환자 30여 명을 완치, 이를 입증하는, 어느 사람도 부정할 수 없는 객관적인 자료를 제시한 한 암약 연구가가 있다.

1994년 12월 초, 미국에서 열린 암학회 학술발표회에서 놀라운 임상결과 하나가 발표되었다. 한국의 배일주라는 사람이 만든 천지산(天地散)이라는 약물로 말기 암환자 6명을 아무 부작용 없이 완치한 사례가 보고된 것이다. 요즘 세계 여러 나라에서 쓰는 항암제보다 암세포를 죽이는 힘이 무려 300배 이상이나 강하면서도 정상 세포에는 아무런 피해를 주지 않는 것으로 확인된 이 기적의 항암 물질은 많은 의학자에게 경이와 찬탄의 대상이 되었다.

천연 한방 생약재를 원료로 만들었다는 이 기적의 신물질은 과연 어떤 약이기에 암을 완치할 수 있는가. 그리고 이 약을 만든 배일주라는 인물은 어떤 사람이며 어떻게 그 약을 만들었는가?

배일주(裵一周) 씨는 서른일곱 살로 강원도 정선 사람이다. 두타산과 청옥산, 수병산, 석이암산, 중봉산 등 높은 산들이 병풍을 두른, 깊디깊은 산골 마을인 임계면 도전리(道田里)에서 농사꾼의 아들로 태어났다. 도전리란 마을 이름은 '도의 밭'이란 뜻이니 예부터 정신수련을 하는 사람이나 도인들이 숨어 살았던 곳임을 짐작할 수 있다. 배일주 씨 10대조 할아버지도 세상을 피해 살기를 좋아하는 사람이었다. 그는 경주에서 이름난 의원이었는데, 약초가 많은 곳을 찾아 전국을 돌아다니다가 이곳 두타산 깊숙이 들어와 은거했다. 10대조 할아버지가 정착한 뒤 대대로 몇백 년을 그곳에서 살아왔다.

배일주 씨는 어려서부터 의사가 되는 것이 꿈이었다. 그러나 시골 살림이 다 그렇듯이 집안이 가난해 공부하는 데 어려움이 많았다. 30리를 날마다 걸어 다니며 중학교를 졸업하고 강릉에 있는 한 농업고등학교에 입학했으나 입학금이 없어 며칠 만에 그만둘 수밖에 없었다. 집에서 농사일을 거들다가 의과대학에 들어갈 결심을 하고는, 어머니가 옥수수를 팔아 마련해 준 700원을 가지고 서울로 올라왔다. 그것이 1978년 봄, 스무 살 때 일이다.

서울에서 낮에는 안 해본 일이 없을 정도로 닥치는 대로 노동해서 생활비를 벌었고, 밤에는 학원에 나가 공부했다. 그런 보람이 있었던지 4개월 만에 대입 검정고시에 합격했으나 의과대학에 들어가기란 쉬운 일이 아니었다. 이듬해에 명문 의과대학에 응시했으나 보기 좋게 낙방했다. 그러나 의사가 되는 것을 포기할 수는 없었다. 재수하기로 마음먹고 학원에 다니며 공부를 계속했다. 그러던 중 한 사건을 계기로 의사가 되는 것에 회의를 느꼈다.

"학원에서 함께 공부하던 친구가 백혈병에 걸렸습니다. 병원에서 몇 달 치료받다가 죽는 걸 보고는 충격을 받았습니다. 의학이 아무리 발달했다고 해도 백혈병 하나 못 고치는데 의사가 되면 뭘 하나 하는 생각이 들었지요. 현대의학으로는 난치병을 고칠 수 없다는 데 실망과 회의를 느꼈습니다."

현대의학의 한계에 실망을 느낀 그는 정말로 병을 고칠 수 있는 의학과 의술은 어떤 것인가 하고 골몰하다가 민간의학에 눈을 돌리게 된다. 그 속에는 수천 년 동안 우리 선조들이 경험하고 확인한 우수한 의료 지혜가 적지 않게 스며 있을 것이었다. 그는 의사 꿈을 접고 민중 속에 감추어진 의료 지혜를 찾아 나섰다.

"나라 안을 발길 가는 데로 떠돌아다녔습니다. 여비가 떨어지면 아무 일이나 해서 벌어 썼지요. 신기한 곳이나 소문난 곳은 다 찾아다녔습니다. 그러면서 우리 선조들이 남긴 민간비방을 열심히 모았습니다. 놀랍게도 이름도 성도 모르는, 전문적으로 의학 공부를 했을 리 없는, 그런 옛 어른들이 남긴 처방 중에는 현대의학으로 못 고치는 난치병을 간단하게 고치는 방법이 많았습니다."

민간비방을 찾아 전국 유랑

민간에 감추어진 비방을 모으기가 쉬운 일은 아니었다. 옛 어른들은 중요한 처방이 함부로 사용되는 것을 막기 위해서 처방을 아무한테나 전수하지 않았다. 그래서 처방을 기록으로 남기는 방법 대신 구전심수로 전하는 방법을 썼다. 비인부전(非人不傳)이라 하여 재능과 성품이 뛰어난 사람한테만 극비밀로 전해지는 것이 보통이었다. 만약 그런 사람을 찾지 못하면 비방이 영구히 사장되어 버리는 경우도 있었다. 비방을 얻은 사람의 가장 큰 임무는 그 비방을 전수받을 만한 사람을 찾아 전수하는 것이다. 마땅한 사람을 찾지 못하면, 설령 자기 아들이라 할지라도 자격이 안 된다고 생각하면 전해 주지 않는 것이 그 세계의 불문율이었다.

그는 몇 해 동안 나라 안 곳곳으로 비방을 가진 사람을 찾아다녔다. 민간의사, 한의사, 농사꾼, 절간의 승려 등 비방을 가졌다는 사람이라면 찾아가서 비방을 얻어냈다. 비방을 모으면서 고생도 많이 했고 그에 얽힌 일화도 적지 않다.

"부안 어느 노인한테 특별한 비방이 있다는 얘기를 듣고는 그 집에 들어가 머슴 노릇을 시작했습니다. 열흘 동안 궂은일이라곤 다 해줬지요. 그런데도 그 노인은 비방을 전해줄 생각이 없어 보였어요. 할 수 없이 '어르신, 저 이제 가야겠습니다.' 하고 인사하고 나오니 그때야 뒤에서 부르더니 처방전을 내어줍디다. 그런데 처방전을 받고 보니 제가 이미 알고 있던 거였어요. 그 허망함이란……."

비방을 얻기가 반드시 어려웠던 것만은 아니다. 지나가는 것을 불러 '당신이 이걸 꼭 좀 받아주시오.' 하며 비방전을 맡기는 사람도 있었고, 기다렸다는 듯이 반가워하며 자기 아들한테도 가르쳐 준 일이 없었다는 비방을 내어 주고는 마음 변하기 전에 뒤도 돌아보지 말고 빨리 가라는 노인네도 있었다. 간혹 아무리 사정해도 비방전을 안 내놓은 사람도 있었다.

"오래된 창호지에 적힌 비방전 가운데는 난치병 치료에 크게 도움이 될 것으로 생각되는 귀중한 것이 아주 많더군요. 그렇게 전국을 돌아다니며 비방전을 모은 것이 3백여 권이나 됩니다."

그가 암 퇴치 약을 만드는 일에 인생을 걸기로 결심한 것은 1983년 무렵이다. 당뇨병과 간경화 치료법에 관심을 두고 연구하다가 당뇨병 환자 중에 췌장암 환자가 많다는 사실을 발견하면서부터 암에 관심을 두게 됐다.

"이상하게도 췌장암 환자 70~80퍼센트가 당뇨병 환자였습니다. 또 간암 환자도 90퍼센트가 간염을 앓았던 사람이거나 간염 바이러스 보균자더군요. 당뇨병과 간경화를 연구하다 보니 이 병들이 암과 무슨 연관이 있을 것으로 생각되었고, 그것이 암에 대해 연구하게 된 계기가 되었습니다."

암 치료약 천지산을 개발하게 된 계기는 1983년 해풍(海風)이라는 한 떠돌이 스님한테 비방을 전수받으면서부터 비롯됐다. 암환자 6백 명을 고쳤다는 그 스님은 배일주 씨에게 선뜻 암 치료 비방을 전해 주고는 홀연히 사라져 버렸다. 그가 기억하기로 그때 해풍 스님은 나이가 일흔두 살이고 눈빛이 아이처럼 맑으며 건강해 보이는 노인이었다.

"그 비방을 받는 순간 온몸에 전율을 느꼈습니다. 마치 온몸이 불에 싸인 것 같았지요. 그 비방 내용도 제가 상상하지 못하던 기이한 처방이었습니다."

해풍 스님이 비방을 전해 주면서 얘기한 그 비방 내력은 이러하다. 지금부터 3백 년쯤 전에 한 양반집 외아들이 반위(위암)에서 폐옹(폐암)으로 전이되어 곧 죽을 지경에 이르렀다. 그 집에는 집주인과 여종 사이에서 난 아들이 하나 있는데, 그 아들이 주인 아들을 살려볼 결심으로 혼자 금강산으로 들어갔다. 금강산에서 토굴 하나를 정한 후 정신을 집중해 천지신명께 제발 주인집 아들 병을 고칠 수 있도록 방법을 가르쳐 달라고 침식을 잊은 채 기도에 몰두했다. 기도를 시작한 첫날 새벽녘, 비몽사몽간에 머리칼이 하얀 노인이 나타나더니 약재 한 가지를 일러주었다. 그다음 날부터 밤마다 그 노인이 나타나 약재 한 가지씩을 일러주곤 하더니 30일째가 되는 날에는 그 약재로 약을 만드는 방법을 일러주고는 홀연히 사라져 버렸다. 그 아들은 노인이 일러준 대로 약재 서른 가지를 구해 뽕나무 장작으로 3일 밤낮 동안 달여서 주인집 아들한테 먹이니 마침내 병이 깨끗하게 나았다. 그 뒤로 그 처방은 3백 년 동안 끊이지 않고 전수되었고, 해풍 스님이 그 마지막 전수자였던 것이다. 해풍 스님은 그 비방을 전수받을 자격이 있는 사람을 찾아 전국을 방랑하던 중에 배일주 씨를 만났고, 선뜻 그 비방을 전해 준 것이다.

"해풍 스님은 홍수로 물이 불어난 냇물을 건너다가 보따리를 물에 떨어뜨리는 바람에 그 처방전을 잃어버렸다고 해요. 그러나 그 내용을 머릿속에 다 외우고 있었기 때문에 전수하는 데 문제는 없었습니다."

🍀 300번 실패 끝에 한 번 성공

암을 고칠 수 있는 처방을 전수받기는 했지만 바로 암약을 만들 수 있는 것은 아니었다. 해풍 스님은 암 치료에 쓰는 약재들만 가르쳐주었지 약재 분량이나 법제법, 제조하는 방법은 가르쳐주지 않았기 때문이다. 그런 것은 스스로 알아내야 했다.

"천지산은 3백 번 넘게 실패를 거듭한 끝에 성공한 것입니다. 아무리 애써도 잘 안 되더군요. 실패한 원인을 분석해 이번에는 꼭 성공할 것으로 믿고 만들어 보면 역시 안 되고……. 그러나 결코 포기할 수는 없었습니다."

실패를 거듭할수록 집념은 더욱 무섭게 타올랐다. 주변에서는 아무도 그를 제정신인 사람으로 여기지 않았다. 세계에서 제일가는 의학박사도 못 고친다는 암을 의과대학도 안 다닌 젊은 사람이 고치겠다고 하니 누가 봐도 미친 짓이었다. 주위 사람의 빈정거림이야 못 들은 체하면 그만이지만 생활의 어려움은 어떻게 할 방법이 없었다. 암약 제조실험에는 적지 않은 돈이 들었고, 그는 갖은 방법을 동원해서 그 돈을 충당해야 했다.

"실험 비용을 마련하기 위해 안 해본 일이 없습니다. 막노동판에 나가 질통 지는 일도 했고 택시운전기사 노릇도 했습니다. 남들보다 두 배, 세 배씩 일을 해서 악착같이 돈을 모아 실험하는 데 썼습니다."

아버지가 시골 농협에서 빚내 보내준 돈 1천만 원도 암약을 실험하는 데 쓰고, 사는 집 전세금도 빼 암약 만드는 데 썼다. 공부하겠다고 시골서 올라온 동생들한테는 보리쌀 구할 돈이 없어서 날마다 밀가루 국수만 먹였다. 그때 외로움과 고통, 낙담과 좌절을 어찌 말로 다 설명할 수 있겠는가.

"자살을 생각했던 적도 있습니다. 어떤 사람을 만나러 갔다가 거절당해 처참한 심정으로 광화문에서 서초동 비닐하우스 집까지 네 시간을 걸어간 적이 있습니다. 생각하니 제 인생이 너무 허망했어요. 시골에서 올라와 죽을 고생을 해가며 별의별 노력을 다 했으나 아무것도 이룬 것이 없는 자신이 너무나 초라했습니다. 한강 다리를 건너면서 뛰어내리려고 몇 번이나 마음먹었습니다. 막상 눈을 감고 뛰어내리려고 하니 이대로 죽기에는 지금까지 살아온 삶이 너무 억울했습니다. 기진맥진한 상태로 간신히 집에 돌아오니 임신한 아내가 온종일 밥도 굶은 채 앓으며 기다리고 있었습니다."

엎친 데 덮친 격으로 동생 셋을 데리고 30만 원에 세 들어 살던 비닐하우스 집마저 불이 났다.

"숟가락 한 벌도 못 건지고 몽땅 타버렸습니다. 어렵게 모은 귀중한 책도 다 타버렸지요. 3백 권이나 되는 비방전도 그때 잃어버렸습니다. 불타고 있는 집으로 뛰어들어가서 간신히 두 권만을 구해냈을 뿐입니다."

그러나 실패를 거듭할수록 더 나은 지혜를 찾아내게 마련이다.

최고의 지혜는 최악의 실패를 경험한 뒤에 나오는 법이다. 사람이 노력해서 안 될 것이 어디 있고, 못할 것이 어디 있는가. 누구든지 백척간두에서 허공으로 발을 한 걸음 내딛어 보라. 실패는 언제나 가장 훌륭한 스승이다. 그는 실패를 거듭하면서 성공할 방법을 하나하나 찾아 나갔다. 스승이 될 만한 사람을 찾아가서 배우기도 하며 갖가지 방법으로 연구를 계속했다.

하늘의 기운과 땅의 불기운을 합성한 암약

암 퇴치 약을 만드는 일은 그 자신의 노력만으로는 될 수 없는 일이었다. 더 높은 곳에서 오는 신성한 가르침이 필요했다. 그는 깨달음을 구하는 수도자인 양 깊은 산 속으로 들어가 천지신명께 기도하는 일을 게을리하지 않았다. 기도로 하늘의 힘을 끌어내리고, 천지 만물을 주관하는 어떤 큰 능력으로부터 가르침을 얻어야 했다. 천지산이라는 약 이름도 1983년에 산속에서 기도하던 중에 얻은 이름이다.

"하늘과 땅의 기운이 합해져야 약이 만들어질 수 있다는 뜻에서 천지산이라는 이름을 붙였습니다. 어느 날 산에서 기도하던 중에 모든 만물이 하나로 엉키더니 태극 모양 불길이 되어 타오르는 것을 보았습니다. 그때 천지산이라는 이름을 생각해냈습니다. 천지산은 하늘의 기운과 땅의 화기를 이용해서 만들어진 약이지요."

천지산 제조에 처음으로 성공을 거둔 것은 1986년이다. 거듭되는 실패로 의기소침해져 거의 포기한 상태로 있다가 마음을 모질

게 먹고 북한산으로 올라가 기도하는 중에 영감을 받았다. 그는 그때 상황을 이렇게 말한다.

"대남문 아래 옛날에 누군가 기도하던 터가 있더군요. 거기서 기도를 시작했습니다. 이번에 천지산 제조법을 완전히 깨우치지 못하면 죽는 한이 있어도 산에서 내려가지 않겠다는 결심으로 기도를 시작했습니다. 기도를 시작한 첫날부터 기분이 퍽 좋았습니다. 하루가 지나니 배고픔이 사라지고 정신이 몽롱해지더군요. 사흘째가 되니 정신이 다시 맑아졌는데, 그날은 보슬비가 내려 옷이 촉촉하게 젖었습니다. 사흘 동안 이렇게 기도했지요. '석가, 예수, 공자 같은 분들은 내 눈으로 본 적이 없어 알지 못합니다. 그러나 나를 낳아준 조상님들은 분명히 계신 것을 아오니 조상님들이여, 제발 저를 좀 깨우쳐 주십시오.' 이렇게 꼬박 사흘을 밥도 물도 안 먹고, 대변도 소변도 안 보고 간절히 기도했습니다. 그러나 아무 응답도 느껴지지 않았습니다. 이제 다 끝났다, 포기하는 수밖에 없다, 하고 산에서 내려오려니까 오랫동안 앉아 있던 까닭에 다리가 마비되어 일어설 수 없더군요. 다리를 한참이나 주물렀지만 감각조차 없었습니다. 억지로 일어나려고 발버둥을 치다가 비탈로 구르고 말았습니다. 나뭇가지와 풀을 잡으며 일어나려고 애를 쓰는데, 온몸은 피투성이가 된 채 땀으로 흠뻑 젖어 있더군요. 그러는 동안 마비가 조금씩 풀리더군요. 몇 시간 동안 다리를 주물렀더니 그제야 마비가 풀려 간신이 일어날 수 있었습니다. 일어나서 한 발짝씩 옮기는 순간, 한 생각이 번개처럼 머리를 스쳤습니다. 이걸 내가 몰랐구나, 하고는 정신없이 뛰어 내려와 바로 실험했습니다. 성공이었지요. 3백 번 실패 끝에 마침내 성공을 거두는 순간이었습니다."

뼈를 깎는 노력 끝에 완성한 천지산은 과연 어떤 약인가. 천지산을 만들 때 들어가는 약재는 30여 가지에서 50가지쯤 된다. 그 약재는 대략 다음과 같다.

우황(牛黃), 사향(麝香), 웅담(熊膽), 용골(龍骨), 모려(牡蠣), 혈갈(血竭), 백랍(白蠟), 몰약(沒藥), 호동루(胡桐淚), 용뇌향(龍腦香), 유향(乳香), 침향(沈香), 상상기생(桑上寄生), 상근백피(桑根白皮), 건칠(乾漆), 유피(楡皮), 호박(琥珀), 노근(蘆根), 주사(朱砂), 천산갑(穿山甲), 송라(松蘿), 붕사(硼砂), 한수석(寒水石), 적석지(赤石脂), 석고(石膏), 석류황(石硫黃), 활석(滑石), 웅황(雄黃), 반석(礬石), 운모(雲母), 추목피(楸木皮), 합환피(合歡皮), 백두옹(白頭翁), 송지(松脂), 두충(杜冲), 녹용(鹿茸), 누고(螻蛄, 땅강아지), 생강(生薑), 마치현(馬齒莧), 고채(苦菜), 수근(水芹), 인삼(人蔘), 숙지황(熟地黃), 우슬(牛膝), 육종용(肉蓯蓉), 포황(蒲黃), 고삼(苦蔘), 천마(天麻), 부자(附子), 초오(草烏).

이 약재들을 가기 다른 방법으로 법제해 1,300도 고열로 100시간을 태우면 갖가지 약재 성분은 높은 온도로 말미암아 서로 돕고 합해져 새로운 물질이 형성된다. 바로 이 신물질이 천지산이다.

"마치 구름과 같은 약이라고나 할까요. 특별한 기구를 고안해 연기가 빠져나가지 못하도록 태워서 위쪽에 구름처럼 떠오른 것을 얻어낸 것이니까요. 이렇게 얻은 것을 한국과학기술연구원(KIST)과 보건환경연구원에 성분분석을 의뢰했으나 그 성분을 알아내지 못하고 있습니다. 기계장치로는 알아낼 수 없는 전혀 새로운 물질이 탄생한 것이지요."

기존 항암제보다 300배나 강하면서도 부작용 없어

천신만고 끝에 천지산 제조에 성공했으나 그보다 훨씬 어려운 일이 그를 기다리고 있었다. 천지산을 환자에게 투여해 그 효과를 검증하는 일과 의료계와 정부기관에 인정받는 일이었다.

천지산 제조에 성공하고 나서 만난 첫 환자는 말기 위암 환자였다. 목숨이 경각에 다다른 환자라서 효과가 있을 것으로 기대하지 않았으나 천지산 효력은 불가사의할 정도로 강력했다. 치료 시기가 너무 늦어 환자를 살려내지 못했지만 생존 기간을 훨씬 연장시킨 것이다. 그 후 인연이 닿는 대로 폐암, 위암, 자궁암, 간암, 유방암, 후두암, 장암 환자들한테 투약했더니 자신도 믿기 어려울 만큼 놀라운 결과가 나타났다. 병원에서 3~4개월 시한부 인생을 선고받은 암환자들이 완치하는, 기적 같은 일이 일어났다.

천지산은 벽오동나무 씨앗 반 정도 크기인 알약이다. 이 알약을 한 번에 20개쯤 먹는다. 가루약으로도 쓸 수 있고 주사약으로 만들어 암 부위에 직접 주사할 수도 있다. 천지산은 암세포를 죽이는 힘이 강력하고도 신속하다. 암세포만을 골라 죽이고 정상 세포에는 아무런 피해를 끼치지 않는다. 이는 약효실험이나 컴퓨터단층촬영 필름으로 확인할 수 있다. 기존 항암제보다 항암 능력이 300배 이상 강하면서도 기존 항암제가 가지고 있는 문제점인 부작용을 완전히 해결한 것이다. 또 천지산은 암 치료약일 뿐만 아니라 예방약이 되기도 한다. 암의 전 단계일 수 있는 폴립이나 물혹, 치질도 치료되며, 병원 검사에서 나타나지 않는 작은 암세포나 암이 되기 직전 세포도 없앨 수 있기 때문이다.

암이 발생하는 원인에 대해서도 배일주 씨는 기존 의학계 학설과는 달리 생각한다. 여러 가지 의견이 있으나 갖가지 화학물질이 주원인이라는 것이 현 의학계의 지배적인 생각이다. 대기오염, 수질오염, 농약, 식품첨가물, 방사능 같은 유해물질로 말미암아 암이 생긴다는 것이다. 그러나 배일주 씨는 발암성 화학물질보다는 바이러스로 인해 발생하는 것이 더 많다고 주장한다.

"암은 바이러스 인자 때문인 것이 60퍼센트, 유전인자 때문인 것이 20퍼센트, 자극성 약물이나 발암성 물질 때문인 것이 20퍼센트라고 생각합니다. 저는 췌장암 환자 80퍼센트가 당뇨병을 앓았고, 간암 환자 80퍼센트가 간염을 앓은 적이 있거나 간염 보균자라는 사실에 흥미를 느끼고 암과 바이러스 인자의 상관관계에 대해 오랫동안 연구했습니다. 암은 바이러스로 인해 발생한다는 확신으로 암 자체보다는 바이러스를 죽이는 약을 연구하다 보니 천지산을 만들게 된 것입니다. 천지산은 바이러스를 죽이는 약입니다. 아직 바이러스가 암 발생 원인이라는 학설이 널리 인정받지 못하고 있으나 얼마 안 가서 그것이 사실로 밝혀질 때가 오리라고 봅니다."

천지산을 개발하고 나서 가장 어려웠던 점은 천지산을 환자에게 투여해서 완치하기까지 과정을 담은 컴퓨터단층촬영 필름 등 객관적인 자료를 얻는 일과 병원 의사나 정부기관의 공인을 받는 일이었다. 어떤 약물이든지 종합병원이나 대학병원 같은 의료기관에서 임상 시험을 해 그 효과를 검증하지 않고서는 생산할 수 없는 것이 의료계의 현실이다.

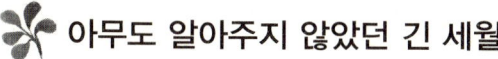 아무도 알아주지 않았던 긴 세월

그는 천지산을 임상 시험하기 위해 이름난 의사나 유명한 병원을 무수히 찾아다녔다. 유명하다는 박사, 암 전문의를 만나 천지산에 대해 설명하고 암을 고친 자료를 보이며 암환자 치료에 사용해 볼 것을 권했으나 모조리 거절당했다.

"어렵게 의사를 만나 천지산에 대해 설명하면 재료가 무엇이냐고 묻습니다. 한약재라고 대답하면 고개를 설레설레 흔들면서, 허가를 받았습니까, 하고 물어요. 허가를 받았으면 왜 그 사람들을 찾아다니겠습니까?"

천지산을 외면하기는 병원이나 의사들뿐만 아니라 국립보건원이나 보건복지부 당국자들도 마찬가지였다. 보건복지부 약무, 약정 담당자를 찾아가 정부 차원에서 임상 시험을 해 달라고 부탁했으나 일언지하에 거절당하며 내쫓겼다. 국립보건원 한 당국자는 예산이 없어 도움을 줄 수 없으니 스스로 개발하라며 돌려보냈다.

거의 모든 공인된 의료기관과 정부기관에서 거절당하며 정신 나간 사람 취급을 받았으나 그는 결코 포기하지 않았다. 양심적인 의사를 만날 수 있을 거라는 희망을 가지고 몇 년 동안 병원과 의사들을 찾아다녔다. 그러던 끝에 마침내 천지산에 관심을 둔 한 의사를 만났다.

이름을 밝힐 수 없는 그 의사는 미국암연구소에서 공부하고 돌아와 암환자를 전문으로 치료하는 암 전문가였다. 그는 천지산으로 암을 완치한 컴퓨터단층촬영 필름과 다른 자료들을 보고는 흥분과 경탄을 금치 못했다. 그는 병원 안에 천지산에 대한 임상 실험 연구팀을 구성하고 시험관실험, 동물실험 등을 실시했다. 실험 결과는 놀랍게도 만족할 만한 것이었다. 암세포를 시험관에 넣고 천지산을 투여했더니 6시간 안에 모든 암세포가 죽었으며, 동물실험에서도 정상 세포는 그대로 두고 암세포만 골라 죽이는 것을 확인했다. 다른 실험에서는 암세포뿐만 아니라 에이즈 균도 죽이는 것으로 나타났다.

천지산의 놀라운 치료 효과는 실제 환자를 대상으로 한 임상 시험에서도 확인되었다. 시험관실험, 동물실험 등을 실시한 병원에서 말기 암환자 여러 명을 천지산으로 치료했고, 그중 완치된 6례를 1994년 12월 미국에서 열린 국제암학회에 발표해 세계 의학자들로부터 찬사를 받았다. 그는 1991년에 천지산 제조법과 제조 장치에 대해 특허를 출원했고, 또 30여 개 나라에 국제특허도 출원할 예정이다.

그렇다면 천지산의 암 치료 효능은 어느 정도이며, 어떤 암이라도 다 효과가 있는가, 그리고 말기 암환자를 얼마나 살려낼 수 있는가. 그는 한두 달이면 몸 안에 있는 암세포를 모두 다 없앨 수 있다고 자신한다. 그러나 암세포는 없앨 수 있지만 목숨은 어찌할 수 없다고 말한다.

"임파선암 같은 것은 보름 만에 암세포를 모두 없앨 수 있습니다. 그러나 암세포만 없앤다고 환자가 살아나는 것은 아닙니다. 며칠 못 가서 죽을 환자한테 약을 써서는 아무 소용이 없습니다. 환자는 암세포만 없애면 되는 것이 아니라 체력이 되살아나야 하고,

암세포가 줄어들면 그 자리에 새살이 돋아나야 합니다. 위암을 보기로 들면, 위암 말기가 되면 암세포가 위벽을 뚫고 나가 다른 곳까지 퍼져 있는 경우가 있습니다. 이때 천지산을 투여해 암세포를 모두 없애버리면 암 덩어리가 있던 자리에 구멍이 나게 됩니다. 위에 구멍이 생기면 환자는 복막염을 일으켜 죽습니다. 다른 장기와는 달리 위나 장 세포는 재생이 잘 안 돼요. 이럴 경우에 암세포는 다 없어졌지만 환자는 죽을 수밖에 없지요."

시체 수십 구 해부하며 서양의학 공부

이 같은 지식은 그가 병원 영안실에 취직해 암으로 죽은 시체 수십 구를 해부하면서 배운 것이다. 천지산으로 치료하다가 죽은 환자 가족한테 환자가 왜 죽었는지 꼭 알고 싶으니 해부하게 해 달라, 그래야 똑같은 병으로 고생하는 다른 사람을 고칠 방법을 찾지 않겠느냐, 하며 졸라 간신히 허락을 얻었고, 눈물을 삼키며 자신이 그렇게도 살리려고 애썼던 환자 몸에 칼을 댔던 것이다.

그는 서양의학 공부도 꽤 했다. 병원을 자주 들락거리며 도둑 공부로 엑스레이 필름을 판독하는 법이라든가 서양의학의 기초 상식을 웬만큼 익혔다. 그것은 천지산 효과를 연구하고 환자 상태를 파악하는 데도 큰 도움이 되었다.

그는 또 천지산이 암약으로 완전하다고는 생각하지 않는다. 암은 그 종류가 수백 가지나 되는 데다가 전에 없던 새로운 암이 새로 생겨나고 있으며, 암이 발견되었을 때는 이미 손을 써볼 수 없을 만큼 악화되어 있을 때도 있기 때문이다.

"목숨이 며칠 안 남은 환자는 천지산으로도 어쩔 도리가 없습니다. 병원에서 치료를 포기한 말기 암환자만을 치료했는데, 열 명 중의 2명쯤이 완치되고 여섯 명쯤은 목숨이 연장되거나 상태가 좋아졌으며, 한두 명은 전혀 효과를 보지 못했습니다. 인체의 면역기능을 되살릴 수 있는 최소한도의 체력이 남아 있어야만 치료 효과를 기대할 수 있습니다. 그러나 말기 암이 아니라면 대부분을 완치할 수 있다고 봅니다. 앞으로 천지산이 본격적으로 생산되면 전체 암환자 절반쯤은 완치할 수 있을 것으로 자신합니다."

천지산 제조 방법이 까다롭고, 정성이 많이 들며, 우황, 사향 같은 값비싼 약재가 들어가는 까닭에 제조비용이 꽤 많이 먹힌다. 현재 한 달 치 약값이 200만 원쯤 되며 앞으로 기계 설비를 갖추고 대량으로 생산하면 그 값을 50만 원쯤으로 내릴 수 있을 것이다.

지금 제약회사와 계약을 맺고 대량생산할 준비를 하고 있는데 본격적으로 생산이 시작되려면 앞으로 2~3년은 더 필요할 것이라 말한다. 대량생산이 시작되면 인류의 공적인 암을 퇴치하는 데 크게 기여할 것임은 물론이고 다른 나라에도 수출해 외화를 벌어들이는 데도 한몫할 것으로 보인다. 또 한국 민간의학의 우수성을 세계에 알리는 계기도 될 것이다.

🍀 암은 이렇게 완치한다

그는 1994년 12월에 천지산으로 암을 완치한 사례와 암의 발생

원인, 치료법 등을 담은 『암은 이렇게 완치된다』라는 책을 출판했다. 몇 군데 출판사에서 '돈이 안 될 것'이라는 이유로 출판을 거절해 자비 500만 원을 들여 1,000권을 출판했는데, 이 책은 말기 암환자 4명을 치료하면서 쓴 치료 일지, 환자 투병기, 의사 소견서, 치료 전과 치료 과정, 치료 후 상태를 비교한 컴퓨터단층촬영 필름 등을 싣고 있는데, 이처럼 명확하고 구체적인 증거를 제시하며 암을 완치하였노라고 주장하는 책은 지금까지 없었던 듯하다. 암을 정복한, 아무도 부정할 수 없는 증거를 제시하고 있는 것이다.

암환자를 대할 때 가장 어려운 점은 그 환자를 치료하면 죽을 사람인지, 살아날 사람인지를 판단하는 일이다. 이미 시기를 놓친 사람, 살기를 포기한 환자한테는 아무리 좋은 약을 써도 소용없다. 그러므로 반드시 나을 사람한테 약을 쓰는 것이 중요하다.

"해풍 스님은 환자를 한 번 보기만 하면 환자 몸 안이 훤하게 보인다고 했습니다. 병이 어디에 있고 얼마나 심한지를 단박에 알 수 있지요. 그 사람이 무슨 음식을 먹었는지도 쉽게 알 수 있다고 했습니다. 그런데 저는 아직 심안이 안 열려 죽을 사람과 살려낼 사람을 잘 구별하지 못하고 있습니다."

그는 다만 자신의 약을 먹고 있는 환자가 나을 것인지, 낫지 않을 것인지만 알 수 있다.

"약을 주고 나서 환자가 낫기 시작할 때는 제 몸이 아픕니다. 이를테면 간암 환자가 약을 먹고 낫기 시작하면 내 간이 통증을 느껴요. 위암 환자가 낫기 시작하면 내 위가 아프지요. 그래서 집사람은 내가 어디가 아픈가를 보고는 어떤 환자한테 약을 주었는지를 쉽게 압니다. 내가 아침에 일어나면서 아랫배를 움켜쥐면 대장암 환자한테 약을 준 것이고, 가슴이 아프다고 하면 간암 환자한테 약을 준 것이라는 식이지요."

그는 암환자에게 민간요법 처방으로 화살나무와 꾸지뽕나무, 느릅나무 뿌리껍질을 권한다. 이 세 가지 식물을 달여 마시되 느릅나무 뿌리껍질은 화살나무와 꾸지뽕나무 절반만을 넣고 달이라고 일러준다. 느릅나무 뿌리껍질을 많이 먹으면 소변이 잘 안 나오기 때문이다.

암환자가 피해야 할 음식은 발이 8개나 10개 달린 동물이다. 즉, 오징어, 문어, 낙지, 꼴뚜기, 게 등은 일절 먹어서는 안 된다. 이런 음식을 먹으면 암이 빠른 속도로 전이된다. 술, 담배, 돼지고기, 닭고기도 암환자가 피해야 할 음식이다. 염증이 있는 암환자가 이런 음식을 먹으면 암이 빨리 퍼진다. 또 암환자는 어떤 경우라도 몹시 화를 내서는 안 된다. 암환자는 극도로 신경이 예민해져 있어서 적은 일에도 화를 내기 쉽다. 화를 내면 암이 갑자기 확산되어 얼마 안 가서 죽는다. 그러므로 암환자가 절대 화를 내지 않도록 환자 자신은 물론이고 가족들도 각별히 주의해야 한다.

🍀 사형선고 받은 상악동암을 3개월 만에 완치

천지산으로 암을 치료한 보기를 몇 가지 적는다. 배일주 씨가 지은 책 『암은 이렇게 완치된다』에 실린 치료 일지와 투병기를 간략하게 줄여 쓰고, 그 외에 확인한 몇 가지 예를 덧보태 적는다.

김희곤 씨는 53세 남자이다. 1981년 전주예수병원에서 조직검사를 한 결과 우측 상악동암으로 판정받았다. 수술하려 했으나 암이 뼈에까지 전이되어 수술할 수 없었다. 연세의료원에서 3주일 동안 방사선 치료와 약물치료를 받았으나 효과가 없었다. 독실한 기독교 신자인 그는 신앙으로 병을 극복해 보고자 경기도 가평에 있는 한 기도원으로 들어갔다. 기도원에서 열심히 기도한 보람이 있었던지 3개월 후에는 거짓말같이 몸이 가벼워지고 아픔이 사라졌다. 그 뒤로 다 나은 것 같지는 않았지만 가벼운 활동은 할 수 있었다. 8년 뒤인 1989년 3월에 몸에 이상이 있는 듯해 서울대병원에 가서 정밀검사를 받아 보니, 이미 어떤 치료법을 써도 소용없을 만큼 암이 악화된 상태라서 항암제 주사를 몇 번 맞고 두 달 뒤에 퇴원했다. 의사는 그의 목숨이 길어야 3개월을 못 넘기리라고 했다. 그러나 그는 강인한 정신력과 신앙으로 버틴 결과 7개월이 지나도 죽지 않았다. 배일주 씨를 처음 만난 것은 1990년 2월 무렵이었다. 주먹보다 큰 암 덩어리가 좌·우측 코 상악동에 붙어 있을 뿐만 아니라 오른쪽 뇌에까지 전이되어 오른쪽 눈이 보이지 않는 상태였다. 후두와 식도에까지 암이 전이되었으며, 성대 뒤쪽에도 달걀만 한 암 덩어리가 붙어 있었다. 입천장도 부어올라 호흡이 곤란하고 미음만 간신히 몇 숟갈 넘길 뿐이었다. 또 통증은 온몸을 산 채로 갈가리 찢어내는 것처럼 격심해 마약 진통제를 한 번에 20알씩 먹어도 멈추지 않았다. 1990년 11월 19일, 천지산 일주일 치를 구해 복용하기 시작했다. 복용한 첫날부터 격심했던 통증이 사라지기 시작했고 얼굴 부기도 빠지고 숨쉬기도 편해졌다. 일주일 뒤에 약값을 마련하지 못해 먹기를 중단하니 곧 코, 눈, 머리에 격심한 통증이 찾아왔다. 이틀 쉬고 약을 다시 복용하니 상태가 많이 좋아졌다. 그러나 일주일 뒤에 다시 약 먹기를 중단하자 증세가 악화됐다. 보름 후에 다시 천지산을 복용하기 시작하자 증세가 빠른 속도로 회복되었다. 음식을 잘 먹을 수 있었고, 막혔던 콧구멍도 뚫려 정상인에 가깝게 되었다. 1991년 1월 7일, 그는 신앙의 힘으로 암을 고치기로 결심하고 포천에 있는 할렐루야기도원으로 들어갔다. 그러나 입과 코에서 냄새가 지독하게 나서 며칠 만에 쫓겨나왔다. 악취가 심해 집에서도 문을 열어놓고 지내야 했고, 어떤 사람과도 대화가 불가능할 지경이었다. 암 덩어리는 거의 표시가 나지 않을 만큼 줄어들었으나 음식을 제대로 먹지 못해 몸은 무척이나 쇠약해졌다. 천지산을 복용하기 시작하고 3개월이 지난 2월 27일, 서울대병원에서 컴퓨터단층촬영을 하고 담당 의사한테 진찰을 받으니 의사는 이런 일은 있을 수 없다며 깜짝 놀랐다. 눈 뒤쪽에 있던 암세포가 모두 녹아 없어졌고 눈과 귀 사이에만 조금 남아 있다는 것이다. 몸은 차츰 좋아져서 건강인과 다름없게 되었고 41킬로그램이던 몸무게가 28일 동안에 66킬로그램으로, 무려 15킬로그램이나 늘었다. 다 나은 것 같았으나 재발을 막기 위해 10일 동안 약을 더 먹었다. 계단을 뛰어 올라가도 숨이 가쁘지 않을 만큼 체력을 회복했고, 20년 전부터 앓던 치루와 치질도 말끔히 나았다. 또 20년 전부터 앓던 두피증으로 말미암아 머리 전체에 딱지가 생겨 베개를 베기 어려울 지경이었으나 그 증세도 깨끗이 사라졌다.

이용하 씨는 31세 남자이다. 1992년 12월 말에 부산 메리놀병원에서 좌측 신장암으로 판정을 받았다. 신장을 떼어내는 수술을 받기로 했으나 암이 림프관과 동맥혈관에까지 전이되어 병원에서 수술을 미루고 있는 사이에 수술을 거부하고 퇴원했다. 병원에서 퇴원해 광주에 있는 어느 한의원과 의성에 사는 어떤 민간의사한테서 받아온 약을 먹었으나 별 차도가 없었다. 왼쪽 옆구리 신장 부분이 몹시 아프고 걸음을 걷기도 불편했다. 1993년 2월 9일부터 천지산을 복용하기 시작했다. 처음 15일을 먹으니 기분이 퍽 좋아졌고 옆구리 통증도 차츰 가벼워졌다. 14일째부터는 소변이 탁하고 뿌옇게 나오고, 바깥으로 가볍게 돌아다닐 수 있을 만큼 좋아졌다. 약을 먹기 시작하고 45일 만에 부산방사선과에서 신장조영술을 하니 의사가 깜짝 놀랐다. 암 크기가 많이 줄어들었다는 것이다. 소변으로 뿌옇고 빽빽하게 암세포가 계속 녹아 나왔다. 이용하 씨는 약을 천천히 투약해 1년 동안 치료한 경우다. 천지산으로 암세포를 2~3개월 안에 녹여 없앨 수도 있었으나 그렇게 하면 신장에서 방광으로 연결된 요관에 구멍이 생겨 복막염을 일으킬 수도 있기 때문에 병세를 면밀하게 관찰하며 약을 약하게 썼다. 1993년 11월 말경, 의사는 암세포가 거의 없어지고 조금 남았으니 수술로 제거하기를 권했다. 그렇게 하기로 하고 준비하는 중에 그는 돌연 마음이 변해 수술을 거부하고 퇴원했다. 그러나 병원에 입원해 있는 동안에도 천지산을 계속 복용해서 몸 상태는 정상인과 다름없게 되었다. 1994년 2월, 컴퓨터단층촬영 결과 맨 처음 발생했던 원발암이 죽어 없어진 것으로 나타났다. 재발하지 않도록 뿌리를 뽑기 위해 약간 강하게 한 달을 더 복용했다. 이용하 씨는 완치된 뒤로 아파트 경비원으로 일하고 있는데 매우 건강하다.

장점광 씨는 53세 여자로 1990년 12월 15일 고려병원에서 자궁경부암 4기 진단을 받고 방사선 치료를 받던 중에 천지산을 복용하기 시작했다. 약을 복용하면서부터 조금씩 나오던 냉이 누런 농으로 바뀌면서 양도 많아지고 냄새도 심해졌다. 아랫배가 이따금 아프고 설사가 나던 증세도 사라졌다. 20일쯤 지나자 냉은 양이 훨씬 줄었으나 냄새는 여전히 심하게 났다. 그러나 몸 상태는 음식을 마음대로 먹을 수 있을 만큼 좋아졌다. 약을 복용한 지 한 달 만에 원자력병원에서 진찰받으니 상태가 많이 좋아졌다며 의사가 깜짝 놀랐다. 분비물이 줄어들고 냄새는 여전히 심하게 나며, 자궁은 가끔 약간씩 당기고 아픈 증세가 있다가 차츰 덜해졌다. 1991년 3월 21일 고려병원에서 컴퓨터단층촬영으로 진단한 결과 암세포가 거의 없어진 것으로 나왔다. 몸도 건강해져 활동하는 데는 아무 어려움이 없었다. 재발을 막기 위해 보름쯤 더 약을 복용했고, 6개월 뒤에 고려병원에서 진단을 받으니 아무 이상이 없다고 나왔다.

김이호 씨는 B형 만성간염을 7년 넘게 앓은 사람이다. 병원에 입원해 항암제 주사를 맞으면 열 명 가운데 하나는 완치될 가능성이 있다고 했으나 집에서 치료하기로 하고 퇴원했다. 남원에 간약(肝藥)을 잘 짓는 한약방이 있다는 소문을 듣고 그 약을 가져다가 복용했으나 조금도 차도가 없었다. 1991년 8월부터 소변보기가 어렵고 배도 부르고 가슴 부위도 몹시 아파 병원에서 검사를 받아보니 콩팥이 나빠졌다는 결과가 나왔다. 이뇨제 주사를 맞고 식이요법으로 치료했으나 별로 나아지는 것 같지 않았다. 1993년 11월

23일부터 천지산을 복용했다. 병명은 당뇨병, 간경화 초기, 신장염, 황달, 신장결석 합병증으로 혈액 중 당분농도가 219로 나왔다. 약을 복용한 지 한 달 만에 간기능수치인 지오티(GOT), 지피티(GPT)가 40 이하로 거의 정상으로 나타났고, 혈당도 105로 거의 정상으로 나타났다. 상태는 차츰 좋아졌으나 소변보기가 몹시 어렵고 소변에서도 피가 섞여 나와 병원에서 특수촬영을 했으나 아무 이상이 없다는 것이다. 오른쪽 배가 견딜 수 없이 아파 1994년 2월 17일에 대구 동산병원 응급실에 입원해 종합검사를 받으니 신장에 결석이 생겼다는 결과가 나왔다. 수술로 빼내겠다는 것을 거부하고 배일주 씨가 만든 결석분해약을 복용했더니 4일 동안 세 번에 걸쳐 소변에 돌이 섞여 나왔다. 20일쯤 뒤에도 수박씨만 한 돌이 소변에 섞여 나왔다. 결석분해약을 먹으면서부터 소변도 잘 나오고 복수와 부종도 빠졌다. 여러 차례에 걸쳐 양쪽 콩팥에서 나온 돌이 20개나 되었으며, 수박씨만 한 것도 3개나 나왔다. B형간염, 황달, 당뇨병, 신장결석, 간경화가 3개월 만에 완치된 것이다.

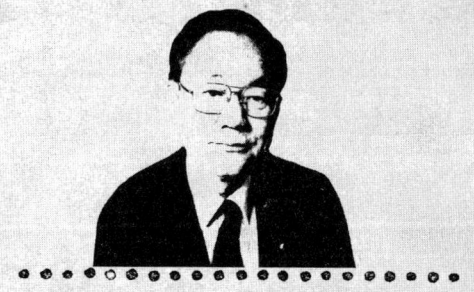

05

민속의학자
양준호

"약은 옛 성현들이 기록한 본방에서 벗어나면 안 된다고 봅니다. 옛 처방을 중심으로 상황에 따라 가감해 조정할 수는 있으나 기본 처방을 무시해서는 안 됩니다. 거기에는 수천 년을 두고 변하지 않는 기본 원리가 들어 있기 때문이지요."

오늘날은 갖가지 공해 독으로 인해 난치병이 창궐하는 시대이다. 인간이 자연을 거스른 결과로 인간들 자신은 말할 것도 없고 세상 모든 것이 병들었다. 하늘이며 땅, 땅에서 나는 모든 산물이 병들어 있는 것이다. 60억 인간이 모여 사는 지구가 병들어 죽어 가는 것으로 가득 찬, 거대한 종합병동이 되어버린 지는 이미 오래다.

첨단시설과 고도기술을 자랑하는 병원과 이름난 의사가 골목마다 가득하지만 사람은 여전히 병으로 신음하며 죽어간다. 수만 권이나 되는 의학책에 죽은 사람도 살린다는 비방과 묘방이 수두룩하지만 암, 당뇨병 같은 난치병은커녕 하찮은 감기조차 고치지 못하고 있다. 머잖은 날에 온 세상을 파멸할지도 모를 암, 에이즈 같은 질병 앞에서 모든 의학, 의술은 완전히 무력하다. 과연 인류를 종말에 이르게 할지도 모를 갖가지 난치병과 괴질에서 구해낼 참의사, 참묘방은 없는가. 어떤 약과 처방이 질병으로 죽어 가는 사람 가운데 한 사람이라도 구할 수 있겠는가.

'기효만령단'의 기이한 효능

취암(翠菴) 양준호 씨는 일찍부터 활인구세에 뜻을 두고 수십 년을 한의학과 민간의약 연구에 몰두한 민속의학자다. 그는 고대 의학책에 나오는 갖가지 처방과 민간비방을 낱낱이 실험하고, 거기에 자신의 수십 년 연구와 임상결과를 보태 난치병에 신통한 몇 가지 의방을 창조했다. 그가 만든 독특한 처방과 의약 가운데 '기효만령단(奇效萬靈丹)'이라는 약은 중풍, 고혈압, 신경통, 관절염, 치질 등 수십 가지 난치병을 고칠 수 있는, 세상에서 보기 드문 기이한 약이다.

기효만령단은 중국 송나라 태의(太醫) 두재(竇材)가 지은 것으로 전해지는 『편작심서』와 우리나라 근대 한의학의 선각자 조헌영(趙憲泳)의 『통속한의학원론』 등에서 단서를 얻어 만든 것이다. 옛 의학책에 있는 고혈압, 당뇨병, 중풍 등을 치료하는 수십 가지 처방을 하나하나 만들어 써보았으나 책에 적어놓은 것만큼 효력이 나지 않았고, 그래서 오랫동안 이 의학책을 궁구한 끝에 찾아낸 것이 바로 기효만령단이다. 그는 이 처방을 깊이 연구하고, 약재도 가감해 좀 더 완전한 처방으로 발전시켰다.

"요즘 우황청심환 같은 약이 불티나게 팔리고 있으나 그 약은 설명서에 적힌 것만큼 효과가 나지 않습니다. 우황청심환에 들어가는 우황, 사향, 서각 같은 것은 진품을 구하기가 지극히 어렵고, 또 진품을 썼다 할지라도 신통한 효과를 기대하기 어렵습니다. 우황청심환 같은 것으로 고혈압, 중풍, 당뇨병, 신경통 같은 현대병을 치료할 수 없지요. 기효만령단은 현대의학이 손을 못 쓰는 암, 고혈압, 중풍, 신경통, 당뇨병 같은 난치병을 속 시원하게 고치는 방법이 없나 하고 오랫동안 연구하고 고심한 끝에 찾아낸 것입니다."

기효만령단은 심장순환기계 질병과 갖가지 염증, 피부병을 통치한다. 기효만령단으로 고칠 수 있는 질병은 다음과 같다. 고혈압, 중풍, 관절신경통, 견비통, 요통, 근육통, 골절통, 편정두통, 좌골신경통, 안면신경마비, 수족신경마비, 일체의 담증, 수족냉증, 산후풍, 골수염, 고환염, 말초신경염, 여드름, 치질, 치루, 악성 피부질환, 식욕 부진, 소화불량, 양기 부족 등이다.

다음은 옛 의학책에 씌어 있는 기효만령단의 효능이다.

'옹저(癰疽), 풍한습비(風寒濕痺), 주주담통(走注痰痛), 부골음저(附骨陰疽), 학슬풍(鶴膝風), 구안와사(口眼喎斜), 불수(不遂), 혈기응체(血氣凝滯), 편신주통(遍身走痛), 편타산기(偏墮疝氣), 편정두통(偏正頭痛), 파상풍(破傷風), 아관긴폐(牙關緊閉), 절해풍한(截解風寒)에 무불응효여신(無不應效如神)이라.'

기효만령단은 한 가지 약이 이렇게 다양한 질병에 이렇게 높은 효력을 발휘한 일이 세상에 다시없다고 할 만큼 그 효능과 효용이 뛰어나고, 실제로 고질병이나 죽을병에서 거짓말같이 살아난 사람도 적지 않아서 그 가운데 몇 사람을 들어 적는다.

서울 삼청동에 사는 김문호(65세, 가명) 씨는 갑자기 중풍으로 쓰러져 동서한방병원에 입원해 치료받았으나 혈압도 내리지 않고 병세도 전혀 차도가 없었다. 게다가 여름철에 꼼짝 못 하고 여섯 달쯤 누워 있으니 등창도 생겨 버렸다. 등창이 온몸으로 번져 눕지도 앉지도 못할 지경에 이르렀고, 또 치질까지 몹시 심해졌다. 음식이 소화되지 않아 배 속에 가스가 차며, 설사와 변비도 계속됐다. 항문에 고무관을 박아 변을 받아내는 상태에서 치질 수술을 시도했으나 몸 상태가 몹시 위중해 수술하지 못했다. 이런 상태에서 기효만령단을 먹기 시작했는데, 한 달도 채 지나지 않아 등창과 치질이 깨끗하게 나았고 중풍도 많이 완화되었다. 요즘도 그는 기효만령단을 최고의 보물로 여기며 열심히 복용하고 있다.

정신문화연구원에서 일하는 정보현(가명) 씨 부인 김인숙(62세, 가명) 씨는 취미로 진돗개를 키운다. 개장수와 흥정하다가 갑자기 뇌일혈로 쓰러져 병원으로 급히 옮겼으나 어떻게 손쓸 도리가 없다는 말을 듣고는 기효만령단을 복용하기 시작했다. 약을 먹기 시작하면서부터 굳어진 몸이 차츰 풀리기 시작해 한 달도 안 되어 몸이 완전하게 회복되었다.

그러나 기효만령단의 효력을 가장 많이 본 사람은 양준호 씨 자신이다. 그는 치질로 15년 넘게 고생을 했는데, 내치질, 외치질이 몹시 심해 버스나 기차를 타면 앉지도 서지도 못하는 엉거주춤한 자세로 있어야 했다. 항문 주위에 어린아이 주먹만 한 혹이 붙어 있어 의자나 바닥에 앉을 때 여간 아픈 게 아니었다. 좌약을 비롯해 갖가지 좋다는 약을 다 써보았으나 헛일이었다. 약을 쓰면 며칠 동안 나은 듯하다가 재발하곤 했다. 만성 두통으로도 20년을 시달렸다. 아스피린과 에이비시를 헤아릴 수 없을 만큼 먹었으나 먹을 때뿐이었다. 또 좌골신경통을 15년 동안이나 앓아 아프지 않은 때가 잠시도 없었다. 치질, 두통, 좌골신경통, 이 세 가지 병은 20년 가까이 그를 따라다니며 괴롭힌 고질병이었다. 그런데 기효만령단을 만들면서부터 약효를 실험하기 위해 먹었는데, 이 고질병들이 깨끗하게 나아 8년이 지난 지금도 재발하지 않는 것이다. 자신의 병을 고친 것만으로도 어렵게 약을 만든 보람은 충분했다.

위에 적은 것 말고도 기효만령단으로 고친 질병은 수십 가지고, 고친 사람은 수백 명이 넘는다. 관절에 물이 고이는 난치 관절염, 신경통, 악성 피부염, 심한 여드름, 고질적인 두통, 고혈압, 치질 환자들은 대개 두세 달 안에 다 나았다. 정치·경제계의 이름 있는 사람들 가운데서도 기효만령단으로 효과를 본 사람이 많고, 절간의 스님도 이를 복용하는 이가 적지 않다.

기효만령단은 효력이 빠른 것이 특징이다. 며칠 먹으면 효력이 나타나기 시작해서 3개월쯤이면 대개 낫는다. 간혹 6개월쯤 복용해야 낫는 수도 있으나 오래 먹어도 부작용은 일절 없다. 치료가 몹시 어려운 병인 치질도 3~4개월 먹으면 반드시 완치된다.

"기효만령단은 피를 맑게 하는 것이 주된 효능입니다. 피가 깨끗해지면 갖가지 염증, 피부병, 치질 같은 것이 저절로 낫게 마련이지요."

기효만령단은 한 개 무게가 1돈쯤 되고 크기는 포도알만 한 알약이다. 기효만령단에 들어가는 한약재는 대략 다음과 같다. 백출, 창출, 천마, 초오, 천오, 강활, 방풍, 형개, 전갈, 백하수오, 적하수오, 석곡, 석웅황, 백지, 천산갑, 선모, 홍화, 유향, 몰약, 인삼 등 30가지쯤이다. 이 가운데서 제일 많이 들어가는 것은 창출이고 주된 작용을 하는 것은 천마다. 천오, 초오, 석웅황같이 독성이 있는 약재는 법제해서 쓴다.

기효만령단은 하루에 두 번 먹는다. 아침저녁으로 밥 먹고 나서 30분쯤 뒤에 총백탕(葱白湯, 파의 흰 밑동을 달인 물)으로 복용하는 것이 원칙이나 생수로 복용해도 된다. 꼭꼭 씹어서 먹고 맛은 약간 자극적이다. 먹고 나서 30분쯤 뒤에 입안과 손발, 또는 온몸이 저릿저릿한 느낌이 오는 수가 있는데 이는 호전 반응이므로 걱정할 필요는 없다. 주의할 점은 한 번에 한 알 넘게 먹어서는 안 된다는 것이다. 두 개나 세 개를 한꺼번에 먹어도 죽지는 않지만 온몸이 몹시 저리고 아파서 고생한다. 어린이는 어른의 반쯤 먹고, 임산부는 먹으면 안 된다. 또 약을 먹는 동안 돼지고기, 닭고기, 술을 먹어서도 안 된다. 복용법을 잘 지켜야 약효가 제대로 나고 부작용도 없다.

기효만령단은 값이 그다지 비싸지 않다. 100알들이 한 상자에 10만 원쯤 한다. 이는 50일간 먹을 분량이니 한 달 복용하는 데 6만 원이 드는 셈이다. 수십 가지 질병을 이 한 가지 약으로 빨리, 그리고 쉽게 고칠 수 있으니 돈도 적게 들면서 큰 효력을 볼 수 있는 약이다. 양준호 씨가 기효만령단을 연구·개발하는 데는 어려움이 꽤 많았다. 약효를 실험하느라 한꺼번에 많은 양을 먹어 사경을 헤매기도 했고, 독성이 강한 약재를 제대로 법제하는 데도 애를 많이 먹었다. 기효만령단은 그의 평생 노력이 집중된 결정체다.

🍀 파란 많은 인생 역정과 의술 공부

양준호 씨는 경남 산청군 단성 사람이다. 선친은 머슴살이로 집안을 일으키고, 또 마을 유지가 된 건실한 농사꾼이다. 그러나 그가 학교에 다닐 때는 살림 형편이 넉넉지 않아 고학으로 야간 고등학교에 다녔으나 그것도 어려워 그만두었다. 그 후 야간대학에 입학했으나 또 중도에 학업을 중단했다. 사회활동에 대한 의욕도 남달리 강해서 한국전쟁이 끝난 후 부산에서 근로자합숙소를 빌려 전쟁고아 수백 명을 보살피기도 했다. 그러다가 폐결핵에 걸려 한창 젊은 나이인 스물셋에 6년 동안 시골에서 요양해야 했다.

결핵을 치료하고 나서는 서울로 올라와 건축업에 손댔다가 실패했고, 다시 부산으로 내려가 친구들의 도움으로 겨우 연명했다. 그것이 1970년 무렵이다. 그때 우연히 침구학에 관심을 둔 것이 의술에 눈을 돌리는 계기가 됐다. 어렵게 구한 일본 침구학책을 수십, 수백 번을 읽어 완전히 외워버릴 정도로 침술 공부에 열중했다. 일본으로 건너가 침구사 자격을 얻을까 했으나 형편이 여의치 않아 포기하고, 신성균이라는 한의사가 운영하는 동방한의원에 들어가 일하면서 한의학을 공부했다.

그러는 한편 이름난 한의사를 찾아다니며 희귀한 처방과 약 짓는 법을 배우는 등 20년 가까이 한의학을 공부했다. 또 한의원마다 한두 가지씩 있게 마련인 특효 비방을 한의사나 그 문하생을 통해 알아내고는 실제 임상에 활용해 그 효과를 검증하기도 했다. 민간의학도 나름대로 깊이 연구했고, 한의학책도 숱하게 섭렵했으며, 일본 니시 가쯔조의 자연건강법, 요즘 서양에서 유행하는 갖가지 건강법에 이르기까지 폭넓게 공부했다.

그에게 약 짓는 법을 배운 사람도 여럿이다. 한의사면허는 없지만 면허 있는 한의사보다 몇 곱절 공부했고, 또 실력도 월등하니 자연스럽게 그에게 약 짓는 법을 배우려는 이가 많았다.

그의 의술은 오랜 임상 경험과 노력에서 얻은 것이라서 꿈에 계시를 받았다거나 산에 가서 몇 년 공부해 의술을 깨쳤다는 것과는 다르다. 약을 지을 때는 고전 의학책에 있는 처방을 무시해선 안 된다는 것이 그의 주장이다.

"약은 옛 성현들이 기록한 본방에서 벗어나면 안 된다고 봅니다. 옛 처방을 중심으로 상황에 따라 가감해 조정할 수는 있으나 기본 처방을 무시해서는 안 됩니다. 거기에는 수천 년을 두고 변하지 않는 기본 원리가 들어 있기 때문이지요."

기효만령단 말고도 그에게는 난치병을 치료하는 처방이 여럿 있다. 그중에서 손꼽을 만한 것이 백전풍 치료약과 축농증 치료약, 정력을 도와주는 익수환 등이다. 백납, 또는 백전풍은 살갗에 흰 반점이 생겨 점점 번져나가는 피부병이다. 아프지는 않지만 여간해서는 낫지 않는 고약한 병이다. 치료약으로 미국제와 독일제 신약들이 있으나 완치되는 일은 드물고, 오래 먹으면 간을 해쳐 간암, 간염, 간경화 등에 걸리는 수가 있다.

그의 백전풍 치료약은 '호마산(胡麻散)'이다. 약재는 호마(胡麻, 검은 참깨), 고삼, 형개, 하수오, 위령선, 방풍, 석창포, 우방자(우엉씨), 감국, 만형자(순비기나무 열매), 백질려(남가새 흰 꽃), 감초를 쓴다. 이 약재들을 가루 내 알약으로 만들어서 박하 달인 물로 꾸준히 먹으면 낫는다. 약을 먹는 동안 술과 고기는 절대로 먹지 말아야 한다. 대개 1년에서 3년쯤 꾸준히 먹어야 낫는다.

"백전풍은 아프지는 않지만 정신적인 타격이 몹시 큰 병입니다. 한 가족이 3대를 내려오면서 모두 이 병에 걸린 것을 본 적도 있고, 이 병으로 비관해 자식들을 다 죽이고 자살한 사람도 있습니다. 그만큼 백전풍은 치료가 어렵고 한번 걸리면 사회와 격리되는 아픔을 겪어야 하는 병입니다. 하지만 호마산을 꾸준히 먹으면 반드시 완전하게 낫습니다."

호마산은 간과 위장 기능을 좋게 해서 백전풍이 저절로 낫게 하는 약이다. 백전풍은 피가 탁하면 피부에 균이 번식해서 생기는 병으로 간 기능이 좋아져서 피가 깨끗해지면 낫는다. 갖가지 공해가 심해질수록 환자가 늘어나는데, 현재 서울에만도 환자가 5만 명이 넘는다고 한다. 호마산으로 백전풍을 고친 사람도 많고, 약을 먹다가 중도에 포기한 사람도 많다. 경남 남해에 사는 정태의(75세, 남, 가명) 씨는 5년 넘게 백전풍으로 고생하다가 호마산을 1년 복용해 고쳤다.

축농증 치료약은 『동의보감』을 비롯해 조헌영의 『통속한의학원론』 등에 나와 있는 처방이다. 창이자(도꼬마리씨), 신이화(백목련꽃), 백출을 법제해 가루를 내서 알약을 만들어 복용한다. 대개 한 달쯤 먹으면 낫는다.

이런 약 말고도 양준호 씨가 즐겨 쓰는 독특한 처방은 많다. 탈모증을 치료하는 약도 개발했고, 정력을 강화하는 익수환(益壽丸), 간염, 간암, 간경화 등을 예방·치료하는 생간건비환(生肝建脾丸) 등도 그가 만들어 낸 독특한 치료약이다. 병원에서 암으로 진단받은 환자를 여럿 고친 일이 있을 만큼 그는 약을 잘 짓는 사람으로 소문나 있다.

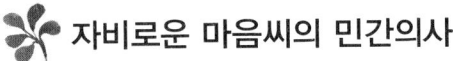 자비로운 마음씨의 민간의사

그는 서울 종로구 관훈동 조계사 건너편에 자비회(慈悲會)라는 작은 사무실을 두고 갖가지 난치병 상담에 응하고 있다. 집은 사당동에 있고 슬하에는 1남 4녀가 있다. 한의사면허가 없는 탓에 간혹 소문을 듣고 찾아오는 환자나 알음알이로 찾아오는 사람을 대할 뿐 드러내 놓고 활동하지는 않는다. 그러나 올바른 인술로 난치병에 시달리는 사람을 한 사람이라도 더 구하려는 사명감은 누구보다도 투철하다.

"요즘 유행병처럼 늘어가는 성인병, 난치병은 국가적인 차원에서 예방·치료책을 마련해야 합니다. 또 그 일에는 마땅히 의사나 한의사같이 의료 자격을 가진 이들이 앞장서서 대책을 세우고 치료방법을 제시해야 합니다. 그런데 자격 있는 한의사들은 별 효력도 없는 보약이나 파는 돈벌이에 바빠 갖가지 난치병 치료를 외면하고 있는 실정입니다. 그러니 법적인 보장을 못 받는 저 같은 사람이 질병으로 신음하는 이에게 조금이라도 도움이 되기 위해 객쩍은 짓인 줄 알면서도 손을 놓지 못하고 있습니다."

그는 기효만령단이야말로 한 가지 약으로 수십 가지 난치병을 고칠 수 있는, 세상에 두 번 다시 나오기 어려운 명약임을 자신한다. 이처럼 훌륭한 처방을 자기만 가지고 있을 것이 아니라 죽기 전에 공개해 세상에 널리 알리는 게 소망이다. 걱정되는 것은 세상이 그의 처방을 무시하고 인정하지 않거나 악용해 돈벌이 도구로 삼는 것이다. 만약에 이 약을 배우고 싶어 하는 순수한 마음의 젊은이가 있다면 가지고 있는 모든 것을 전수해줄 작정이다. 얼마나 많은 훌륭한 비방을 한두 사람만이 지니고 있다가 후세로 이어지지 않고 사장되었는가. 그는 그런 전철을 밟고 싶지 않을 뿐이다.

취암 양준호. 그는 외롭고 가난한 민중의 편에 서서 민초들의 병을 돌봐주는, 자비로운 마음씨를 가진 민간의사다. 황량한 들판에 선 겨울나무처럼 꿋꿋하게 서서 뭇 환자들의 아픔을 치료해 주고 있다. 기효만령단의 기이한 효력이 세상의 아픔을 얼마나 많이 구할 것인가.

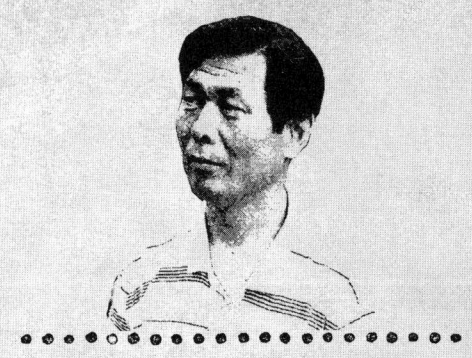

06

간 질환 도사
성기문

"병이란 사람 몸에 있는 자연치유력으로 고치는 것이고 약은 그것을 도와주는 보조 역할을 할 뿐입니다. 병은 결국 환자 자신이 고치는 거지요. 병이 낫기를 원하지 않는 사람을 억지로 고칠 수는 없습니다. 마음자리부터 바꾸어야 병을 고칠 수 있는 겁니다."

해당(亥堂) 성기문(成耆文)은 간병(肝病) 명의다. 스스로 개발한 약으로 간암, 간경화, 간염, 지방간 등 모든 간병을 고치는데, 실수로라도 못 고치는 일은 거의 없다. 사람됨이 겸손해 자신을 내세우는 일이 없고, 지극한 정성으로 환자를 대하며, 가난한 환자에게는 재룟값에도 못 미치는 값으로 약을 주기를 예사로 한다. 그래서 집안이 항시 빈한해 아직 셋방살이 신세를 벗어나지 못하고 있다. 의사면허가 없어 돌팔이임을 자처하고 있으나 그야말로 참의자(醫者)의 표본이라 할 만하다.

성기문 씨는 경남 창녕 사람이다. 아버지는 교육자요, 어머니는 양의사였으며 동생 둘도 양의사다. 일찍이 스무 살 무렵부터 침술에 뜻을 두고 여러 선생을 찾아다니며 침술을 배웠는데, 서울 삼양동에 거주하는 침술 기인 김백초 선생한테 많은 영향을 받았다.

서른 살이 넘어 간약 연구에 몰두하기 시작했고, 수많은 시행착오와 실패를 10년쯤 거듭한 끝에 어떤 간 질환이든지 완치할 수 있는 약을 만들어 냈다. 그 간약은 우황, 사향, 주사(朱砂)를 주약으로 하고 몇 가지 보조 약재를 더한 것으로, 까다로운 법제 과정을 거쳐서 만든다. 원래 집안에서 수백 년간 전해 오던, 기름때에 절고 표지도 찢겨나가 책 이름도 알 수 없는, 한 필사본 의학책에 적혀 있는 처방을 근거로 만든 것인데, 그 처방대로 약을 만들어 써 보니 효력이 완전하지 않아 나름대로 연구를 거듭해 완벽한 처방으로 발전시킨 것이다.

십 년을 간약 연구에 몰두하는 동안 고생도 많이 했고 재산도 많이 축냈다. 우황, 주사, 사향 같은 값비싼 약재로 임상 시험을 하려니 그럴 수밖에 없었을 것이다.

"식구들이 고생을 많이 했지요. 집사람이 벌어서 밥 먹고살았으니까. 아무것도 모르는 사람이 간약 개발할 수 있었던 것은 다 아내 덕분입니다."

그는 이렇게 자신의 노력을 부인 공으로 돌릴 줄 아는 미덕도 지녔다.

🍀 간 질환을 통치하는 간 치료약 만들어

그가 만든 간약은 간암, 간경화, 지방간, 간염 등 모든 간병을 통치한다. 대개 병원에서 가망 없다고 밀려난 간암, 간경화 환자들이 그의 약을 먹고 살아나는 수가 많다. 목숨이 며칠 안 남은 환자가 아니라면 대부분 완치할 수 있다고 주장한다.

"한 달 이상 버틸 목숨이 남아 있는 사람이라면 거의 다 살려낼 수 있다고 봅니다. 제 기억으론 약을 한 달 보름 넘게 먹다가 죽은 사람은 없으니까요. 물론 치료에 실패해 환자가 목숨을 잃은 적도 있습니다. 목숨이 며칠 안 남은 사람은 저도 어쩔 도리가 없지요."

그의 간약으로 환자 한 사람을 치료하는 데는 3~4개월이 걸린다. 약은 500밀리그램짜리 캡슐에 들어 있는데, 한 번에 한 개씩 하루 3~4번 먹는다. 한 달 치 약이 한 주먹만큼도 안 될 정도로 양이 적고, 먹기도 쉽다. 행여 식도가 좁아 500밀리그램짜리 캡슐을 못 삼키는 환자한테는 250밀리그램짜리 캡슐 두 개를 먹게 한다.

그러나 귀하고 값비싼 우황, 사향, 주사, 금 등을 재료로 쓰는 까닭에 약값이 꽤 비싸다. 한 달 치 약값이 150만 원쯤 되니 가난한 서민은 이 약을 먹기가 쉽지 않다. 그러나 천만금이나 드는 현대의학을 총동원해도 고칠 수 없는 병을 거뜬히 고치고, 세상에서 가장 귀한 사람 목숨을 살리는 약 가치를 어찌 돈으로 셈할 수 있겠는가.

그를 찾아오는 환자 대부분은 외롭고 가난한 사람들이다. 이름난 병원과 의사를 찾아다니다가 돈만 없애고 병은 더욱 깊어진, 급기야 병원에서도 내쫓겨 절망에 빠진, 그런 환자들이 지푸라기도 잡는 심정으로 찾아오는 종착역과 같은 곳이다. 그는 그렇게 찾아온 환자들을 성심을 다해 보살펴준다.

"환자로 인연이 닿은 이는 다 내 가족으로 생각합니다. 재룟값에서 한 푼도 안 남기고 약을 줄 때가 많고, 때론 받은 것보다 준 것이 더 많을 때도 있습니다. 그렇게 환자를 고쳐줘도 나중에 고맙다며 술 한 잔 사는 사람 없었습니다만······."

돈깨나 있고 힘 좀 쓰는 환자가 그를 찾는 일은 좀처럼 없다. 그런 사람들은 이름난 종합병원 특실에서 유명한 간박사의 치료를 받으며 누워 있지, 면허도 없고 한의사 간판도 없는 그를 찾아올 리 없는 것이다. 그러나 이름난 간박사를 찾아간 사람은 열이면 아홉이 죽어 나오지만, 그를 찾아간 사람은 열이면 아홉이 살아나오니 간판이 좋다고 실력이 다 좋은 것은 아니지 않은가.

그를 찾아오는 환자 대부분은 진주, 마산, 대전, 충주, 안동 등 지방에 사는 사람들이다. 서울에 사는 환자가 그를 찾아올 때도 있지만 그의 약을 먹는 일은 드물다고 한다. 번듯한 간판도 없고, 초라한 셋방에 살며, 한의사면허도 없는 사람이 약 같아 보이지도 않는 약을 한 주먹 내놓으며 적지 않은 약값을 부르니 다들 우습게 여기며 믿으려 들지 않는다는 것이다.

이처럼 환자들이 멀리 있는 까닭에 환자들이 정기적으로 약을 받으러 오는 것이 아니라 반대로 그가 약을 가지고 환자들 집을 일일이 찾아다니며 보살핀다. 환자가 아무리 먼 곳에 있을지라도 직접 찾아가서 환자를 보는 것이 당연하다고 여긴다. 그러기에 그의 승용차는 새로 산 지 1년 남짓 되었을 뿐인데도 10만 킬로미터를 넘게 달렸다.

그간 그와 인연이 닿아 간암이나 간경화 등 난치 간병을 고친 사람은 1백 명이 넘는다. 10년 전부터 환자를 치료하기 시작했으니 1년에 열 명쯤을 고친 셈이다. 약을 대량으로 만들어 많은 환자를 구료할 수 있었으면 좋으련만, 약재를 구입하기도 어렵고 법제하는 데도 시간이 꽤 걸리므로 한 달에 20~30명이 먹을 분량을 겨우 만든다.

🍀 우황, 사향, 주사가 주된 재료

성기문 씨가 만드는 간약 주재료인 우황, 사향, 주사는 예부터 그 효용이 널리 알려진 약재다. 그러나 이들 약재가 간 질환을 치료하는 데 직접적인 특효가 있다고 밝힌 옛 문헌은 없다. 참고로 우황, 사향, 주사의 약성을 살펴보기로 한다.

우황은 소 쓸개주머니 속에서 생긴 돌, 즉 소 담석이다. 산양이나 영양 쓸개 속에서 생긴 것도 우황으로 쓰고, 요즘은 인조 우황을 많이 쓴다. 우황 맛은 쓰고 성질은 평하며 독이 약간 있다. 경간, 오한이 나면서 열이 나는 것, 고열이 나서 발광하거나 경련이 일어나는 것 등을 치료하고 사기와 귀기를 없앤다. 또 여러 가지 어린이 질병과 간질, 열이 나면서 입을 벌리지 못하는 것, 어른의 전광증 등도 치료하며, 태아도 떨어뜨린다. 오래 먹으면 몸이 거뜬해지고 기억력도 좋아지며 장수한다.

우황이 든 소는 턱과 가죽에 윤이 나고, 눈에는 핏빛이 돌며, 때로는 큰 소리로 울고, 냇가에서는 물에 제 모습을 비춰보기를 좋아한다. 물이 든 동이를 소 앞에 놓고 자극하면 우황을 토해낸다. 이것을 그늘에 100일 동안 말렸다가 쓴다.

중국에서는 인조 우황을 주재로 해서 간암, 유방암, 식도암 등을 치료하고 있는데, 상당한 효과를 보고 있다. 특히 중국 안휘성에서는 인조 우황을 주재로 해서 식도암을 치료하는데, 유효율이 88.7퍼센트라고 한다.

사향은 사향노루 수컷의 사향주머니 속에 들어 있는 분비물을 말린 것이다. 사향은 예로부터 강정, 흥분, 진정제, 기절했을 때 정신이 들게 하는 약으로, 또 불로회춘 약으로 써 왔다.『동의학사전』에 적힌 사향 약효를 옮겨 적는다.

'사향 맛은 맵고 성질은 따뜻하다. 심경, 비경에 주로 작용하고 12경맥에 다 작용한다. 정신을 맑게 하고 혈을 잘 돌게 하며 벌레를 죽이고 독을 풀며 태아를 떨어뜨린다. 약리실험에서 중추신경 흥분, 강심, 염증 소멸, 기관지확장, 발한, 억균, 이뇨 등에 효과가 있는 것으로 밝혀졌다. 중풍, 의식불명, 의식이 흐린 데, 달거리가 없을 때, 난산, 배 아픔, 타박상, 종기 등에 쓴다. 충격으로 인한 졸도, 허탈, 류머티즘성관절염, 신경통, 뇌출혈 후유증에도 쓴다.'

『동의보감』에는 사향에 대해 다음과 같이 적혀 있다.

'막힌 것을 뚫어 정신을 깨어나게 하고, 혈액순환을 활발하게 하며, 경락을 통하게 하고, 맺힌 것을 흩어지게 해 통증을 멎게 하며, 중풍으로 인사불성이 된 사람을 깨어나게 한다.'

사향 역시 암세포의 증식을 막는 효과가 있다. 중국에서는 식도암, 위암, 간암, 결장암, 직장암에 사향을 먹이거나 주사약을 만들어 근육에 주사해 상당한 치료 효과를 거두고 있다. 진짜 사향은 구하기가 몹시 어렵고 인조 사향이나 사향고양이에서 얻은 영묘향, 시베리아에 사는 비버에서 얻은 해리향, 아프리카 사향쥐에서 얻은 사향 등 유사품이 많이 나온다.

주사는 경명주사, 또는 진사라고도 부르는 붉은색 광물질이다. 주성분은 유화수은(HgS)으로 대개 부적을 그릴 때 원료로 쓰는데, 가루 내 수비(水飛)해 쓴다. 수비란 광물성 약재를 몹시 부드러운 가루로 만들기 위해 물에서 가는 것을 말한다. 마른 상태에서는 직경 5마이크로미터 이하의 미세한 가루를 만들 수 없으나 물에서 갈면 직경 0.1마이크로미터까지 만들 수 있다.『동의학사전』에 적힌 주사의 약리 작용은 다음과 같다.

'주사는 맛이 달고 짜며 성질은 차다. 심경, 간경에 작용한다. 정신을 안정시키고 경풍을 멈추며 열을 내리고 독을 푼다. 약리실험에서 진경 작용, 진정 작용이 밝혀졌다. 잘 놀라고 가슴이 두근거리는 데, 불면증, 건망증, 경풍, 경간, 정신병, 열이 심하고 정신이 흐리며 헛소리하는 데, 헌데 등에 쓴다.'

성기문 씨는 위에서 소개한 우황, 사향, 주사를 주재로 약을 만드는데 그 법제법이 까다로워 여간해서는 배우기 어렵다. 약재로도 토우황이나 토사향을 쓰면 약효가 훨씬 뛰어날 것임에는 틀림이 없지만, 토우황, 토사향을 구하기는 거의 불가능하고, 구한다 할지라도 값이 엄청나게 비싸므로 쓸 수가 없다. 할 수 없이 중국에서 수입한 우황, 사향을 쓰는데 약효는 중국에서 수입한 것도 그런대로 괜찮다.

20년 동안 우황, 사향을 만져 본 까닭에 진품과 모조품을 가려내는 데도 능숙하다. 또 우황과 사향은 값이 워낙 비싸기 때문에 그 중 값싼 것을 구해 약을 만드는 편인데, 그래도 약효는 제대로 난다. 요즘은 우황이나 사향을 대신할 수 있는 약재를 찾아내 연구하는 중인데 한 해쯤 후면 성공할 수 있을 것이라 한다. 그렇게 되면 지금 약값의 3분의 1로 간약을 만들 수 있다.

아직은 돈만 있으면 중국산 우황, 사향을 얼마든지 구할 수 있으므로 재료가 없어 약을 못 만드는 일은 없다. 그리고 우황과 사향은 조금 값싼 것을 써도 별문제가 없지만 주사만은 최고급품을 구해서 쓴다. 그러나 품질이 좋은 주사를 구하기가 쉽지 않다.

그는 간암과 간경화를 같은 병으로 보고 같은 약을 쓴다. B형 간염에도 잘 듣는다. 간암, 간경화 환자는 황달이 생기거나 복수가 차기 쉬운데 이런 환자는 황달 치료약이나 복수 빼는 약을 겸해서 먹게 한다.

그의 간약은 병을 치료하는 기간이 3~4개월이다. 대개 보름쯤 먹으면 몸이 좋아지는 것을 스스로 느낄 수 있다. 3~4개월 먹어 간암이나 간경화가 완전히 낫고 나서도 2~3개월은 더 먹어야 재발을 막고 다시 간이 나빠지는 것을 피할 수 있다.

"간암이나 간경화는 병원에서 완전히 다 나았다는 진단이 나와도 2~3개월은 약을 더 먹어야 하는데, 환자들이 그걸 잘 안 해요. 간은 15퍼센트만 살아서 활동해도 모든 의학적 수치가 정상으로 나옵니다. 그래서 15퍼센트만 살아 움직이는 걸 다 나은 것으로 알고 약을 안 먹는데, 그대로 두면 재발해요. 50퍼센트는 살아 움직이게 해줘야 재발이 안 됩니다."

간은 매우 과묵한 장기인 까닭에 어지간히 나빠서는 아무런 증상이 겉으로 나타나지 않는다. 멀쩡해 보이던 사람이 갑자기 병원에 가서 간암, 간경화 진단을 받고 며칠 뒤에 죽어버리는 일도 드물지 않고, 별다른 증세 없이 죽은 사람도 사망 원인을 조사해 보면 간암, 간경화로 죽은 것으로 밝혀질 때가 있다. 간은 태어나면서부터 나빠지기 시작한다고 그는 말한다. 더구나 요즘처럼 공해가 극심하고, 유해 식품이 범람하며, 술과 스트레스와 과중한 업무에 시달리며 살아야 하는 사람들에게는 간이 온전할 리가 없다.

성기문 씨 간약은 그 망가진 간을 고치는 데 최상의 약이 될 법하다. 그런 뜻에서 간암, 간경화, 간염 환자가 아닌 사람이 먹어도 좋을 듯하다. 간 기능을 좋게 해주고 갖가지 간병을 예방해 주는 효과도 있기 때문이다.

성기문 씨는 돈과 명예에 욕심을 두지 않는 사람이라 늘 가난하다. 때로는 차비가 없어 밖에 나가지 못하는 일도 있다. 그리고 그는 자기가 잘나서 간병 명의가 된 것이라며 자만하지도 않는다. 또 '어쩌면 고치기가 제일 어렵다는 간암을 그렇게 잘 고치느냐'는 칭찬에 '내가 뭘 알아서 고치는 것이 아니라 하다 보니 잘 낫더라'는 겸손한 대답만 할 뿐이다.

"병이란 사람 몸에 있는 자연치유력으로 고치는 것이고 약은 그것을 도와주는 보조 역할을 할 뿐입니다. 병은 결국 환자 자신이 고치는 거지요. 병이 낫기를 원하지 않는 사람을 억지로 고칠 수는 없습니다. 마음자리부터 바꾸어야 병을 고칠 수 있는 겁니다."

자신이 돌보는 환자한테 그는 늘 생활 습관이나 환경을 바꿀 것을 권고한다. 병은 그 사람의 생활과 환경에서 발생하는 것이니 그전의 생활과는 인연을 끊고, 그전의 생활과 반대되는 생활을 하면 병도 물러가지 않겠느냐는 것이다. 약으로 병을 고치기 전에 마음부터 고쳐먹어야 한다는 것이 그의 신념이다.

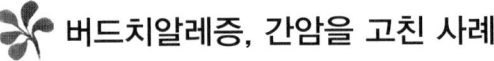 버드치알레증, 간암을 고친 사례

그의 간약을 먹고 간병을 고친 사람을 하나하나 찾아가 확인해 볼 수 없어서 그중 몇 사람을 본인이 직접 만나거나 친척을 통해 확인했다. 그 확인한 바를 적는다.

충청북도 옥천군 청성면 능월리에 사는 김옥선(58세, 여) 씨는 지난 1990년 서울 한양대 부속병원에서 '버드치알레증'이라는 진단을 받았다. 버드치알레증이란 간에서 심장으로 가는 핏줄이 막혀 간에 피가 고이는 병으로, 자주 혼수상태에 빠지곤 하다가 죽어 가는 선천성 질병이다. 1992년 증세가 몹시 악화되자 대전에 있는 을지병원에 입원해서 한 달 동안 치료받았다. 그러나 차도는 전혀 없었고, 병원에서도 치료가 불가능하니 다른 방법을 찾아보라는, 한 양심적인 의사의 절망적인 얘기만 들었을 뿐이었다. 그러나 사람 죽으란 법은 없었던지 이웃에 사는 사람이 성기문 씨 간약을 먹고 간암을 고쳤다는 얘기를 전해 주었다. 김옥선 씨 남편은 바로 서울로 올라가 약을 받아왔다. 입원해 있으면서 열흘쯤 약을 먹으니 효과가 있는 것 같아 퇴원해 계속 복용했다. 사철쑥과 성기문 씨가 따로 처방한 탕약을 같이 먹으니 회복이 더욱 빨라졌다. 7개월 동안 약을 복용한 뒤론 3년이 지난 지금까지 별 탈 없이 건강하다. 다음은 김옥선 씨 말이다.

"집안에서는 다들 기적이라고 해요. 찻숟갈로 죽 두 숟갈도 못 넘기고, 숨도 몹시 차고, 하루에도 몇 번씩 혼수상태에 빠지곤 해서 곧 죽을 것 같은 사람이 살아났으니까요."

대전 보문산공원에서 기념품 가게를 하는 강윤재(57세, 가명) 씨는 간암에서 살아났다. 1992년 대전에 있는 종합병원에서 간암이 몹시 악화되어 수술할 수 없고, 다른 치료법도 없는 상태라는 진단을 받았다. 바짝 말라 뼈와 가죽만 남아 해골과 다름없는 몰골로 퇴원해 죽기만을 기다리다가 성기문 씨 약을 알게 되었다. 주위에서는 이미 장례 치를 준비까지 하고 있었다. 꼼짝도 못 하고 누워 있는 그에게 성기문 씨가 약 한 주먹을 주면서 먹으면 나을 것이라고 하니, '약 같잖은 약이 비싸기만 하지, 그거 먹어서 나을 턱이 있겠느냐'며 먹으려 하지 않았다. 성기문 씨가 '욕을 하려거든 먹고 나아서 하시오.' 하며 먹기를 권하니 그제야 약을 먹었다. 5개월쯤 약을 먹고 나니 몸은 완전히 회복되었고, 지금은 힘든 노동도 예사롭게 할 만큼 건강하다. 병원에 가서 다시 검사해 보니 간에 아무 탈이 없다는 진단이 나왔다.

전북 부안에 사는 김종기(53세, 남) 씨는 그 일대에서 이름이 꽤 알려진 명의며 도인인데, 서울에서 우연히 성기문 씨를 만났다. 맥을 좀 봐 달라기에 성기문 씨가 맥을 짚어보니 간이 다 망가진 상태였다. '간이 다 망가졌소. 귀신 놀음하다 다친 게 아니오?'라고 물으니, '치료할 수 있겠소?'라고 되물었다. 성기문 씨가 다른 곳으로 보내려던 약을 그에게 보여주었더니 한참이나 약에 손을 대고 있다가 '이 약 나를 주시오.'라고 했다. 그 약을 가져간 지 한 달 뒤에 전화로 한 달 치를 더 만들어 달라고 해서 만들어 부쳤다. 그렇게 하기를 세 번인가, 네 번인가를 하고 나서부터는 소식이 없었는데, 6개월쯤 뒤에 찾아와서는 자신의 병이 간암이었는데 당신 약을 먹고 다 나았다며 고맙다고 했다.

이 밖에도 간암, 간경화, 간염을 고친 사람은 많다. 박사학위를 네 개나 가진 유명한 대학병원 간암 전문의가 그의 간약을 먹고 간암을 고친, 웃지 못할 이야기도 있다. 이처럼 성기문 씨 간약으로 간병을 고친 사람도 많지만, 약을 받아 놓고 먹지 않아서 죽은 사람도 여럿 된다. 그까짓 약으로 암이 낫겠느냐며 먹지 않았던 것이다.

청주에 사는 김영모(가명) 씨는 간경화로 죽었는데, 뒤에 그의 딸 셋도 모두 간경화에 걸렸다. 동생 둘은 성기문 씨 간약을 먹고 건강하게 살고 있으나 큰딸만은 서울대병원에서 주는 약이 아니면 안 먹는다며 버티다가 결국 죽었다.

성기문 씨가 만든 간약으로 돈벌이를 하는 얌체 한의사도 있다. 그 일대에서 제법 알려진 한의원을 경영하는 모 한의학박사는 성기문 씨가 만든 간약을 150만 원에 사다가 자기네 한의원에 찾아오는 간암, 간경화 환자한테 300만 원에서 1,000만 원씩 받고 팔고 있다.

간병 말고도 성기문 씨가 어려운 병을 고쳐준 일은 적지 않다. 어느 그룹 부사장이 병원에서 손쓸 수 없는 심장병에 걸려 사경에 이른 것을 약 몇 첩으로 살려낸 적도 있고, 위암 말기로 병원에서 쫓겨난 어느 가난한 아주머니한테 쑥을 삶아 그 국물을 마시고, 또 아픈 부위에는 쑥찜질을 계속하게 해 돈 한 푼 안 들이고 완치시킨 일도 있으며, 침과 약으로 폐암 환자를 고친 일도 있다. 그러나 요즘은 오로지 간암, 간경화 같은 간병만을 고칠 뿐 다른 병에 손 쓸 여유가 없다.

1994년 겨울에 그는 혹독한 시련을 겪었다. 자동차를 몰고 시내에 나왔다가 난데없이 뺑소니로 고발당한 것이다. 아무런 죄 없이 경찰서에 붙들려가서 두 달이나 유치장 신세를 지고, 유치장에서 빠져나오느라 돈도 많이 썼다. 그래서 그의 간약을 먹고 있던 환자 여러 명은 약을 받지 못해 아우성이 일어났다. 그런 불의를 당했으면서도 그는 여전히 세상을 밝고 아름다운 눈으로 보고 있는 듯했다. 그건 아마 타고난 천성이 지극히 순박하기 때문일 것이다.

"나는 내놓을 게 없는 사람이오. 아는 것도 없고, 잘난 것도 없는……. 간약 만든 것도 어쩌다가 인연이 되어 된 거지, 내가 똑똑해서 만든 것은 아니오. 지금 한의대에 들어가려고 시험 치면, 백번을 쳐도 백번 다 떨어질 것이 뻔할 정도로 실력이 없는 사람이니 한의사면허 같은 건 꿈도 못 꾸고 그냥 이렇게 사는 거요. 이것도 내 업이 아니겠소."

그는 이렇게 세속을 초월한 도인처럼, 아니 바보처럼 산다. 어느 때건 진짜 도인, 진짜 명의는 이렇게 아무것도 모르는 등신인 양 숨어 사는 법이다.

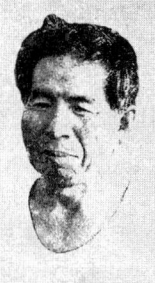

07

천마로 난치병 고치는
유성길

"그때 생각하면 지금도 혼자서 하늘 보고 웃곤 합니다. 세상 천지에 나처럼 미련한 놈이 없구나, 미쳐도 보통 미친놈이 아니구나, 실패만 하고도 그만두지를 못하다니⋯⋯. 천마에 미쳐 과로로 다섯 번이나 쓰러졌고, 딴 농사는 거들떠보지도 않았더니 빚을 수천만 원이나 짊어졌습니다. 그러나 지금은 천마를 제법 많이 생산할 수 있게 되었으니 고생한 만큼 보람을 찾은 셈이지요."

고추와 담배 산지로 이름난 경상북도 영양군은 교통이 불편한 데다가 내륙 깊숙이 자리 잡고 있는 까닭에 '육지 속의 섬'으로 부르는 오지다. 그러나 이런 곳일수록 산천은 깨끗하게 남아 있게 마련이라서 영양군 석보면 한가운데를 흐르는 화매천 삼의 계곡은 설악산 어느 계곡에도 뒤지지 않을 만큼 아름답고 깨끗하기 그지없다.

50리에 이르는 화매천 물줄기를 따라 수십 리를 오르다가 봉의 골이라는 인적 드문 골짜기로 십 리쯤 들어가면, 갑자기 하늘이 탁 트이면서 강원도 대관령이나 지리산 세석평전을 한 부분 옮겨온 듯한 드넓은 산상 평원에 널따란 약초밭이 펼쳐진다. 해발 812미터, 맹동산 꼭대기에 펼쳐진 이 별천지는 예로부터 기사회생의 약초로 알려진 '천마' 인공재배와 약성 연구, 그리고 환자 구료에 일생을 바쳐온 유성길 씨의 한과 집념이 서린 곳이다. 이곳 45만 평에 달하는 평원에 펼쳐진 3만여 평의 약초밭은 한 인간의 집념이 얼마나 위대한 일을 해낼 수 있는가를 보여주는 생생한 증거물이다.

해발 800미터 천마농장

천마(天麻)는 한방에서 매우 귀중하게 여기는 약재다. 두통, 불면증, 우울증 같은 두뇌 질환, 간질, 중풍, 고혈압, 뇌출혈, 손발 저림, 반신불수 등 뇌혈관계 질환, 위궤양, 식중독, 농약 중독, 간경화, 여러 가지 부인병, 디스크 등에 이르기까지 광범위한 질병에 뛰어난 효과를 발휘한다. 특히 정풍초(定風草)라는 이름이 있는 만큼 중풍 치료에 효과가 높은 약으로 유명하다.

그러나 천마는 깊은 산 속 참나무 뿌리에서 나는 버섯 균사에 붙어서 자라는 기생식물인 까닭에 구하기가 어려워 한약재 가운데 가장 값비싼 것 중 하나이다. 우리나라에서는 주로 강원도 춘천, 화천, 홍천, 경기도 가평, 포천 같은 깊은 산 속 참나무 밭에서 많이 자라고 있으나 생산량이 절대 부족해 해마다 30톤쯤을 중국에서 수입하고 있는 실정이다. 그러나 중국산 천마 약효는 우리나라에서 난 것 10분의 1에도 못 미친다.

오래전부터 적지 않은 사람들이 천마 인공재배에 관심을 두고 연구해 왔다. 몇몇 사람이 주목할 만한 성과를 얻기는 했으나 만족할 만큼 인공재배에 성공한 사람은 없었다. 유성길 씨는 30년 가까운 세월을 피눈물 나는 노력 끝에 인공재배에 성공했고, 또 천마에 감추어진 놀라운 약효를 밝혀낸 사람이다. 그는 자신이 키운 천마를 갖가지 질병 치료에 활용해 중풍, 뇌일혈, 간질, 디스크, 당뇨병, 백혈병, 관절염, 식중독, 위장병, 간경화 등 난치병 환자 수천 명을 고쳤다. 그의 주장을 따르면 천마는 산삼을 능가하는, 만병통치 약초이다.

충청남도 청양군 남양면이 고향인 유성길 씨가 이곳 맹동산으로 들어온 것은 1969년이다. 한국전쟁과 광산사업 실패로 말미암은 후유증으로 몸이 바싹 야위고, 정신마저 가물가물하고, 눈도 잘 안 보이고, 귀도 잘 안 들리는 등 거의 폐인이 된 몸을 치료하기 위해서였다. 한국전쟁 때 고성지구 전투에 참가해 죽을 고비를 수없이 넘겼고, 사람 시체를 뜯어 먹으면서까지 살아남으려고 했던 처절한 경험은 그의 육신과 정신을 철저하게 파괴했다. 늘 갖가지 악몽과 환상에 시달렸고, 몸을 제대로 가누지 못할 만큼 허약했다. 육군병원에서 오랫동안 치료를 받았지만 별 효과가 없었고, 병원에서 퇴원해 사회생활에 뛰어들었으나 병든 몸으로는 아무것도 할 수 없었다.

"몸이 아파 영 죽게 되었는데, 어떤 사람이 뱀을 수천 마리 먹어라, 그러면 회복한다고 해요. 그래서 닥치는 대로 뱀을 구해서 하루에 스무 마리씩 6개월을 먹었더니 몸이 좀 좋아지더군요. 그때 뱀이 많은 데를 찾아온 것이 여기 맹동산입니다. 그때 이 산에는 팔뚝만 한 살무사들이 바글바글했습니다."

날마다 뱀을 수십 마리씩 잡아먹으며 몇 달을 지내고 나니 웬만큼 건강이 회복됐다. 건강을 회복하자 약초도 캐고 땅꾼 노릇도 하면서 이곳에 정착하기로 했다. 그러나 궁벽한 산골에서 가족을 거느리고 입에 풀칠하기란 여간 어려운 게 아니었다. 열심히 일했지만 늘 배를 곯았다.

"요 아래쪽에 화전민 마을이 있었어요. 거기서 움막집을 하나 얻어 살면서 개간을 시작했습니다. 아름드리나무를 베어내고 강냉이, 감자 같은 거 심었는데 고생이 많았지요."

열두 살짜리 딸을 데리고 열심히 땅을 개간하던 어느 날, 갑자기 딸아이가 밭에서 쓰러지더니 일어나지를 못했다. 영양실조였다. 며칠 뒤에는 아내마저 영양실조로 쓰러졌다. 궁벽한 산골에 들어와 살면서 가족이 다 굶어 죽을 지경에 이르고 보니 눈앞이 아득했다. 세상이 싫어졌고 죽고 싶은 마음뿐이었다. 머리를 싸매고 며칠을 고민해도 굶주림을 해결할 방법이 없었다. 풀뿌리 죽으로 목숨을 이어오다가 마침내 굶어 죽게 된 현실이 몹시도 비참했다.

굶주림과 고민으로 수척해진 몸을 이끌고 절망에 빠져 '죽어야 할 것인가, 살아야 할 것인가'를 되뇌며 산을 방황하던 어느 날, 놀라운 일이 일어났다.

"괭이를 손에 들고 걸음 가는 데로 비칠비칠 가다 보니 멀리 동해에 배들이 떠 있는 것이 보이더군요. 그 자리에 주저앉아 담배를 열아홉 개비나 피웠어. 한 대 피우면서 고민하고, 또 한 대 피우면서 고민하고······. 그렇게 열아홉 개를 피운 거지. 그래도 살 길이 안 보여. 그러다가 언뜻 고개를 들어 보니 한 십오 미터 앞에 있는 칡넝쿨 속에 천마 싹이 나 있는 것이 보여요. 내가 헛것을 봤나 싶어 자세히 살펴보니 천마가 틀림없는데, 마치 시루 속 콩나물처럼 소복하더라고. 아, 이게 꿈인지 생신지 믿기질 않아요. 괭이로 찍어서 파보니까 천마 뿌리 한 개가 팔뚝만 해. 내가 아무래도 미쳐서 헛것이 보이는구나 싶어서 팔을 꼬집어보니 진짜로 아파요. 야,

이게 꿈이 아니구나, 정말이다, 진짜다, 이제 살았다, 이런 생각을 하니까 굶어서 걸음도 제대로 못 걷던 몸에서 바위라도 들어 올릴 힘이 나더군요."

그는 뛸 듯이 기뻐하며 집으로 달려가 쓰러져 누워 있는 딸아이를 일으켜 앞세우고, 쌀 포대 다섯 개를 챙겨서는 산에 올라가 천마를 캐냈다. 팔뚝만 한 천마가 다섯 포대 넘게 나왔다.

"가마니 한 장쯤 되는 범위에서 땅을 한 길이나 파냈는데 천마가 계속 나왔어요. 굵은 것만도 두 가마니를 넘었습니다. 너무 기뻐서 캐낼 때는 힘든 줄을 몰랐지만 다 캐서 집에 가져다 놓고는 쓰러져 누웠지요."

천마는 참나무 썩은 곳에서만 기생하는 식물인 까닭에 몹시 귀하고 값도 비쌌다. 그러나 어쩌다가 야생 천마밭을 하나 발견하면 한꺼번에 수백 근을 캐내는 수가 있다. 그 무렵에는 산삼을 발견하는 것보다 천마밭을 하나 찾는 것이 더 큰 횡재였다.

"천마를 서울로 팔러 갔는데, 사려는 사람이 없어요. 천마 한 개가 팔뚝만 하니까 다들 이런 천마가 어디 있느냐, 이건 천마가 아니다, 천마가 이렇게 클 수 없다, 라고 해서 한참이나 실랑이를 했지요. 장사꾼들은 한 개에 1킬로그램이 넘는 천마를 본 적이 없으니까 믿을 수 없다는 거예요. 천마 싹을 가지고 가서 이것이 천마 싹이 틀림없지 않으냐고 증명해서 팔았는데, 한 근에 10만 원씩을 받았습니다. 그때가 1969년으로 서울에서 집 한 채에 100만 원쯤 할 때니까 엄청나게 큰돈이었지요. 그때 약초 캐는 사람들이 하는 말에 '천마가 한 차면 돈도 한 차'라는 말이 있었는데 천우신조로 그런 행운이 굴러들어온 거지요."

천마밭을 발견해 단번에 목돈을 거머쥔 그는 그 돈으로 집을 한 채 짓고 산을 개간해 밭을 넓혔다. 그리고 천마에서 얻은 수입을 다시 천마에 투자하기로 결심했다. 천마를 인공으로 재배해 보기로 마음먹은 것이다. 그러나 그것은 무모하고도 어리석은 짓이었다. 천마는 참나무 삭은 데서 영양을 얻어 자라는 기생식물인 동시에 몇 가지 버섯 균과 공생하는 식물이다. 참나무에서 영양을 공급해 주는 균사와 그 균사를 자라게 하는 버섯 균이 없으면 번식이 안 된다.

그는 거의 불가능으로 여겨지는 천마 인공재배에 도전해 갖가지 방법으로 재배를 시도했다. 그 수백 번 반복된 실패와 좌절과 한숨과 눈물을 어찌 말로 다 표현할 수 있겠는가.

"처음에는 참나무 등치를 베어서 땅에다 묻고 천마 뿌리를 그 옆에 심는 방법으로 재배를 시도했지요. 가물면 풀을 베어다 그 위에 덮어주고. 그랬더니 장마철에 습기가 차니까 몽땅 썩어버려 절단이 났어요. 참나무 그루터기 옆에다 천마를 심어도 보고, 골을 타고 묻어 보기도 하고, 별별 방법을 다 써 봐도 실패뿐이었습니다. 이래도 실패, 저래도 실패, 미친년 널뛰듯 설쳐 봐도 도무지 되지를 않아요. 참나무를 넉 자 길이로 잘라 줄을 맞추어 심고는 틀림없이 잘됐을 거다, 하고 캐보면 다른 탈이 생겨서 다 죽어 버리고, 또 이번에는 보나 마나 실패다, 하고 캐보면 그중에 안 썩고 살아 있는 놈이 있어. 자신 있게 해놓은 건 썩어 없어지고, 실패했구나 하고 들여다보면 혹 제대로 된 게 있고. 이거 암만 연구해 봐도 모르겠더라고요."

해마다 꼭 성공할 것이라는 확신으로 지극한 정성을 기울여 가꿔도 가을에 땅을 파보면 기대와는 반대로 천마는 흔적도 없이 썩어버리곤 하기를 20년. 그토록 오랜 세월을 해도 안 되는 일을 반복하다 보니 죽을 때까지라도 해서 꼭 성공하고야 말겠다는 집념과 오기가 생겼다.

천마 인공재배에 성공

그는 야생 천마 생태를 연구하면 그 재배법을 찾아낼 수 있을 거란 생각으로 야생 천마가 나는 데를 찾아 전국 산천을 이 잡듯이 뒤지며 다녔다. 천마에 미친 그의 집념은 무서웠다. 전국에 있는 산은 안 가본 데가 없다시피 다니며 천마 자생지를 찾아내서는 그곳의 토양, 습도, 온도, 공생식물과 관계 등을 관찰하고 연구했다. 그러는 중에 간첩으로 몰리는 수난도 겪었고 배가 고파 쓰러져 산중 귀신이 될 뻔한 적도 한두 번이 아니었다.

그러나 연구하고 노력하는 사람한테는 불가능한 일이 없는 법이다. 여러 해를 산에 미쳐 돌아다닌 끝에, 마침내 천마 재배에 단서가 될 만한 것을 찾아냈다.

"영덕 칠보산에서였어요. 겨울철 낙엽이 수북하게 쌓인 곳에서 말라죽은 천마 싹을 발견했습니다. 얼어붙은 땅을 간신히 괭이로 파서 천마를 몇 개 캐보니 얼어서 뚝뚝 부러지더군요. 이듬해 그 자리에 가보니 날씨가 얼마나 가물었던지 흙에 물기라곤 없고 먼지만 풀썩풀썩 나요. 그런데도 천마는 죽지를 않았어. 그때 깨달은 거요. 천마는 물 흐르는 곳에서도 살고, 건조한 땅에서도 살고, 춥거나 덥거나 상관없어. 그런데 건드리기만 하면 썩어 없어져요. 한 무더기 있는 것 중에서 한 개라도 손을 대면 전부 썩어버리는 거라. 참나무가 다 썩을 때까지 번식해야 되는데 왜 그게 안 되나, 내가 왜 20년을 고생만 했던가, 하는 원인을 그때 알아낸 거요. 천마를 건드리지 않고 재배하는 방법만 찾아낸다면 틀림없이 성공할 거라는 확신이 생겼습니다."

어떻게 손을 대지 않고 천마를 재배할 것인가 하고 고민하던 끝에 나일론 실로 짠 양파 자루로 나무를 싸서 재배해 보았다. 그러나 이 방법은 별로 효과가 없어서 다음번에는 인천연안부두에 가서 고기 잡는 어망을 사다가 실험했다. 이 방법은 제법 효과가 있었다. 그러나 천마가 어망 틈에 끼어서 잘 자라지 못하거나 철사로 된 어망에 녹이 슬어 쉬 삭아버리는 단점이 있었다. 특별히 주문해서 만든, 썩지 않도록 코팅한 철망을 써보니 그것이 제일 나았다. 완전하지는 않지만 원하는 만큼 천마를 인공으로 생산할 수 있게 된 것이다.

"그때 생각하면 지금도 혼자서 하늘 보고 웃곤 합니다. 세상천지에 나처럼 미련한 놈이 없구나, 미쳐도 보통 미친놈이 아니구나, 실패만 하고도 그만두지를 못하다니……. 천마에 미쳐 과로로 다섯 번이나 쓰러졌고, 딴 농사는 거들떠보지도 않았더니 빚을 수천만 원이나 짊어졌습니다. 그러나 지금은 천마를 제법 많이 생산할 수 있게 되었으니 고생한 만큼 보람을 찾은 셈이지요."

그가 개발한 천마 재배법은 참나무를 두 자쯤 길이로 잘라 종균을 접종하고는 쇠 그물로 싸서 땅속 20센티미터 깊이로 묻는 방법이다. 이 재배법으로 밭 5천 평에 천마를 재배했는데 1평에서 평균 30근, 많이는 수백 근까지 생산할 수 있었다. 그러나 만약에 잘못되면 모두 썩어버려서 씨앗도 건지지 못한다.

산삼보다 나은 천마의 위대한 약효

천마 인공재배에 성공한 것보다 더 큰 유성길 씨 업적은 천마의 놀라운 약성을 규명해 그 효능을 밝힌 것과 자신이 생산한 천마로 현대의학이 포기한 갖가지 난치병자 수백, 수천 명을 고친 일이다. 그는 천마로 중풍, 뇌일혈, 간질, 당뇨병, 간경화, 디스크, 하반신 마비, 피부암, 백혈병, 심장병, 신장병, 관절염, 위장병, 산후병, 농약 중독, 반신불수, 좌골신경통 등 수십 가지 질병을 고쳤다. 한마디로 천마는 만병통치약이라고 할 만큼 효력이 뛰어났던 것이다.

천마 재배법을 연구하느라 미쳐 돌아다니면서 몸을 제대로 돌보지 않은 탓인지 그에게 병이 찾아왔다. 40살 무렵이었다. 음식을 먹기만 하면 속이 몹시 쓰리고 아프며 아랫배가 늘 차갑더니 어느 날 갑자기 안면신경이 마비되어 버렸다. 얼굴 반쪽이 마비되어 한쪽 눈을 감을 수고 뜰 수도 없고, 눈물도 줄줄 흘렸고, 음식을 제대로 먹을 수 없을 뿐만 아니라 말도 제대로 할 수 없었다. 병원이며 한약방을 다니며 약도 먹고 치료를 받아 보았으나 낫지 않았다. 이대로 병을 지니고 사느니보다는 쥐약이라도 먹고 죽고 싶은 심정이었다. 그때 효과를 본 것이 천마였다.

"멧돼지도 상처가 나면 낙엽송 진을 긁어 상처에다 바르거나 약초를 캐 먹으며 제 병을 고칠 줄 알아요. 짐승도 제 약을 아는데 하물며 사람이 그걸 몰라 죽게 된 걸 생각하니 참 한심하더군요. 그때 마침 집에 있는 천마가 생각났습니다. 저게 그렇게 비싼 것은 그만한 약효가 있기 때문일 거다, 이거나 한번 먹어보자, 하고는 천마를 열심히 먹었습니다. 또 좋다는 풀뿌리, 나무뿌리 죄다 파다가 감주도 만들고 술도 담아 열심히 먹었습니다. 이것저것 열심히 먹다 보니 뭘 먹고 나았는지 모르지만 병이 다 나았습니다. 무엇이 효과가 있었는지를 조목조목 따져보니 결론은 천마로 효력을 본 게 틀림없다는 생각이 들었습니다. 그때부터 천마 약성을 연구하기 시작했습니다."

천마로 안면신경마비와 위장병, 하복부 냉증 등 자신의 병을 고치자 그는 천마로 술을 담가 주변 사람들한테 먹여 그 맛을 알아보게 했다. 생천마와 말린 천마를 함께 먹어보게 해 그 맛을 견주어도 보았다. 그랬더니 먹는 사람마다 맛이 다 달랐다. 천마 맛을 어떤 이는 쓰다고 했고, 다른 이는 달다고 했으며, 또 다른 이는 맵고 아리다고 했고, 짜다고 하는 사람도 있었다. 대개 음식은 한두 가지 맛밖에 없는데 천마는 수십 명이 맛을 다 달리 얘기했다.

한방에서는 음식 맛을 인체 각 장기와 밀접한 관련이 있는 것으로 본다. 이를테면 쓴맛은 심장과 관련이 있고, 매운맛은 폐와 연관이 있으며, 단맛은 위장과 관계가 있고, 신맛은 간에 속하고, 짠맛과 싱거운 맛은 신장과 연관 있다는 것이다. 이런 까닭에 한방의학에서 심장에 병이 있을 때는 쓴맛이 나는 것을 많이 먹고, 간장이 좋지 않을 때는 신 것을 많이 먹으며, 신장에 탈이 났을 때는 짠 것을 먹지 못하게 하는 등을 처방한다. 그런데 천마는 달고 쓰고 짜고 맵고 시고, 이 다섯 가지 맛을 다 지니고 있을 뿐만 아니라 그 외에 비린 맛, 구린 맛, 역한 맛, 아린 맛 따위 등 온갖 맛을 다 지니고 있으니 신체 모든 부위에 효과가 있는 것으로 볼 수 있다.

그는 천마 '맛'을 규명하기 위해 천마를 한 보따리 짊어지고 서울로 올라와 탑골공원이나 학교 앞 등 사람이 많이 모이는 곳에 떠돌이 약장수처럼 펴놓았다. 그리고는 지나가는 사람에게 천마를 공짜로 주면서 먹어보고 그 맛을 얘기해 달라고 부탁했다. 목욕탕, 다방 같은 곳에도 일일이 찾아다니며 만나는 사람마다 애써 천마를 먹이고는 맛이 어떠냐고 물었다.

"사람마다 맛을 다 다르게 얘기해요. 달다는 사람, 쓰다는 사람, 아리다는 사람, 노릿하다는 사람, 비리다는 사람, 구리다는 사람, 짜다는 사람, 아무 맛도 없다는 사람, 구수하다는 사람, 몹시 역하다는 사람, 지린내가 난다는 사람, 한약 맛이 난다는 사람, 여러 가지 맛이 섞여 맛을 모르겠다는 사람 등 별별 사람이 다 있어요. 대개 약초는 한두 가지 맛을 지니고 있을 뿐인데 천마는 이렇게 다양한 맛을 지니고 있으니 약효도 다양하고 뛰어날 수밖에 없지요."

천마 약성에 대해서는 옛 의학책에 웬만큼 밝혀져 있다. 그러나 천마 맛이 맵거나 달다고 했을 뿐이고 그 이용법이나 다양한 약성에 대해서는 자세한 설명이 없다. 아마 천마가 극히 희귀한 식물이기 때문에 옛사람들은 다양한 임상 시험을 못했기 때문인지도 모른다. 그는 오랜 연구와 임상 시험으로 천마 약성을 낱낱이 알아내는 한편, 옛 문헌에 나오는 이용법이나 수제법이 잘못된 것도 적지 않다는 것을 밝혀냈다. 문헌에 적힌 대로 천마를 쪄서 말려 약으로 쓰는 것보다는 생즙을 내거나 술로 담가서 쓰는 것이 약효가 훨씬 높고 효과도 빠르다는 것이 그가 알아낸 중요한 사실이다. 한의학에서 수천 년 동안 천마를 약으로 써왔지만 제대로 쓰는 방법을 모르고 써왔다고 그는 주장한다.

"생천마를 먹으면 누구라도 명현 현상이 옵니다. 취해서 일어나지를 못해요. 보통 2~3시간쯤 자는데, 사람에 따라서는 24시간 동안 자는 사람도 있어요. 그래서 병원으로 싣고 가는 소동이 일어난 적도 있습니다. 코에 손을 대보면 숨은 쉬는데 꼬집고 때려도 몇 시간이나 일어나지를 않아요. 쪄서 말린 것과 생천마는 약성이 달라요. 쪄서 말린 것은 설사를 고치는 약이 되고 생것은 변비를 고치는 약이 됩니다. 같은 천마라도 먹는 방법에 따라 약성이 이렇게 정반대로 나타나는 겁니다."

참고로 옛 의학책에 실린 천마 약성을 알아본다.

먼저 『향약집성방』이다. '맛은 맵고 성질은 평하다. 독이 없다. 풍·습으로 생긴 여러 가지 비증, 팔다리가 오그라드는 것, 어린이 풍간, 잘 놀라는 것 등을 치료하고 허리와 무릎을 잘 쓰게 하며 근력을 높여준다. 오래 먹으면 기운이 나고 몸도 거뜬해지고 오래 산다. 산에서 자라며 음력 5월에 뿌리를 캐 햇볕에 말린다.'

다음은 『본초강목』이다. '천마를 일명 적전지 또는 정풍초라고도 한다. 맛은 달고 성질은 평하다. 냉증이나 여러 가지 마비증, 팔다리를 쓰지 못하는 것, 말을 많이 하면서 정신이 흐릿한 것, 잘 놀

라고 정신이 흐릿한 것 등을 치료한다.'

다음은 『약성론』이다. '천마는 성질이 차다. 열독과 옹종에 줄기와 잎을 찧어 붙이고, 또 씨로 밥을 지어 먹으면 열기가 없어진다. 못가에서 자라며 마편초와 닮았고 마디마디에 자줏빛 꽃이 피며 들맨드라미 같은 씨가 생긴다.'

그다음은 『진장기』에 나오는 내용이다. '맛은 달고 성질은 따뜻하다. 양기를 돕고 오로칠상을 보하며 귀주, 고독을 없앤다. 또 혈맥과 관규를 잘 통하게 한다. 먹을 때 금할 것은 없다.'

그다음은 『일화자』이다. '봄에 싹이 돋는데 갓 돋은 것은 함박꽃 싹과 같고 줄기는 한 대로 곧추 올라가 2~3자나 자라 마치 화살대와 비슷하며 속은 비어 있고 붉은빛이 난다. 그 때문에 적전이라고 부른다. 줄기 속은 비었고 잎은 약간 뾰족하며 작은 잎 절반 이상이 줄기에 붙어 있다. 가는 줄기 끝에 이삭 모양인 꽃이 피고 콩알 같은 씨가 생긴다. 씨는 여름에도 떨어지지 않고 있다가 줄기 속으로 내려가 땅에 떨어진다. 뿌리 모양은 참외와 비슷하고 10~20개가 잇따라 달리며 큰 것은 무게가 200~400그램이나 된다. 껍질은 희고 누런빛이 나서 백룡피라 하고 뿌리 살을 천마라 한다. 음력 2~3월과 5~8월에 채취해 껍질을 긁어버리고 끓는 물에 약간 삶아 햇볕에 말려서 쓴다. 고산이나 형산 지방 사람은 흔히 생것을 꿀과 같이 달여서 과자로 만들어 먹는데, 그 맛이 매우 좋다.'

다음은 『뇌공』이다. '쓸 때는 어풍초와 잘 가려서 써야 한다. 이것은 천마와 비슷하나 잎과 줄기가 다르다……. 이 두 가지를 함께 쓰면 창자가 물릴 수가 있다.'

다음은 북한에서 펴낸 『동의학사전』에서 천마 약성을 설명한 부분이다.

'난과에 딸린 여러해살이 기생식물인 천마, 곧 수자해좆 뿌리줄기를 말린 것이다. 우리나라 북부 높은 지대를 뺀 나머지 산 각지에서 자란다. 봄이나 가을에 뿌리줄기를 캐 물에 씻어 껍질을 벗겨버린 다음 증기에 쪄서 햇볕이나 건조실에서 말린다. 맛은 맵고 성질은 평하다. 간경에 작용한다. 경련을 멈추고 간양을 내리며 풍습을 없앤다. 약리실험에서 진경 작용, 진정 작용, 진통 작용이 밝혀졌다. 머리가 어지럽고 아픈 데, 경풍, 전간, 중풍으로 말을 못하는 데, 비증, 팔다리가 오므라드는 데 등에 쓴다. 신경쇠약증에도 쓴다. 하루 6~9그램을 달임 약, 가루약, 알약 형태로 먹는다.'

그러나 유성길 씨가 오랜 연구와 실험 끝에 밝혀낸 천마 약성은 이보다 훨씬 높고 다양하다. 천마는 지금까지 밝혀진 약성 외에 청혈(淸血), 해독(解毒), 소염(消炎) 효과가 뛰어나 사람 체질에 따라 적당히 쓰기만 하면 현대의학에서 난치병으로 꼽는 암, 당뇨병, 중풍을 비롯해 인체 모든 질병에 두루두루 뛰어난 효과를 발휘한다. 유성길 씨가 밝혀낸 천마 약성을 요약해서 정리하면 다음과 같다.

'천마는 양이면서도 음에 속한 약초다. 자연 퇴비나 나뭇잎이 썩어서 생긴 진균(眞菌)을 좋아하고 화학비료와 동물이나 사람이 건드리는 것을 싫어한다. 천마는 달고 쓰고 짜고 맵고 시고, 그 외에도 담담하고 구수하고 아리고 노리고 비리고 지리고 요욕한 맛 등 갖가지 맛을 지니고 있다. 피를 맑게 하고, 어혈을 없애며, 담과 습을 제거하고, 풍을 치료하며, 염증을 삭이고, 진액을 늘리며, 피를 멎게 하고, 설사를 멈추며, 독을 풀어주고, 갖가지 약성을 중화하고 완화하며, 아픔을 멎게 하는 등의 작용을 한다. 천마는 다음과 같은 질병에 효과가 있다. 고혈압, 저혈압, 중풍, 반신불수, 언어불수, 뇌일혈, 타박상, 백혈병, 혈우병, 어지럽고 머리가 아플 때, 차멀미와 뱃멀미, 혈액순환이 잘 안 되는 것, 크게 놀란 병, 하반신마비, 좌섬통(挫閃痛, 목덜미와 잔등이 당기고 뻣뻣한 병), 지방간, 간염, 어깨가 몹시 차가운 병, 팔다리에 열이 날 때, 사지가 뒤트리는 병, 심장병, 신장병, 산후병, 어린이 간질, 감기몸살, 관절통, 좌골신경통, 삔데, 위장병, 장출혈, 어혈, 분돈(奔豚, 배 속에 딱딱한 덩어리가 뭉친 것), 음부소양증, 피오줌, 끓는 물이나 불에 덴 곳, 쇳독, 종양, 동상, 다형성홍반(多形性紅斑), 마른버짐, 변비, 설사, 곽란, 후두염, 산통, 오로칠상(五勞七傷) 등이다. 이외에 근골을 강하게 하고 장기를 튼튼하게 하며 오래 먹으면 기운을 돋우고 체력을 향상시키는 등 효력을 말로 다 할 수 없다.'

이쯤 되면 천마를 가히 새로운 만병통치약이라고 할 만하다. 한 가지 약초가 이처럼 많은 질병에 효과를 내는 일이 지구에 또 있겠는가. 산삼이라 할지라도 이처럼 많은 질병에 효과를 발휘할 수 없으리다.

🍀 뇌출혈, 당뇨병, 간경화를 고친 일화

유성길 씨가 수많은 사람을 상대로 임상 시험한 바에 따르면, 먼저 천마는 고혈압, 저혈압, 뇌출혈, 뇌일혈, 우울증, 불면증, 두통 등 뇌혈관계통 질병에 특효가 있다. 실제로 교통사고로 뇌를 몹시 다쳐 병원에서 이미 죽은 것으로 의사가 진단한 사람에게 천마 생즙을 떠먹여 되살려낸, 거짓말 같은 일화가 여럿 있다.

"고등학교 1학년짜리 여자아이가 교통사고로 뇌를 다쳤는데, 중태라. 병원에서는 이미 죽은 사람과 마찬가지라는 진단이 났어. 손발이 싸늘하게 식기 시작하고……. 그 아이 아버지가 큰 기업체 간부인데 천마가 뇌출혈에 특효가 있다는 소문을 듣고 서울에서 영양 석보면까지 택시를 타고 와서는, 또 산길로 20리를 걸어서 찾아왔어요. 병원에서 이미 죽은 거나 마찬가지니까 이제 포기하라는 것을 혹시나 하는 실낱같은 희망으로 찾아온 거지. 황급히 병원으로 가서 애를 보니 손발 맥은 거의 끊겼으나 가슴에 온기는 조금 남아 있어. 천마를 강판에 갈아 이미 시체나 다름없는 아이 입을 강제로 벌리고는 흘려 넣었어요. 의사가 못 들어오도록 문 걸어 놓고. 그런데 천마즙이 목으로 넘어가지를 않아요. 수저를 깊숙이 밀어 넣으니 어쩌다가 간신히 넘어갈 뿐이라. 그렇게 20분쯤을 떠먹이니 애가 침을 한 번 꼴깍 삼켜요. 그러면서 차츰 입술에 혈기가 돌아오더니 세 시간 만에 깨어났어요. 이튿날 아침에 보니 환자가 일어나 앉았어. 다 죽었던 애가 살아나니까 병원에서는 기적이 일어났다며 난리가 났어요. 천마 효과가 이렇게 신비해요. 그 아이 때문에 영양에서 서울까지 다섯 번이나 갔다 왔어요. 여기서 서울 한 번 오가는 데 3일은 걸려요. 그 애는 그 뒤로 아무 후유증 없이 말짱하게 나아서 대학 졸업하고 학교 선생 노릇을 하고 있어요. 뇌출혈로 뇌혈관이 터져 현대의학으로는 회생이 불가능한 환자도 천마 생즙으로 살려낼 수 있습니다. 손발이 싸늘하게 식었어도 심장만 살아 있다면 두세 시간이면 깨어나요. 아무 후유증 없이 끊어진 신경과 미세 혈관을 이어주는 것에는 천마만 한 게 없어요."

뇌출혈에 대한 천마 약효가 불가사의란 말밖에는 달리 설명할 방법이 없다. 뇌가 터져서 형체를 알아보기 어려운 상태가 아니라면 천마 생즙으로 완치가 가능하다니. 뇌출혈로 수술해서 정신이상이 되었거나 간질이 생긴 사람, 척추 수술로 몸이 마비된 사람도 모두 살려낼 수 있다. 천마가 목구멍으로 넘어가기만 하면 살아난다는 것이다.

"교통사고로 죽거나 다치는 사람이 하루에도 수십 명이라. 그때 손을 못 쓰고 죽어 가는 사람은 천마 생즙으로 살려낼 수 있습니다. 피가 철철 쏟아지는 사람도 천마 생즙 한 숟가락을 먹이면 즉시 지혈이 돼요. 죽은피가 바로 살아나고 사고로 인한 뇌출혈은 모두 후유증 없이 고칠 수 있습니다."

천마는 고혈압이나 저혈압에도 효과가 빠르다. 생즙을 먹으면 즉시 혈압이 내리고 오래 먹으면 고혈압이건 저혈압이건 정상으로 돌아온다. 두통에는 천마술 한 잔만 마시면 즉시 머리가 맑아진다. 변비도 천마 생즙을 먹으면 하루 만에 소통이 된다. 이처럼 치료 효과가 눈부시게 빠른 것이 천마 특징이다.

"혈우병 환자한테 천마를 써봤는데 잘 나아요. 혈우병은 상처가 나면 피가 멈추지 않아 피를 많이 흘려서 죽는 병인데, 혈우병 환자가 상처 났을 때 천마술을 바르면 바로 지혈이 돼요. 천마 생즙을 오래 먹으면 체질이 바뀌어 근본적으로 치료됩니다."

그는 당뇨병 환자도 여럿 고쳤다. 당뇨병에도 역시 천마 생즙을 먹는다.

"당뇨병을 수십 년 앓아 혈당이 400, 500씩 올라가는 사람, 손발이 썩어 가는 환자, 합병증으로 고생하는 사람도 2~3개월이면 치료가 돼요. 천마를 한 60~70근은 먹어야 됩니다. 항생제를 많이 먹은 사람은 부작용이 오는 수가 있어요. 또 드물게 설사하는 등 부작용이 나타나는 사람도 있습니다."

간염이나 간경화도 어렵지 않게 치료가 된다. 간경화로 복수가 심해 병원에서 쫓겨난 사람이 20일 동안 천마를 먹고 완전히 나은 일도 있다. 그런데 간경화 환자는 다 낫고 나서 음식을 잘못 먹어 식중독이 생기거나 위장병으로 죽는 수가 많다. 간경화가 나으면서 식욕이 당기니까 이것저것 가리지 않고 먹다가 식중독이 생기거나 위장이 마비되어 죽는다.

그는 에이즈 환자 세 명한테도 천마 생즙을 먹여서 크게 효과를 본 일이 있다. 이름을 밝힐 수 없는 30대 젊은 에이즈 환자를 자기 집에서 20일 동안 치료했다. 처음 치료를 시작할 무렵 그 환자는 에이즈로 인한 여러 합병증으로 고생하고 있었다. 항상 몸이 몹시 피로해 걸음을 제대로 걸을 수 없는데다 식욕이 없어 음식도 잘 먹을 수 없고 소화도 되지 않았다. 또한 늘 머리가 아프고 피부에 버짐이 생기고 대변이 푸른빛으로 나오고 치근이 헐어 양치질하면 언제나 피가 나왔으며 간경화 증상까지 있었다. 얼굴빛도 시커멓게 변해 거의 죽게 된 사람이나 다름없었다.

유성길 씨는 증상을 세밀하게 관찰하며 조심스럽게 치료했다. 천마 생즙을 복용시키며 20일쯤 치료했는데 놀랍게도 에이즈로 인한 갖가지 증세가 거의 사라지고 건강한 사람처럼 되었다. 치료를 더 하면 완전히 나을 것으로 생각했는데 환자가 갑자기 볼일 있다면서 서울로 가더니 돌아오지 않았다. 웬만큼 나은 것 같으니 도망을 가 버린 것이다. 그는 에이즈를 천마로 완치시킬 수 있다고 장담한다.

"몸의 면역기능을 살리는 데는 천마가 으뜸입니다. 전에 어떤 방법으로도 낫지 않던 음부소양증 환자를 보름 만에 깨끗하게 고친 일이 있습니다. 피부암에도 천마를 날로 갈아서 붙이면 2~3일이면 나아요. 에이즈도 대략 한 달가량이면 완치가 가능하다고 봐요."

천마는 암에도 효과가 있다. 폐암 환자가 천마를 몇 달 복용해 나은 일도 있고 위암을 고친 일도 있다. 한 초등학교 여선생은 위암으로 3개월밖에 살 수 없을 거라는 병원 진단을 받았다. 그 환자는 학교에서 애들을 가르치다가도 속이 아프기만 하면 천마 가루를 한 숟가락씩 먹곤 했다. 이상하게도 속이 몹시 아플 때마다 천마 가루를 먹으면 곧 아픔이 멎었다. 그렇게 6개월 동안 열심히 천마 가루를 먹었더니 위장 아픔도 없어지고 몸도 좋아졌다. 병원에서 진단을 받아 보니 위암이 다 나았다는 것이다.

천마는 진통 효과도 매우 뛰어나다. 말기 암으로 고통이 격심할 때 천마를 먹으면 아픔이 멎는다. 중풍으로 반신불수가 된 사람도 천마 생즙을 3~4개월 꾸준히 먹으면 치료가 된다. 60근에서 70근쯤 먹어야 된다. 천마 생즙은 맛이 역해 먹기가 좋지 않은 것이 흠이다. 천마는 여성의 여러 가지 산후병에도 효력이 빠르다. 산후에 오는 골절통, 현기증, 어지럼증, 산후풍, 요통, 빈혈 같은 데 천마술을 복용하면 효과가 뛰어나다. 술을 다 마시고 남은 천마 찌꺼기는 강판에 갈아 무좀이나 타박상, 피부병에 붙이면 신기하리만큼 잘 낫는다. 여간해서 잘 안 낫는 무좀도 몇 번 붙이면 완전히 낫는다. 원인 모를 가슴앓이, 속앓이에는 달걀노른자 두 개에 설탕 두 숟갈, 구운 김 두 장, 여기에 생천마를 갈아 넣은 다음에 먹으면 즉시 효과가 있다.

술독을 술로 푸는 천마술의 신비

원인 모를 두통이나 불면증에는 천마술을 한 잔 마시면 즉시 아픔이 멎고 잠을 푹 잘 수 있다. 경추디스크로 목을 움직이지 못할 때는 천마술을 3일에서 1주일쯤 복용하면서 목운동을 하면 잘 낫는다. 또 힘든 노동을 해서 몸이 몹시 피곤하고 몸을 움직이기 어려울 때는 잠자기 전에 천마술을 소주잔으로 한두 잔 마시면 그다음 날 일어날 때 몸이 개운하고 머리도 맑다. 술을 많이 마셔 머리가 아프고 숙취가 심할 때도 천마술을 마시면 숙취가 풀린다. 술로 인한 독이 술로 풀린다니 희한한 일이다.

천마는 농약 중독, 식중독, 연탄가스 중독, 알코올중독, 공해 독을 푸는 데도 효과가 뛰어나다. 살충제나 제초제를 음독해 사경에 이른 사람도 즉시 천마 생즙을 입에 떠 넣어 위장을 씻어내고, 깨어난 뒤에 천마 생즙을 한두 번 더 먹이면 거짓말같이 완치된다.

"농약 중독으로 다리가 썩어 들어가 병원에서 다리를 끊어야 한다는 진단을 받은 환자가 있었어요. 다리를 자르지 못하게 하고 천마 생즙을 발라주었더니 하루 저녁 만에 다 나아버렸습니다. 악성 피부염도 하루 만에 완치시킨 일이 있습니다."

신경통에는 천마술이나 생즙을 먹고 땀을 흠씬 낸다. 관절통에는 아픈 부위에 생즙을 붙이면 잘 낫는다. 어혈이나 멍이 든 데에도 천마를 강판에 갈아서 붙이면 대개 하루 저녁이면 멍이나 어혈이 풀린다. 동상이나 화상에도 천마를 강판에 갈아서 붙이면 흉터도 남지 않고 잘 낫는다. 못에 찔려 쇳독이 올라 고생할 때도 천마를 갈아서 붙이면 아픔이 멎고 잘 낫는다.

유성길 씨는 환자 체질이나 증세를 살펴서 치료한다. 체질에 따라 약을 쓰는 방법과 용량을 달리해야 한다는 것이다. 약재는 천마 한 가지라 할지라도 치료법은 수십 가지기 때문이다.

"사람마다 체질이 다르니 약도 다 달리 써야 합니다. 이를테면 어떤 사람은 술을 한 잔만 마셔도 얼굴이 빨개지고 취하는데, 어떤 사람은 한 말을 먹어야 취하는 사람이 있어요. 천마도 먹는 사람 체질에 따라 약효가 다 달라요. 효과가 빨리 오는 사람, 토하는 사람, 많이 먹어도 효과가 느린 사람, 천마술을 먹어야 치료가 될 사람, 생즙을 먹어야 될 사람, 가루를 먹어야 될……. 이렇게 다 달라요."

그는 환자 체질을 몸집, 얼굴빛, 좋아하는 음식 등을 보고 판단한다. 병이 생긴 원인과 환경, 합병증 등을 상세히 알아보고 처방한다. 그는 병원이나 약국에서 어른인가, 아이인가만을 따져서 약을 주는 것은 매우 잘못된 처사라고 개탄한다.

"술도 사람에 따라 결과가 천차만별로 나타나는데 하물며 약을 일률적으로 어른, 아이만 따져서 똑같이 준다는 게 말이 됩니까. 체질이 민감한 사람은 보통 사람이 열 개 먹어도 괜찮은 약을 한 개만 먹어도 죽는 수가 있습니다."

천마는 쓰는 방법에 따라 약성이 크게 달라진다. 쪄서 말린 것은 설사 치료에 좋고 생즙은 변비를 치료하는 데 좋다. 생즙은 바로 먹으면 맛이 아리고 자극이 심하지만 하루쯤 지난 뒤에는 맛이 부드러워지고 약성도 바뀐다. 곽란이나 설사, 감기, 몸살에는 천마를 달여 먹는 것이 좋고, 피부병에는 생으로 갈아서 붙이며, 뇌출혈이나 간경화 같은 난치병에는 생즙을 내서 먹는다. 두통, 숙취, 어지럼증 같은 데는 천마술이 좋고 어린이 경기에는 천마 싹을 달여 먹는다.

천마로 담근 술은 많이 마셔도 취하지 않는다. 유성길 씨가 만든 천마술 몇 잔을 마시고는 평생을 고통받던 두통, 어지럼증 같은 병을 단번에 고친 일도 수두룩할 만큼 약효가 뛰어나고 맛도 일품이다. 술독을 풀어주는 효과도 있어서 숙취에 천마술 한두 잔을 마시면 바로 정신이 개운해진다. 술이 술독을 풀어주는 것이다. 그는 운전기사가 마음 놓고 마셔도 되는 술이라고 자랑한다. 천마술은 불면증, 우울증, 정신불안, 노이로제에도 잘 듣는다.

천마술을 오래 마시면 피부에 윤기가 나고 부드러워진다. 마치 기름을 바른 것처럼 피부가 곱고 매끄럽게 된다. 그래서 여성의 피부 미용에도 효과가 매우 크리라고 그는 말한다.

천마술은 6개월 넘게 숙성해야 맛이 부드럽고 약효도 높다. 천마술을 담그려면 가을이나 봄에 천마를 캐 잘 씻은 다음 통째로 소주에 담근다. 천마 1근에 소주 1되쯤이 적당하다. 유리병이나 옹기에 담가 섭씨 30도쯤 온도에서 6개월 넘게 숙성한 뒤에 마신다. 오래될수록 맛이 부드럽고 약효도 좋다. 또 천마를 탁주 원액에 담가 두었다가 먹어도 좋다. 물을 타지 않은 탁주 원액 한 되에 보통 크기 천마 10개를 얇게 썰어 담가서 공기가 새지 않도록 잘 밀봉해 두었다가 3개월 뒤에 꺼내 잘 걸러서 마신다.

천마 재배해 세계를 구료한다

유성길 씨는 천마로 갖가지 난치병자 수천 명을 고친 민간명의이기도 하지만 그 근본은 농사꾼이다. 그는 천마 재배를 널리 확대해야 한다는 신념으로 정부 지원을 얻기 위해 무진 애를 썼다. 천마 재배법과 스스로 연구한 약효실험결과를 가지고 농촌지도소, 군청, 농림축산식품부, 청와대 같은 데를 열심히 찾아다녔다. 그러나 아무도 거들떠보지 않았다. 국가 행정기관을 상대로 힘겨운 노력을 기울였으나 얻은 것은 아무것도 없었다.

"군청, 도청 같은 데 찾아가면 공부 못한 촌사람이라고 거들떠보지도 않고 인사도 않는 게 공무원들이오. 책만 보고 앉아 있는 사람이 농사에 대해 알긴 뭘 알겠소. 산중에서 고생하며 나름대로 좋은 걸 연구하고 발명했는데, 아무리 떠들어봐야 웬 미친놈이 귀찮게 구나는 식이라. 그런 공무원이 아무것도 모르는 박사를 불러다 농정을 의논해요. 농사 한 번 안 지어 본 사람이 알긴 뭘 알겠어요. 나는 누구보다도 공무원들한테 멸시를 제일 많이 받고 푸대접도 제일 많이 당했어요. 이러니 정부가 농민들한테 욕을 안 먹을 수 있겠습니까."

유성길 씨는 맹동산 꼭대기 45만 평이나 되는 넓은 산상 평원에서 28년을 살면서 천마 5천 평, 천궁 1만 평, 곰취 1만 평 등 땅 3만 평에 약초와 산나물 농사를 짓고 있다. 이곳 맹동산 꼭대기 해발 800미터 고지대는 약초와 산나물을 재배하기에 가장 이상적인 곳이다. 낙엽 썩은 흙으로 덮여 있는 데다가 낮과 밤의 기온 차가 크고 공중 습도가 높아서 약초가 빨리 자랄 뿐만 아니라 건강하고 병충해도 생기지 않는다. 고산지대는 가뭄도 장마도 별로 타지 않는다.

"이곳 땅이 그렇게 좋을 수가 없어요. 충청도에서는 황기를 2년만 키워도 뿌리가 썩어버리는데 여기서는 10년을 키워도 썩지 않아요. 황기가 얼마나 잘 자라는지 황기 뿌리가 3미터가 넘는 게 있어요. 또 더덕도 산 밑에서는 3~4년 키우면 뿌리가 썩는데 여기서는 몇십 년을 두어도 썩지 않고 잘 자라요. 무, 배추도 얼마나 잘 되는지 무 한 개가 어린애 키만큼씩 되고 배추도 한 아름씩은 돼요. 여긴 약초 재배에 천혜의 조건을 갖춘 땅입니다."

유성길 씨가 제일 노력을 기울이고 있는 것은 천마 약성을 과학적, 학술적으로 분명히 밝혀 천마가 갖가지 난치병 치료에 효과가 뛰어나다는 것을 공식적으로 인정받는 일이다. 그는 그 일을 위해 이름깨나 있는 의학박사, 의사, 식품학자들을 열심히 찾아다니며 천마 약효와 임상 시험으로 얻은 효과를 설명하며 다시 임상 시험해서 천마 효과를 공식적으로 밝혀 달라고 간절히 부탁하곤 했다. 그러나 그들은 천마 약효는 인정했으나 자기 전공이 아닌 것을 연구하는 데는 시간이 많이 걸리므로 하기 어렵고, 천마에 대해서는 옛날 책에 자세하게 씌어 있는데 더 연구할 게 뭐가 있느냐고 말할 뿐이었다.

그러나 유성길 씨는 천마는 세상 어떤 약초보다 약효가 뛰어나고 쓰임새가 많은 약초임을 자신한다. 우리나라에서 키운 천마야말로 고려인삼보다 몇백 배나 가치가 높은, 세계적인 보물이 될 것임을 그는 조금도 의심치 않는다.

"천마 약효는 상상도 못 할 만큼 무궁무진합니다. 십오 년쯤 전에 천마를 짊어지고 다니며 만나는 사람마다 천마를 먹일 때 이야깁니다. 차를 타고 문경새재를 넘는데, 한 아주머니가 버스에 올라타더니 차 안이 금세 피바다가 됐어요. 코피가 콸콸 끊임없이 쏟아지더니 멈추지를 않는 거라. 그래서 천마를 한 토막 잘라서 주며 이걸 먹으면 지혈이 될 거라고 했더니 욕을 하면서 먹어요. 그런데 한 입 먹고 나니 코피가 금방 멎었어요. 차멀미건 습관적으로 코피 쏟는 사람이건 천마 한 토막이면 신효라. 죽는 걸 살려줬더니 그 아주머니는 내릴 때 인사도 안 하고 가더라고. 이렇게 급한 환자 천마로 목숨 구한 게 수십 명이오."

그는 천마를 많이 재배하는 것이 우리 농민, 우리 농촌, 나아가서는 우리나라가 건강하고 부자 되는 길이라고 주장한다.

"농사짓는 이웃들한테 천마를 분양해줄 테니 같이 재배하자고 입이 아프도록 떠들어 봐도 듣는 사람이 없어요. 여기 사람들은 그저 고추하고 담배밖에 몰라요. 농촌지도소에 가서 암만 떠들어도 다른 농사는 다 지원해줘도 천마 농사에는 자금을 한 푼도 못 준다고 해요. 정부에서 장려하는 품종이 아니라는 거지. 세계적으로 훌륭한 약초를 다 이렇게 외면하고 있어요."

그는 앞으로 천마 약효가 전 세계에 알려지면 세계 사람이 다 한국 천마를 구하려 몰려오게 될 거라며 입버릇처럼 말한다.

"자동차를 보면, 자동차를 움직이게 하는 힘은 운전사도 아니고 바퀴도 아니고 엔진도 아니고 바로 기름 탱크에서 나옵니다. 기름이 없으면 아무리 좋은 차라도 움직일 수 없어요. 우리나라는 지구에서 작은 나라이긴 하지만 이 기름 탱크와 같은 나라입니다. 얼마 안 가서 온 세계 사람들이 이 기름을 구하려고 몰려올 겁니다. 약초를 잘 살펴보면 중국 거나 일본 거, 유럽 거나 미국 거나 다 똑같은 종류지만 우리나라에서 난 것이 약효가 제일 낫습니다. 앞으로 전 세계 까치가 손님을 모시고 우리나라로 몰려온 텐데, 손님을 모실 자리가 마땅치 않은 것이 큰 걱정입니다."

천마는 배추와 상극이다. 무, 돼지고기도 좋지 않다. 모름지기 천마를 복용할 때는 이런 음식을 먹지 말아야 한다. 또 알로에즙을 귀에 발랐을 때 자극이 느껴지는 사람은 체질이 지극히 민감한 사람이므로 조심해서 먹어야 한다. 천마와 상생 작용을 하는 것은 검정콩, 보리, 옥수수, 소고기 등이다. 이들과 함께 먹으면 천마 효력이 더 높아진다. 또 천마를 먹고 구토가 나는 등 자극이 심한 사람은 감초와 대추 달인 물을 마시면 곧 풀린다.

무 한 개가 어린애 키만큼 자라고, 배추 한 포기가 한 아름이나 되며, 질경이 한 포기가 김장 배추만큼이나 크게 자라는 신비로운 땅인 맹동산. 이 놀라운 땅에서 천마, 천궁, 곰취를 가꾸는 유성길 씨는 세계를 구료할 꿈을 꾸고 있다. 전기가 들어오지 않아 발동기를 돌려 전깃불을 켠 것도 불과 몇 년 전이다. 그동안 아들 넷에 딸

다섯을 키워 도시로 내보내고, 요즘은 아버지 농사를 물려받을 아들 하나를 데리고 산다. 아직도 유성길 씨 내외는 고집스럽게 몇십 년 전 생활방식을 그대로 지키며 산다. 가장 가까운 마을까지 거리가 10리나 되는 산꼭대기 외딴집이지만, 천마의 신통한 약효에 이끌린 사람들이 적지 않게 찾아오는 까닭에 외로움을 느끼지 않는다. 간혹 외국에서도 소문을 듣고 찾아오는 이가 있다.

과연 한 무식한 시골 농사꾼의 지혜가 온 세계를 빛낼 수 있을 것인가. 어떻든 유성길 씨 업적은 결코 그대로 묻혀서는 안 될, 역사에 길이 남을 위대한 업적임이 틀림없으리라.

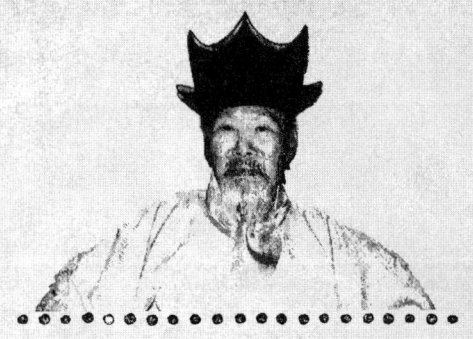

08

살아 있는 전설
최창웅

"아버지께서 기미년 독립만세운동 때 일본 경찰에 붙들려 이루 말할 수 없을 정도로 모진 고문을 받았소. 집으로 업혀온 것을 내가 보았는데 등이 마치 기왓장 엎어놓은 것처럼 시퍼렇게 되어 있었소. 혹독한 고문 후유증과 왜놈들에 대한 분노를 삭여내지 못해 고생했는데, 돌아가실 때는 방바닥에 피를 흥건하게 쏟아놓고 운명하셨소. 그러니 왜놈들에 대한 원한이 사무치지 않을 수 있겠소."

경상북도 울진은 동해안 명승지다. 멀리 백두대간의 힘찬 멧부리들이 병풍을 두르고, 눈이 시리도록 푸른 바닷물과 넓은 모래밭, 울창한 솔밭은 마치 딴 세상에 온 것 같은 느낌을 들게 한다. 산천이 밝고 아름다우면 그곳에 사는 사람들의 인심도 순박하다 하였던가. 울진은 예부터 인심이 좋은 곳으로 이름난 고장이다.

울진 시외버스정류장에서 가까이 있는, 한 깨끗한 양옥에 사는 최창웅(崔昌雄) 할아버지는 이보법으로 의술을 터득한 명의다. 아흔여섯 살 나이에도 정정함을 잃지 않고 있는 최 옹은 어려서부터 한학과 의술에 통달했고, 젊은 시절에는 독립운동에 몸을 바쳤으며, 해방 뒤에는 첩첩산골인 울진에 은거해 갖가지 암, 백혈병, 당뇨병, 중풍 같은 난치병자들을 구료하는 한 시대의 기인이요, 도인이다.

상투를 틀고 하얀 수염을 날리는 모습, 100살에 가까운 노인답지 않은 꼿꼿한 자세, 가지런한 치아, 카랑카랑한 목소리, 형형한 눈빛……. 마치 신선을 보는 듯한 외모에서 그가 보통 사람이 아님을 짐작할 수 있었다.

선풍도골(仙風道骨)의 풍채 못지않게 그의 행적 또한 기이하다. 열여덟 살에 금강산에 들어가 이보법(耳報法)으로 의술을 터득했고, 스물일곱 살에는 독립운동에 뛰어들어 죽을 고비를 수없이 넘겼으며, 해방 뒤에는 병원에서 치료를 포기한 갖가지 난치병자들을 독특한 침술과 약으로 살려내고는 흔적도 없이 사라져버리곤 했다. 게다가 죽을 사람을 살려내고도 생명을 살리는 손으로 돈을 만질 수 없다며 그 대가로 도에 대한 이야기나 한두 마디 들려주는 것으로 만족하는 그의 인술 정신은 황금만능주의에 물든 요즘 세태에 적지 않은 감동을 준다. 이 같은 행적에 걸맞게 세인들이 붙여준 별명도 다양하다. 신침, 도인, 도사, 명의, 상투잡이 영감, 숨어 사는 기인 같은 여러 별호(別號)도 이 노인이 예사로운 사람이 아님을 말해 준다.

최창웅 옹은 경북 영덕 출신이다. 경주최씨로 신라가 끝날 무렵의 대학자인 고운 최치원 선생의 39대손이다. 증조부인 수주는 의술이 뛰어난 국의(國醫)로 이름을 날렸고, 아버지 순하는 한학이 뛰어난 선비로 기미년 독립운동에 앞장섰다가 일본인들한테 붙잡혀 모진 고문으로 말미암아 목숨을 잃었다.

어려서부터 총명함이 남달랐던 그는 아홉 살 때 고향 영덕에서 가까운 장육사란 절에 들어가 한문을 공부하다가 부모에게 붙들려 내려가 보통학교에 들어갔다. 열세 살에 보통학교를 마치고 나자 다시 장육사 주지를 따라 청송 주방사, 양산 통도사, 동래 범어사, 합천 해인사로 3년 동안을 떠돌아다니며 한문을 공부했다. 열여섯 살에 집으로 돌아와 보니 어머니는 굽은 허리를 펴지 못한 채 일하고 있었다. 좋은 약을 구해 어머니 병을 고치겠다는 마음으로 안동에 있는 한의원에 들어가 석 달 동안이나 약을 썰어주는 일을 했다. 그런데 그것이 묘하게도 의술의 길로 들어서는 계기가 되었다.

"석 달 동안 약을 썰어주고 집에 오려니까 의원이 불러서 하는 말이, 무슨 나무든지 한 움큼 될 만한 것이 눈에 띄거들랑 끊어서 약을 만들어 드리면 낫는다고 그럽디다. 거참 이상하다 싶었지만 실제로 나무를 끊어다가 달여 드리니 그 길로 어머니 허리가 거뜬히 나아 괜찮아졌소. 놀랍지 않습니까? 그래서 나도 의술을 배워 널리 사람을 이롭게 해보겠다는 뜻을 품고 있었는데, 집안 종손 어른이 장안사 송필수 스님을 찾아가 의술을 배우라고 일러주지 않겠어요. 그래서 금강산으로 송필수 스님을 찾아갔지요."

그 무렵 일본인들은 사람들이 모이지 못하도록 감시하고 있었다. 그런 까닭에 장안사에서는 불교대학이라는 간판을 내걸고 학도를 모집했는데 그도 거기 학도로 들어갔다. 그는 거기서 송필수 스님 지도로 의술을 본격적으로 공부했다. 그에게 의술을 가르친 송필수 스님은 22살 때 장안사에 들어와 평생을 지낸 사람으로 처음 만났을 때는 82세 노인이었다. 체구는 자그마했지만 눈이 호안(虎眼)이고 길게 기른 수염은 바람이 불면 어깨너머로 훌훌 날리곤 해서 마치 신선처럼 보였다.

송필수 스님의 교육법은 '무엇이든지 머릿속에서 나오는 것이니 쉼 없이 마음을 닦아 스스로 깨달으라'는 것이라 세세한 가르침을 주지 않았다. 우주의 지혜를 자신의 마음으로 만나야지 다른 사람이 가르쳐서 깨닫는 것은 바람직한 방법이 아니라는 것이다. 그래서 그는 이보법으로 의술의 도를 깨우치기로 했다.

🍀 이보법으로 의술 터득

이보법이란 정신을 한곳에 모아서 신과 통령(通靈)해 깨달음을 얻는 수련법이다. 최 옹이 터득한 이보법은 '천지조화태을경(天地造化太乙庚) 일월성신조화정(日月星神造化正)'이라는 주문 열네 글자를 반복해 외면서 정신과 마음, 간담(肝膽), 지혜를 한곳에 집중하는 방법이다. 이보법을 터득하면 심안이 열려 천지 만물의 원리와 비밀을 한순간에 깨닫게 된다.

"이보법이란 뼈를 깎는 성찰과 수양이 필요한 거요. 끊임없는 독송과 노력만이 이보법에 다다르는 길이오. 처음 수련을 시작할 때부터 마음속에 태산을 들여앉히고, 하루에도 수천 번씩 헛된 잡념과 감정의 궁궐을 짓고 허물어야 되는 거요. 이보법에 들어가려면 무념무상, 즉 티끌만 한 잡념도 없어야 하는데 마음속에 든 온갖 욕망의 잔영을 하루아침에 깨끗이 치우는 것은 불가능하오. 주위에 있는 모든 것이 마(魔)가 되어 덤벼들기 때문이오."

그는 바랑 하나를 메고 전국의 조용한 암자나 토굴을 찾아가서 수련을 시작했다. 처음에는 백 일 동안 공을 들였으나 실패했고, 두 번째 수련에는 무엇이 깨달아지는 느낌이 들긴 했으나 그게 뭔지 분명하지 않았다. 아마 기운이 부족했거나 정성이 모자랐기 때문일 것으로 생각했다. 이래서는 죽도 밥도 안 되겠다고 생각한 그는 고성 장터에서 극약을 하나 사 몸에 지녔다. 만일 세 번째도 실패하면 스스로 목숨을 끊겠다는 비장한 결심의 표현이었다. 세 번째 수련할 자리로 택한 곳은 금강산 유점사에서 옥녀봉 쪽으로 조금 올라간 곳으로, 여덟 아름이나 되는 큰 소나무가 벼랑 근처에 서 있는 너래바위였다. 그 너래바위 위에서 백일수도를 하고 있던 어느 날, 한순간에 세상이 휘딱 뒤집어지는 것을 느꼈다. 그는 그때 일을 이렇게 회상했다.

"그때 느낌을 말로는 표현할 수 없소. 온 우주가 내 속으로 들어온 듯도 싶었고, 하늘의 뭇별과 달이 굉음을 내며 마음속을 운행하는 듯도 싶었소. 나는 까무러쳐 실신하고 말았는데 깨어나니 칠흑 같은 밤이었소. 눈을 뜨니 집채만 한 호랑이 한 마리가 아가리를 벌린 채 등잔 같은 두 눈을 이글거리며 내 머리 위에서 포효하고 있었소. 만약에 도를 깨우치기 전에 그런 일을 당했다면 도망치고 말았을 거요. 호랑이는 영물이오. 산악의 기운이 갑자기 한곳으로 쏠리는 것을 보고 깜짝 놀라 그쪽으로 달려왔던 거요. 이상하게도 호랑이가 전혀 두렵지 않았소. 조용히 일어나 가부좌를 틀고는 눈을 감은 채 천지조화태을경 일월성신조화정을 외웠소. 이미 나는 죽음과 삶을 초월한 상태에 있었으니 두려움이란 없었던 것이오. 수십 번을 그렇게 외우고 나서 눈을 떠 보니 호랑이는 간데없이 사라지고 없었소. 그때는 새벽이 아니었소이다. 그런데 칠흑 같던 어둠이 대낮처럼 밝아져 세상 모든 것이 훤하게 보였소. 그것은 바로 제갈공명 선생께서 깨우친 것인데 천지 만물 사이를 떠돌아 다니다가 내 속으로 들어온 것이었소. 내 마음속에 그 지혜가 집을 짓고 그 기운이 거하게 된 것이오. 놀라운 일이 또 있었소이다. 옥녀봉 가까이에 서 있던 여덟 아름이나 되는 소나무가 영명한 금빛으로 타올랐소. 나는 그때 내 대오각성을 도와준 것이 그 소나무임을 알았소. 아름드리 늙은 소나무의 솔향기가 계곡에 떠돌던 부정한 기운이 나한테 오는 것을 막아주었던 것이오. 나는 그때부터 내 인생을 한 그루 큰 소나무처럼 살아갈 것을 맹세하였소."

지금 생각해 보면 이보법이야말로 가장 어려운 공부였다고 그는 말한다. 이보법은 특별한 가르침 없이 자신의 마음속으로 들어가야 하는 공부이기 때문에 가장 어렵다는 것이다. 예전에는 선학(仙學)을 공부하다가 죽거나 병신 된 사람이 적지 않았다. 눈이 반짝반짝 빛나고 총기가 있던 사람이 어느 날 갑자기 콧물을 질질 흘리고 아무것도 모르는 바보가 되어버리는 일이 더러 있었다. 도의 길에 깊숙이 들어섰다가 도중에 길을 잃고 깔리면 즉시 죽거나 실성해 바보가 되는 것이다.

그 무렵 장안사에는 무술이나 의술을 배우던 학도가 383명이나 되었는데 이보법을 성취한 사람을 그 혼자뿐이었다. 다른 사람도 몇 번씩 시도해 보았으나 다 중도에 그만두고 말았다. 그는 진맥법이나 침을 놓는 법, 약을 쓰는 법을 모두 이보법으로 터득했다. 이보법은 귀신 세계에 뛰어드는 것이라서 직접 겪어보지 않고서는 아무것도 알 수 없는 것이 법칙이다.

"이보법은 말로만 듣기에는 귀신 뜬구름 잡는 얘기라. 신통력을 얻으려면 십승지지(十勝之地)를 찾아야 되는데 십승지지가 어디에 있겠소. 그것은 다른 데 있지 않고 바로 머릿속에 들어 있는 것이오. 우주 삼라만상이 본디 인간의 기 속에 들어 있어서 그 기운을 찾아내면 되는 것인데, 공연히 마음 밖에서 찾아 헤매는 자들이 물질적인 증거를 보여 달라며 떼를 쓰는데 무슨 소용이 있겠소. 예로부터 철학도인(哲學道人) 산중객(山中客)이란 말이 있소. 이 말 속뜻은, 철학도인은 산중에 있는 것이 아니라 바로 머릿속에 있다는 것이오. 무릇 마음속이 첩첩산중이고 구중궁궐이니 마음밭에서 생명의 근원이 우러나오는 게 합당하지 않겠소?"

이보법은 제갈공명의 정신통일 수행법이다. 제갈공명은 중국 촉나라 승상으로 중국 역사에서 가장 빼어난 전략가로 꼽힌다. 소설 『삼국지』의 주인공 가운데 하나이기도 해서 모르는 사람이 없다. 이보법은 바로 제갈공명의 8문법에 들어 있는 술법이다.

이보법을 달리 말하면 소축법인데 그걸 통하면 의술을 터득하고, 칠성보법은 대축법인데 이것을 터득하면 바로 축지법을 쓸 수 있다. 예전에 국의들은 이보법을 배워서 임금 병을 보살폈다. 환자 손목에 실을 매어서 그 실 끝만 잡고서도 방 안에 누워 있는 환자 병을 알아내는 의술이 바로 이보법에서 나온 것이다.

"이보법은 만물의 이치를 사통팔달할 수 있는 법이오. 심안이 열리고 기운이 솟구쳐야 거침없이 의술을 펼 수 있소. 나는 사람들이 써놓은 의서를 펴놓고 공부하라면 복잡하게 엉킨 실꾸리를 푸는 것 같아 어려워서 못하오. 의술은 이보법으로 하는 것이 제일이오. 한 가지를 깨우치고 나면 『방약합편』, 『동의보감』, 『황제내경』 같은 의학책도 도움 될 게 없소. 내가 이보법을 깨우치기 전에 『방약합편』을 한 번 읽어본 적이 있소. 그러나 이보법에 통하고 나면 사람이 지은 책은 떨어지는 낙엽처럼 필요가 없소이다. '정신을 통해 모든 것을 깨우쳐야지 책이 무슨 필요가 있느냐'며 송필수 선생님이 하시던 말씀이 꼭 맞는다는 것을 이보법을 깨우치고 나서야 알았소."

이보법을 깨우치고 나자 스승인 송필수 스님은 그에게 『대설천기(大洩天機)』라는 책을 보냈다. 그 책은 우주의 비밀을 기록한 비서(秘書)로 천기가 몰리고 흩어지는 이치가 적혀 있었다. 사람이 아닌 귀신이 쓴 것이라고밖에 할 수 없는 책이었다. 그는 다른 책은 다 버렸지만 그 책은 지금까지 소중히 지니고 있다. 이보법을 성취했다면 의술뿐만이 아니라 다른 술법도 이용할 수 있었을 텐데 굳이 의술을 고집하였느냐는 질문에 그는 이렇게 대답했다.

"한 가지만 하기로 했으면 그것만 해야지 다른 걸 바라서는 안 되오. 젊었을 적에는 이레 길을 축지법으로 하루 만에 갔던 적이 있소이다. 그 뒤로 한 달 보름 동안을 걸음도 못 걷고 일어나지도 못하고, 마치 허깨비처럼 되었소이다. 그때 아하, 하고 무릎을 쳤소. 욕심이 많으면 병신이 된다고. 내가 깨친 것을 의술에 안 쓰고 다리품을 파는 데 썼으니 벌을 받은 것이오. 그 뒤로 딴짓은 생각해 본 적이 없소이다. 앞을 내다보는 능력이 있어도 그걸 말하면 천기를 누설하는 것이고, 또 삼계에 떠도는 기운의 이치를 어긋나게 하는 것이니, 마땅히 입을 봉해야 하오. 그 일은 귀신의 영역이외다. 귀신이 꿈속을 드나들며 해야 하는 일이라. 신통한 무당이나 점쟁이라는 것들이 귀신 세계의 한 끄트머리를 훔쳐보고는 입으로 나발을 불어 치부를 일삼는 것을 내가 익히 알지만, 그것은 천기를 어지럽히는 짓이오. 귀신 세계와 인간 세계가 서로 음과 양처럼 균형이 맞고 화합이 되어야만 모든 생명이 온전한 것이오. 그 영물들은 바로 사람들의 목숨 줄을 길로 쓰고 있소. 귀신 기운은 산 사람의 영혼과 맺어진 것이라서 만약 귀신이 앙심을 품고 들숨으로 들어오지 않는다면 바로 그 사람은 죽음을 면치 못하게 되오. 그러면 그 사람의 영혼도 구천을 떠도는 원혼이 되고 마는 거요. 이 어찌 두렵지 않겠소이까?"

활혈침으로 난치병을 치료

이보법을 통해 침과 약으로 암이나 난치병을 고치는 원리는 어떤 것일까. 그 물음에 대한 최 옹의 대답은 이러하다.

"모든 병은 혈적(血積)이라. 신경줄에 죽은피가 맺혀서 생기는 것이오. 그걸 풀어주면 되는 거요. 그래서 내 침을 활혈침(活血針), 즉 피를 살리는 침이라고 부르는 거요. 약 처방도 똑같은 원리에서 나오는 것이오. 내 자세히 설명하리다. 침에는 여러 가지가 있소. 활혈침, 기통침, 보혈침, 온혈침이 바로 그것들이오. 이는 모두 음양오행설을 근거로 해서 나온 것인데, 먼저 음양오행설부터 알아야 하오. 음양오행설은 고대 중국 세계관의 하나이오. 음양설과 오행설은 본디 발생을 달리했으나 전국시대 말기에 하나로 융합되어 사상계에 큰 영향을 끼쳤소. 음양설은 음과 양 두 가지 기운이 자라나고 줄어드는 것을 관찰해 만물의 생성과 변화를 이해하는 사상으로, 이것을 역학에서 받아들여 기의 기본 원리로 삼았소. 음양은 음지와 양지를 가리키는 말이오. 역학은 본디 강(剛)과 유(柔)의 원리로 만물의 생성 변화를 설명했으나 뒤에 강유(剛柔) 대신 음양을 받아들이고 거기에 순환 사상을 보탰소이다. 음양설은 바로 천체의 운행과 네 계절의 추이에서 고찰해낸 것이라 할 수 있소. 오행설은 옛사람의 생활에 필요한 다섯 가지 소재, 즉 민용오재(民用五材) 사상에 기초한 것이오. 수(水)·화(火)로 시작되어 목(木)·금(金)에 이르며 그 기반이 되는 토(土)로 끝나는데, 이 수·화·목·금·토 순서를 『서경』 '홍범편'에서는 생성오행(生成五行)이라 했소. 우주 만물은 음과 양의 조화로 생성되는 것이고, 그 변천은 목·화·토·금·수 다섯 가지 원소로 이루어진다는 것이 음양오행설이오. 자연과학이며 자연철학이기도 한 이 세계관은 동양적인 우주관과 인생관을 형성하는 데 지대한 영향을 끼쳤소. 음양설의 본령은 우주 만물의 생성과 변천의 원리를 아는 것이기 때문에 미래를 예지하는 것이 가능했고, 그 기반을 위해 천문과 역수(曆數)의 술을 받아들였소. 그래서 한편으로는 학술적인 것에 뜻을 둔 것처럼 보였으나 현실적으로는 복을 빌고 화를 쫓는 데 목적을 두었기 때문에 고사(告祀), 점술, 주술 같은 것을 중시했소이다. 그 때문에 음양설이 주술이나 점술, 사이비 신앙으로 변질되거나 오해되기도 하였소. 그러나 음양설이 미신이나 민간신앙 색채를 띠게 된 것은 정도를 지나쳤기 때문에 그런 것이지 그 기본이 되는 사상은 하늘에 뜬 별처럼 영원하다 할 것이오. 내 의술이 반드시 음양오행설에 따른 것이라고 보기는 어렵지만 깊은 관계가 있소이다. 무릇 의술에는 진맥이 기본이오. 진맥법은 음양오행설을 알지 못하면 터득하기 어렵소. 진맥해서 병이 든 데를 정확하게 찾아내 침을 놓고 약을 쓰는 것이 내 의술이오."

최 옹은 이보법으로 병을 정확하게 진단할 수 있다. 사통팔달 온몸으로 돌아야 할 피가 어떤 원인으로 멈춰 죽은피가 되어 신경선에 맺히면 신경이 끊어져 병이 생긴다. 그렇게 생긴 병은 신경선을 따라 퍼져 나간다. 그의 진맥법은 바로 죽은피가 맺혀 있는 신경선을 찾아내는 것이다. 그러나 죽은피가 맺혀 있는 데를 찾아내는 방법은 몸 안 기운에 따라 천차만별이기 때문에 설명하기 어렵다.

"진맥은 병자 마음과 내 마음이 서로 통하는 것이 중요하오. 서로 신뢰 여부에 따라서 진맥을 명쾌하게 할 수도 있고 더디게 할 수도 있소. 먼저 남자는 왼쪽 손목 맥을 짚고 여자는 오른손 맥을 짚소이다. 손목에 검지, 중지, 약지를 가지런하게 대는데, 약지는 촌맥(寸脈)에 중지는 관맥(關脈)에 검지는 척맥(尺脈)에 연결되어 있지요. 손목에 검지, 중지, 약지를 나란히 대면 12경맥을 볼 수 있는데, 인체는 이 촌맥, 관맥, 척맥에 12경맥 신경선이 그물처럼 짜여 있소. 그중에서 탈이 난 신경선, 이를테면 끊어진 것은 잇고, 꼬인 것은 풀고, 뭉친 것은 헤쳐주면 병이 낫는 것이오."

최 옹의 진맥법이나 침법, 약 쓰는 법을 글로 써서 남기면 좋겠으나 이보법을 글로 쓴다는 것은 도나 기를 글로 적는 거나 마찬가지여서 글로 표현하기 어렵다. 최 옹도 자신의 의술을 기록으로 남기겠다는 생각으로 약 쓰는 법만 책으로 묶었는데 『약성가총집(藥性哥叢集)』이 바로 그것이다. 『약성가총집』은 그의 처방집이라 할 수 있는 책으로 각 장부와 병에 따라 약을 쓰는 방법이 적혀 있다.

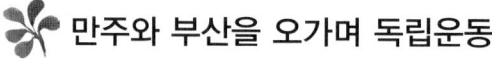 만주와 부산을 오가며 독립운동

열아홉 살에 금강산 장안사에 들어가 8년 동안 이보법으로 의술을 공부한 뒤에 그는 곧바로 독립운동에 투신했다. 그때가 스물일곱 살이었다. 해방될 때까지 18년 동안 독립운동에 헌신했는데, 일본군 수천 명을 처단하기도 했고, 일본 경찰에 붙들려 죽을 만큼 고문을 당하기도 했다. 그가 독립운동에 헌신하기로 한 것은 일본인한테 빼앗긴 나라를 되찾겠다는 우국충정이기도 했지만, 그의 선친이 기미년 독립만세운동 때 일본 경찰에 붙잡혀 모진 고문을 받다가 목숨을 잃은 원한 때문이기도 하다. 장안사에서 함께 무술이나 의술을 배우던 학도들도 나와서는 모두 독립운동가로 활동했다.

"아버지께서 기미년 독립만세운동 때 일본 경찰에 붙들려 이루 말할 수 없을 정도로 모진 고문을 받았소. 집으로 업혀온 것을 내가 보았는데 등이 마치 기왓장 엎어놓은 것처럼 시퍼렇게 되어 있었소. 혹독한 고문 후유증과 왜놈들에 대한 분노를 삭여내지 못해 고생했는데, 돌아가실 때는 방바닥에 피를 흥건하게 쏟아놓고 운명하셨소. 그러니 왜놈들에 대한 원한이 사무치지 않을 수 있겠소."

"주로 어디에서 독립운동을 하셨습니까?"

"나는 비밀서류를 가지고 부산과 만주 길림성을 오가는 지하운동을 했소. 그때가 길림대검거사건이 일어나던 해였소. 길림대검거사건은 독립운동가 3백여 명이 중국 군경에 붙잡힌 사건으로 꽤 파장이 컸던 사건이었소. 1927년에 길림 조양문 밖 대동공창에서 나석주 추도회 겸 안창호 선생 연설회가 500여 명의 한국인이 모인

가운데 열렸소. 이 사실을 안 일본 경찰이 중국 헌병사령관 양위팅에게 한국 공산당이 불법 집회를 열고 있으니 붙잡아 일본으로 넘겨줄 것을 요구하였소이다. 이에 양위팅은 집회에 참석한 한국인들을 모조리 체포하라는 명령을 내렸소. 수백 명의 헌병과 경찰이 길림성 내 한국인 가옥을 수색하고, 또 집회장을 포위해 안창호 선생을 비롯한 3백여 명을 붙잡아 투옥했던 것이오. 3백여 명 중에서 독립운동가 50여 명을 색출한 뒤 다른 사람은 석방했소. 일본은 독립운동가 50여 명을 일본 경찰에 넘겨줄 것을 요구했으나 중국이 거부했지요. 이로써 중국과 일본 사이에 분쟁이 생겼는데, 이 일이 널리 알려지자 중국 각 단체와 학생들은 외국 혁명가를 검거해 외국에 넘기는 것은 부당한 처사라며 중국 정부를 비난하는 운동을 벌였소. 이 사건은 결국 만주 실력자 장작림이 여론에 굴복해 50여 명 전원을 풀어줌으로써 해결이 되었소. 나는 부산에서 동지를 통해 이 이야기를 전해 들었소이다. 부산에는 우리 본거지가 있었는데 그곳이 바로 백산서원이었소. 그 무렵에 안희제 선생이 백산서원을 가지고 있었는데, 그는 드러내지는 않았지만 속으로는 독립운동을 열심히 한 분이었소. 나는 그곳을 드나들면서 독립운동을 했지요. 지게를 지고 일하러 가는 사람인 척 들어가서는 비밀서류가 든 낡아빠진 시커먼 자루를 만지작거리다가 슬쩍 서류를 들고 나오곤 했소. 그리고는 대지팡이를 윷 모양으로 쪼개 속을 훑어버리고는, 서류를 똘똘 말아 넣고 다시 아교풀로 붙여 지팡이를 만든 다음, 그걸 짚고 만주 길림성 본부로 갖다 주곤 했소. 그 무렵에는 신분을 감추기 위해 이름도 바꿨소이다."

"그때 길림성 본부에는 누가 있었습니까?"

"길림성 본부에는 나하고 연락하는 사람으로 윤세복이라는 분이 계셨소. 다른 분들도 많았지만 나는 지하운동을 하고 다니는 사람이라 서로 모른 체하고 지냈소이다. 그때는 중국과 일본 사이에 전운이 감돌아 길림성 독립군 본부도 많이 위축되어 지하로 숨어들던 시절이었소. 윤세복 씨는 지하운동을 하면서 고락을 같이 나누었던 분이오. 그분은 해방 후에 계룡산 백암면에 계시다가 쓸쓸하게 돌아가셨소. 장사도 내가 지내주었소이다."

"길림성 본부와 오간 비밀서류 내용은 무엇이었습니까?"

"한반도 아랫지방에서 일본군들이 움직이는 것 전부를 적은 것이었소. 특히 부산에 일본군 군수창고가 있었는데 그곳엔 우리 공작원 2명이 들어가 있었소이다. 군수물자가 들어오고 나가는 상황과 운반 목적지, 운반 날짜 같은 것들이 비밀서류에 적힌 내용이었소."

"일본군과 직접 전투를 벌인 것은 언제였습니까?"

"병자년(1936년)과 정축년(1937년)에 만주 목단강에서 일본군과 격전을 치렀소이다. 우리 독립군은 청산리전투에서 크게 승리를 거둔 후부터 사기가 높아 있었소이다. 그때 일본군 수천 명을 죽였으나 독립군도 사오백 명 전사했소. 그러나 나는 구사일생으로 빠져나올 수 있었소이다."

"죽을 고비를 수없이 넘겼겠군요?"

"그건 말로 다 못하오. 신의주에서 일본 경찰에 붙들려 죽도록 고문당한 일은 잊을 수가 없소. 사모장을 들이대고 쥐어트는데 어깨며 손톱이 다 빠지고 뼈가 비적비적 내비칠 정도였소. 그러나 나

살자고 동지를 팔아넘길 수는 없으니 죽으면 죽었지 항복은 하지 않았소. 아무리 닦달하고 고문해도 건질 것이 없자 풀어줬는데, 풀어주면서 왜놈 경찰서장이 '저거 풀어줘도 나가면 죽을 것'이라고 했소. 리어카에 마대 하나 깔고 그 위에 누워서 나왔는데 한동안은 운신도 못 하고 욕도 많이 봤소이다. 죽은 듯이 누워 있으니 윤세복 씨가 찾아와서 함경도 심포 앞에 있는 마령도란 섬으로 휴양을 가라고 하더라고. 그 섬에 가서 1년 반 만에 몸을 완전히 회복해 다시 독립운동에 뛰어들었소이다."

그 뒤 최 옹은 임오년(1942년), 계미년(1943년)에 청진, 나진, 단천 등지에서 다시 일본군과 맞서 싸우는 전투에 참가했다가 일본 경찰 포위망을 피해 남쪽으로 내려와 울진 통고산에서 숨어 지냈다. 조국 광복을 맞은 것도 바로 통고산에서였다.

"윤세복 씨가 나를 찾아와서는 이제 목숨을 부지하는 것이 목적이라며 잘 숨어 있으라고 신신당부했소. 당시 왜놈들은 독립군은 물론이고 사상가라 하면 무조건 잡아다가 죽였소. 서울과 평양, 대구에다 시뻘겋게 칠한 건물에 주재소를 차려놓고 닥치는 대로 잡아 가두었소. 나는 울진 통고산에 숨어 있으면서도 몇 번이고 죽을 고비를 넘겨야 했소이다."

🍀 우리나라에서 기인·이인이 많이 나오는 이유

최 옹은 아직도 나라가 통일이 안 되었고, 다른 나라와 치열한 생존경쟁을 벌이고 있는 지금 상황에서는 과거와 다른 새로운 형

태의 독립운동이 필요하다고 말한다. 우리 민족이 하나가 되어 인재를 양성하고 국력을 키워야 한다는 것이다. 우리나라는 기인과 이인이 많이 나는 산세를 갖추고 있다고 그는 말한다.

"옛날부터 우리나라에는 이인과 기인이 많이 났소. 우리나라에 뛰어난 사람이 많이 나는 것은 이 나라 땅과 물의 힘이라 할 수 있소. 백두산 천지에서 나온 물이 땅속으로 흐르는 수로가 있는데 하나는 금강산을 거쳐 죽령으로 나와 지리산으로 통했고, 다른 하나는 황해도 구월산을 거쳐 계룡산으로 연결되어 있는데, 이 두 줄기가 충청도 금산군 복수면 수영리라는 데서 합쳐져서 군산, 목포 앞바다를 건너 한라산까지 닿아 있어요. 사람 몸의 뼈와 같이 산맥 요로를 통해 물이 나가는 곳이 바로 영(靈)이 통하는 곳이오. 백두산에서 용솟음친 물이 한라산에 가서 다시 용솟음쳐 나온다는 말이외다. 그래서 우리나라에는 이인이 많이 났소. 그 맥이 중간에서 막혔더라면 그렇지 못할 것인데 양쪽에서 용솟음치니 기가 성해 인재, 중재들이 많이 나는 것이오. 우리나라에 이인이 하도 많이 나오니까 이여송이 임진왜란 때 이여백과 같이 전국 방방곡곡을 다니면서 산맥 혈을 다 끊어 놓았소. 그 뒤로 그렇게도 많이 나던 이인이 안타깝게도 뚝 끊어지고 말았소이다. 요혈(要穴)마다 쇠말뚝 375개를 박아 놓았으니, 사람으로 치면 무릎과 팔뚝에 못을 박아 꼼짝 못 하게 만든 꼴이오. 그러나 세월이 많이 흘렀으니 요새는 그 쇠말뚝이 삭아 없어지고 다시 영이 통하는 수로가 연결되고 있음을 나는 느끼고 있소. 일제강점기 때 왜놈들도 그 짓을 많이 했으나 그놈들은 중요할 혈을 못 찾아서 큰 해가 되진 않았소이다.

그러니 앞으로는 인재가 많이 날 것으로 나는 보고 있소이다. 출중한 인재들이 앞으로 많이 나올 거요. 무슨 일이든지 철학을 가지고 정신수양을 한 뒤라야 마음에 잡티거리가 없어지는 법이오. 이제 우리나라도 올바른 기운이 돌아왔으니 소인배들이 득세해 난장판을 만들었던 역사의 질곡에서 벗어나게 될 것이오."

정신통일 공부로 신통력 얻을 수 있어

최 옹은 사람이 깨우침을 얻는 데 가장 필요한 공부는 철학이라고 말한다. 그가 말하는 철학이란 책을 보고 하는 공부가 아니라 참선수도로 자기 머릿속에서 우주 만물과 천지조화의 이치를 깨닫는 공부다. 즉, 정신통일 공부인데 그는 이를 명문도학(名文道學)이라고 부린다.

철학 공부, 곧 정신통일을 공부하는 방법은 천지조화태을경 일월성신조화정를 외면서 마음을 한곳에 집중하는 것이다. 그는 철학 공부에 기본이 되는 내용을 간략하게 정리해 문장으로 만들었는데 그 내용은 다음과 같다.

참선수도(參禪修道)
도(道) 정신일도(精神一道)
철학명문도학(哲學明文道學)
천지조화태을경(天地造化太乙庚)
일월성신조화정(日月星神造化正)

세상문인하처재(世上文人何處在)

철학도인산중객(哲學道人山中客)

공맹도덕철학대원법(孔孟道德哲學大元法)

"나는 태을주 속에서 천지조화를 품에 안고 일월의 조화를 깨우쳤소. 태을주를 몸 안에 바르게 심어서 공부하면 반드시 큰 인물이 나올 것이니, 태을주는 우주로 통하는 경문인 까닭이오. 원효대사한테 한 상좌가 있었소. 원효대사가 하루는 상좌에게 참기름 한 병을 짜오라고 시켰소이다. 상좌가 그 말을 좇아 참기름을 짜 가지고 개울을 건너다가 그만 넘어져 기름병을 깨트리고 말았소. 이미 엎질러진 물이라 주워 담을 수 없는 노릇이니 상좌가 원효대사한테 가서 사실대로 얘기했더니 원효대사는 네가 넘어졌던 데로 다시 가보라고 했소. 상좌가 개울가로 가서 보니 분명히 깨졌던 참기름병이 한 방울도 쏟기지 않은 채 그대로 있지 않겠소. 상좌가 '이게 어떻게 된 일입니까?' 하고 여쭈었더니 원효대사는 '너도 공부를 열심히 해봐라. 그러면 알 수 있다.'라고 했다고 하오. 이처럼 옛날에는 철학을 공부해서 신통력을 얻은 이가 많았소. 도라는 것은 이처럼 신기하고도 무서운 것이오. 보이지 않는 철학의 힘이 보이는 물질 세계를 지배하는 법이오. 남녀노소 할 것 없이 아무 곳에서나 태을주를 독송하면서 마음과 간담, 정신, 지혜를 집중해 깨우침을 얻으면 나라의 재난도 막을 수 있고 앞으로 일어날 일도 미리 알 수 있을 것이오. 옛날에는 철학 힘으로 난리를 막은 이들이 많았소이다."

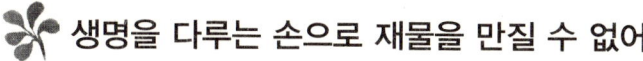 생명을 다루는 손으로 재물을 만질 수 없어

최 옹이 의술로 이름나기 시작한 것은 해방되고 몇 년 후부터다. 몇 해를 전국 명산과 사찰을 떠돌며 의술과 우주 이치를 공부하다가 상주에 정착해 한약방을 내면서부터 이름이 나기 시작했다.

"내 고생한 건 말로 다 못하오. 나라를 찾느라고 집을 내버리고 돌아다녔으니, 집이 있나 절이 있나. 애들 공부도 시켜야 되지, 먹고살 것도 마련해야지, 그러나 늘 빈주먹뿐이었소. 먹을 게 없어 솔 껍질 벗겨 먹으며 굶어 죽는 거 겨우 면하기도 했소. 상주에서 한약방 차려 중한 병을 많이 고쳐내니 환자들이 들끓었소. 그러나 약 지어 주고 돈 달라고 한 적은 없었소이다. 가산을 몽땅 팔아 돈을 짊어지고 병 고치러 온 사람도 여럿 있었소만, 그 뭉칫돈 다 거절했소. 생명을 다루는 손으로 재물에 손대지 않는 것이 내 신념이오. 그러니 내가 해온 걸 모르는 사람이 보면 허위장난이라. 돈 벌어 놓은 것도 없고, 항상 빈주먹이거든. 앉아서 빈주먹 쥐고 있다가 밖에 나가서 손을 펴버리면 그만인 거요. 약방도 오래 안 했어요. 침만 갖고도 어떤 병이든지 고칠 수 있으니 번잡하게 약방 차릴 것 없다 싶어서 집에 들어앉은 거요."

상주에서 한약방을 하다가 울진으로 이사한 것은 사윤만이라는 한 제자 때문이었다. 최 옹이 젊었을 적에 우주의 원리를 깨우치려고 나라 안 명산과 고찰을 찾아다닐 때 울진 천축산에서 한동안 수도한 일이 있다. 그때 불영사 아래에 사는 사윤만이라는 사람이 소문을 듣고 그를 찾아왔다. 혈적이 가슴에 붙어 고생하고 있기에 침으로 고쳐주었더니 그 의술에 감복해 무릎 꿇고 제자로 삼아 달라고 간청한 것이다. 최 옹은 그를 제자로 받아들여 자신의 움막 옆에 조그만 움막 하나를 짓고 같이 이보법 공부에 들어갔다. 그러나 그는 수도하던 중에 접신(接神)해 움막을 뛰쳐나가더니 실성한 사람처럼 날뛰었다. 그대로 두면 큰 해를 받을 것 같아 공부를 그만두게 했는데, 의술에 통하지는 못했지만 심지는 곧은 사람이었다. 그는 최 옹보다 나이가 두 살이나 많다.

상주에서 한약방을 열고 있던 어느 날, 봉두난발을 한 사람이 찾아와서는 중풍으로 죽어 가는 사람이 있으니 살려 달라고 했다. 그래서 그 죽어 가는 사람이 누군가를 물어보니 바로 자기 제자였던 사윤만 씨가 아닌가. 그는 상주에 있던 환자들을 다 뿌리치고 울진으로 와서는 3개월 동안 애를 써서 사윤만 씨를 살려냈다. 그것을 보고 용한 의사가 났다며 울진 사람들이 놓아주지 않는 바람에 그대로 울진에 주저앉아 살게 된 것이다.

🍀 위암, 백혈병, 간암을 고친 이야기

최 옹이 난치병을 고친 일화는 헤아릴 수 없이 많다. 갖가지 암, 중풍, 당뇨병, 신경통, 관절염, 백혈병 등 못 고치는 병이 없었으며, 집으로 찾아오는 환자 말고도 환자가 있는 곳이라면 먼 곳도 마다하지 않고 찾아가서 고쳐주었다. 물론 다 죽게 된 사람을 살려내고도 돈을 요구한 적은 없다. 그를 찾아온 환자 대부분은 병원에 갈 능력이 없는 시골 사람이거나 중병으로 병원에서 돈을 탕진하고 죽음을 기다리고 있다가 혹시나 하는, 지푸라기라도 잡는 심정으로 찾아오는 사람들이다.

"30년쯤 전에 영주에서 있었던 일이오. 소낙비가 좍좍 쏟아지는 날이었소. 웬 리어카 하나를 남자가 끌고 가는데 아낙이 따라가면서 울고 있었소. 가까이 가서 보니 리어카 안에는 예순 줄에 든 한 노파가 만삭이 된 것 같은 커다란 배를 싸안고 눈을 까뒤집은 채 죽어 가고 있었소. 비를 맞아서인지 얼굴도 시퍼렇게 변해 이미 송장이나 다름없었소. 어쩐 일이냐고 물으니 아낙이 울면서 말해요. 어머니가 위암인데, 통증이 너무 심해 한의원을 여러 군데 찾아갔으나 아예 들어가지도 못하고 쫓겨났다는 거였소. 그 노파는 2년 동안 위암을 앓았는데 나중에는 백혈병까지 생겼다고 하오. 서울 한 병원에서 항암제와 방사선 치료를 다섯 달 동안 받고, 영주에 있는 한의원마다 찾아다니며 약도 쓰고 침도 맞았지만 아무 소용이 없었다는 거였소. 그 아낙한테 집이 어디냐고 물으니 한 20분쯤 떨어진 가흥리에 산다고 해요. 내가 한번 손을 써볼 터이니 집으로 모시고 가자고 하고는 리어카를 잡고 뛰었소. 비는 막 쏟아지고, 환자 목숨은 경각에 달려 있으니 한시인들 지체할 수 있겠소. 집에 도착하자마자 병자를 눕히고 진맥해 보니 이미 환자는 피가 식어가는 중이었소이다. 손바닥으로 주무르며 한참 기를 밀어 넣으니 차츰 식은 피가 되살아나면서 의식이 돌아왔소. 의식이 돌아온 환자는 자기가 죽은 건지 살아 있는 건지 분간이 안 되는 눈치였소. 한 번도 본 적이 없는, 수염을 허옇게 기른 노인이 자기를 내려다보고 있으니 자기가 저승에 와 있는 게 아닌가, 하고 생각했던 거요. 며느리가 나를 가리키며 이 어르신은 어머니 병을 고치러 오셨다고 하니까 노파는 돌아누운 채 다 죽어 가는 목소리로 더 이상 치료 안 받겠습니다, 드릴 돈이 없으니 빨리 가보시오, 라고 하는 거라. 돈은 한 푼도 안 받을 테니 걱정하지 말라고 안심시키고는 침을 놓기 시작했소. 복수가 차서 큰 바가지를 엎어놓은 것 같은 배를 비롯해 온몸의 맥과 맥 사이에 대바늘만 한 장침을 수십 개 찔러 넣었소. 한 뼘이나 되는 굵은 침을 수십 개 찔러 넣으니 며느리는 얼굴이 하얗게 질려 밖으로 나가 버리고, 노파는 꼼짝 않고 누워서 식은땀만 흘리고 있었소. 두어 시간 혼신을 다해 침을 놓으니 노파는 조용히 잠들었소이다. 그러나 당장 응급조치는 했지만 살아날지는 아무도 모르는 거라. 갈비뼈 속에 있는 피 주머니가 고름으로 변해 입으로 올라오면 죽고, 밑으로 내려가면 사는 법이오. 아들한테 어머니를 잘 지키고 있으라고 하고는 밖으로 바람을 쐬러 나갔소. 아까 들어올 때 마을 입구에 마애삼존불이 하나 있는 걸 봤는데, 그것을 자세히 살펴볼 작정이었던 거요. 비를 흠뻑 맞았던 돌부처 후광이 햇빛을 받아 환하게 빛을 내는 것을 보고는 그 노파가 꼭 살아날 것이라고 느꼈소. 천천히 돌아오는데 그 노파 아들이 큰일 났다고 소리를 지르며 달려 나왔소. 어머니가 하혈하기 시작했다는 거요. 그게 복수가 빠져나오는 것이오. 그다음에는 죽은피가 소변으로 쏟아져 나오고, 그러면 다 낫는 것이라. 내 침 원리는 막힌 데를 뚫고 죽은피를 뽑아내 사통팔달로 기와 혈액을 통하게 하는 것이오. 그러니 금방 숨이 끊어진 사람도 살려낼 수 있는 것이오. 지금까지 그런 환자 살려낸 것이 수백은 넘을 거요."

부산에 사는 강영모(가명) 씨도 최 옹한테서 간암과 백혈병을 고친 사람이다. 그 이야기를 적는다.

"작년에 부산에 있는 병원에서 간암 진단을 받고 항암제와 방사선 치료를 5개월 동안 받았어요. 그런데 낫기는커녕 백혈병까지 겹쳤어요. 병은 못 고치고, 가산은 탕진하고, 낙담해서 집에 와 누워 있는데 동네 사람이 문병 와서 말하기를 울진에 있는 할배 찾아가야지, 그렇지 않으면 못 고친다고 해요. 그래서 할아버지한테 찾아가 진맥을 받아 보니 갈비뼈 속 피 주머니가 고름으로 변해 올라오면 죽고, 침을 놓아 밑으로 5푼만 떨어지면 산다고 합디다. 침을 한 보름쯤 맞으니 갈비뼈 밑으로 5푼쯤 떨어져요. 그리곤 화제를 써주셔서 그대로 약을 지어 달여 먹었어요. 그걸 먹으니 피 주머니가 터져서 하혈하는데, 오줌으로 피가 나왔어요. 이웃 사람들이 와서는 남자가 하혈하면 죽는다고 해요. 무서워서 할아버지한테 찾아가 물으니, 이제는 살았으니 안심하고 온천 가서 목욕이나 하고 가라는 거예요. 따뜻한 기운을 온몸에 돌려주고 나면 다음 날 점심때쯤 소변 색깔이 본래대로 될 거래요. 그다음 날 점심때쯤 소변을 보니 소변 색깔이 정상으로 나왔어요. 그래서 이 할아버지가 사람이 아니고 귀신이구나, 그랬지요."

❀ 한 그루 소나무처럼 살아온 이유

최 옹은 소나무 예찬론자다. 젊은 시절 금강산에서 이보법을 처음 깨우쳤을 때, 여덟 아름짜리 큰 소나무가 사기가 범접하지 못하게 향기를 뿜어 자신을 도와줬기 때문에 평생을 한 그루 큰 소나무처럼 살겠다고 맹세했다. 실제로 그는 한 그루 우람한 소나무처럼 꿋꿋한 기상과 곧은 절개로 한세상을 살아왔다. 늘 소나무처럼 청정한 향기를 몸에 지니고자 했고, 소나무의 마음으로 도를 닦고 병자를 치료했다.

"내가 세상 만물 중에서 가장 큰 스승으로 생각하는 것이 바로 소나무요. 옛날 도연명 선생이 소나무를 두고 지은 시가 있소. 나는 이 시를 인생을 재는 잣대로 여기며 마음속에 지니고 살아온 지가 오래되었소.

> 골짜기에 의연히 서 있는 소나무는
> 겨울 여름 한결같이 푸르다.
> 그 푸르름은 해마다 닥치는 서리와 눈을
> 이겨내기에 간직할 수 있는 것이다.
> 蒼蒼谷中樹 창창곡중수
> 冬夏常如玆 동하상여자
> 年年見霜雪 년년견상설
> 誰謂不知時 수위불지시

내가 소나무를 좋아하는 데에는 여러 가지 이유가 있소. 소나무는 우리 민족과 고락을 같이하며 살아온 나무요. 소나무만큼 우리 민족 정서와 닮았고, 민초의 생활을 보듬어준 나무는 없을 것이오. 이 땅 가난한 민중 곁에는 언제나 소나무가 있었소. 옛날에 아이가 태어나면 솟문을 세우고 금줄을 쳐서 나쁜 기운이 들어오는 것을 막았소. 금줄은 왼새끼로 꼬아서 사내아이면 숯과 고드랫돌을 끼웠지요. 고추, 숯, 솔잎은 사람의 탄생을 알리는 징표요. 그러니 태어나면서부터 솔과 인연을 맺는 셈이오. 그러나 소나무와 인연은 어머니 배 속에 있을 때부터 시작된 거요. 우리 선조들은 여자가 회임하면 마음속의 잡생각을 씻기 위해 솔 밑에 가서 솔바람 소리를 듣게 하였소. 그것은 가장 훌륭한 태교법이었소. 아이가 태어난 뒤 산모를 위해 미역국을 끓일 때도 솔가리로 불을 때서 끓였지요. 그 아이가 크면 소나무 우거진 산은 좋은 놀이터가 되었고 솔방울은 노리개 삼고 솔씨는 발라먹었습니다. 물오른 솔가지를 꺾어 껍질을 벗겨 먹는 송기야말로 우리 민족한테 제일가는 간식거리였소. 송화가 피면 아낙네들은 따서 송화다식을 만들었소. 이미 아득한 옛날이 되었지만 쌀이 귀하던 때 송홧가루와 곡식을 맞바꾸는 것을 여러 번 보았소이다. 이왕 말이 나온 김에 소나무가 몇 가지 땔감으로 나누어지는지 들어보겠소. 그 속에는 조상들의 생활이 들어 있소이다. 소나무 둥치를 잘라 쪼갠 것이 장작인데 바짝 말랐을 때와 꽁꽁 얼었을 때가 패기 제일 좋지요. 펑 뙈기로 사고파는데 알솔가리는 불이 마디고 화력도 대단하오. 농사를 알뜰히 짓고 나뭇가리가 넉넉한 집에는 몇 해 묵은 솔가리가 하나쯤 있게 마련이오. 곰삭고 묵은 솔가리가 주는 감흥은 별난 데가 있지요. 넉넉함과 여유로움, 은근한 뚝심 같은 것이 그 솔가리가 풍기는 냄새라오. 애틋하면서도 독특한 향기를 풍기지요. 정월 보름날에는 마른 솔가지로 찰밥을 짓고, 5~6년짜리 솔뿌리는 도끼로 쳐서 뽑아오는데, 고주박이라 하는 그것은 장작과 함께 쇠죽을 끓이거나 군불을 지피는 데 썼지요. 그 고주박이는 송진이 박혀 불 힘이 대단하지요. 다음에는 마당으로 눈을 돌려봅시다. 먼저 마을에 있는 집들은 거의 다 소나무로 지었소. 기둥, 서까래 할 것 없이 소나무가 제일이었소. 집 안 가구도 온통 소나무로 만든 것들이오. 궤짝, 책꽂이, 책상, 함지박, 소죽 푸는 통배기, 밥주걱, 크고 작은 통, 떡 괴는 틀, 목침, 자리틀, 뒤주, 등잔, 재떨이, 종가래 따위 등 무수히 많았소. 소나무의 쓰임새가 어디 이것뿐이겠소. 송진 박힌 소나무를 얇게 켜서 전등갓을 만들면 그 불빛은 형용할 수 없을 만큼 아름답고 신비롭소이다. 소나무 장작을 때고 남은 잉걸은 다리미에 담아 옷을 다림질하는 데 쓰기도 하고, 물을 부어서 꺼두었다가 숯으로도 썼소. 그 숯불에 고등어도 구워 먹고 감자랑 고구마랑 밤 같은 거 구워 먹으면 그 맛이 각별하오. 또 다 타고 남은 재는 잿물을 빼서 빨래도 하고, 똥과 버무려 거름도 만들고, 목화씨와 버무려 목화 심는 데 쓰기도 했소이다. 겨울철 화로에 숯불을 담아 방 안 공기를 덥히고, 짚자리 엮을 때는 손을 녹이기도 했소. 이처럼 소나무와 우리 민족은 관계를 끊으려야 끊을 수가 없는 것이오."

그의 소나무 예찬은 끝이 없을 듯했다.

"어느 해인가 옆집이 이사하고 집을 뜯는다기에 나도 거들었소. 이웃집 노인이 죽은 것에 대한 쓸쓸함을 집을 뜯으면서 느꼈지요. 상주에 있는 내 집보다 백 년은 더 오래된 집인데 마루를 헐어보니 마루판 두께가 5센티미터나 되었소. 그것을 보고 그 집은 천 년도 더 견딜 수 있도록 튼튼하게 지은 집이란 걸 느꼈소이다. 백 년도 넘게 지났지만 오히려 더 생생해진 송판을 보고 있으니 소나무야말로 하찮은 미물이 아니라 바로 우리 조상의 마음과 같다는 생각이 들었소. 소나무는 언제나 우리 민족 곁에 있으면서 우리를 위해 일해 주었소. 소나무의 공덕만 한 것이 어디에 또 있겠소이까. 우리가 본받고 고마워해야 할 대상이 소나무라고 나는 생각하고 있소. 나는 깊은 산 속 소나무 아래서 솔잎을 먹으면서 소나무의 마음을 배웠고 의술을 깨쳐 병든 사람을 고쳐 왔소. 병든 자를 일으켜 걷게 하고 상처를 아물게 하는 마음이 바로 소나무의 마음이라고 나는 생각하고 있소."

신선의 음식, 솔잎과 송화대력주

소나무는 건강을 지키고 질병을 치료하는 데 으뜸으로 꼽을 만한 약이며 식품이다. 최 옹은 솔잎과 솔씨, 솔뿌리, 송절, 복령, 송이버섯 등 소나무에서 나는 것만 잘 이용하면 무병장수는 물론이고 웬만한 질병은 예방하고 치료할 수 있다고 한다.

"소나무 약성을 설명하려면 한이 없소. 예부터 솔잎은 '신선의 식사'라고 하였소이다. 나는 산에 있는 동안 내내 솔잎을 먹으며 살았는데, 솔잎은 몸을 가볍게 하고 머리를 맑게 하며 겨울철에 오래 먹으면 무병장수할 수 있소. 늙어서 신경이 쇠잔해져 잠을 이루지 못할 때는 솔잎베개가 효과가 신통하오. 그늘에서 말린 솔잎과 박하 잎을 9:1 비율로 섞어 베개를 만들면 되오. 그러면 꿈속에까지 솔잎 향기가 날아들고 솔바람이 자장가처럼 귀에 들려 잠 맛이 날아갈 듯이 좋소이다. 솔잎은 한겨울 높은 산꼭대기에서 딴 것이 으뜸이오. 그것을 만리풍 솔잎이라고 하지요. 뼈마디가 아파서 솔잎 뜸질을 할 때는 만리풍 솔잎을 써야 효과가 제대로 나는 법이오. 솔잎차는 불가에 이름 높은 고승이 마시는 차인데, 머리나 근육이 피로할 때, 신경통, 관절염, 팔다리 마비, 괴혈병, 동맥경화, 고혈압 예방과 치료에 좋지요. 생솔잎 300그램을 물에 넣고 60도쯤 온도에서 10시간쯤 끓여 솔잎 성분이 우러나면, 체에 밭아 솔잎을 건져 버리고 그 물에 설탕을 타서 먹으면 좋은 솔잎차가 되오. 솔씨를 먹는 방법도 있소. 음력 9월에 솔방울을 따서 솔씨만을 가려내 짓찧은 다음 고약처럼 달여서 먹는데, 100일 동안 먹으면 몸이 거뜬해지고 300일 동안 먹으면 하루에 500리도 갈 수 있으며, 곡식을 먹지 않고도 살 수 있다고 했소. 먹을 때 갈증이 나면 송진을 법제해 같이 먹으면 좋지요. 내가 소나무에서 그 유용성 말고 한 가지 더 깨우친 게 있다면, 그것은 재물을 택하지 말고 마음을 택해 정진하면 그 생활이 비길 데 없이 아름답고 소나무처럼 향기가 난다는 것이오."

　소나무를 이용하는 방법 중에는 소나무의 푸르고 건강하고 맑은 기운을 그대로 받아 송화대력주(松化大力酒)를 만들어 먹는 것이다. 송화대력주는 만드는 방법이 지극히 어렵고 시간이 오래 걸린다. 또 잘못하면 오히려 큰 화를 당할 수도 있으므로 함부로 해서는 안 된다. 만드는 방법은 다음과 같다.

　개소리나 닭소리가 들리지 않는 깊은 산 속에서 80년이나 100년쯤 자라 줄기가 곧고 생명력이 왕성하며 기운이 맑은 소나무 한 그루를 고른다. 길옆에 있거나 너무 큰 나무, 줄기가 여러 갈래로 갈라진 나무는 좋지 않다. 적당한 소나무를 골라서는 그 나무 밑에 있는 흙을 파고 들어가 밑동 바로 밑으로 곧게 내려간 원뿌리를 찾아낸다. 원뿌리는 그렇게 굵지 않다. 그 원뿌리 끝 부분을 잘라내고, 두 말 넘게 들어가는 오지항아리에 좋은 청주나 막걸리를 두 말쯤 부은 다음, 뿌리 끝이 항아리 밑바닥까지 닿도록 하고, 항아리 속으로 흙이나 물이 들어가지 않도록 잘 봉하고 나서 본디 모양대로 흙을 덮는다. 음력 3월에 묻어두었다가 만 3년이 지나면 파내서 날마다 약간 취할 만큼 마신다.

송화대력주는 항아리 속 술을 소나무가 몽땅 빨아 마시고 뱉어내기를 여러 번 한 것으로 소나무 기운이 몽땅 빠져나온 것이다. 그렇게 만든 송화대력주는 연한 푸른빛이나 연한 노란빛이 나는데, 양기 부족, 고혈압, 중풍, 피부병, 관절염, 신경통, 요통, 신허요통, 여러 가지 속병, 귀먹은 데, 종창, 간경화, 치통, 암 예방 등에 효과가 뛰어나며, 늙지 않고 오래 살게 하는 선약 중 최고 선약이다. 송화대력주는 마음이 맑지 않은 사람이 마시면 오히려 해를 당하며, 한 사람이 평생에 한 번만 먹어야 한다. 송화대력주를 만들고 나면 그 소나무는 시들시들 말라죽거나 기력이 몹시 쇠약해진다.

큰 산은 하늘이 정하고 뜻과 몸은 마음이 정한다

최 옹이 젊었을 때는 가부좌를 틀고 앉은 자세로 한 자 높이 공중으로 떠오르기도 했고, 종이에 불 화(火) 자를 써서 벽에 붙이고 주문을 외워 염력을 보내면 불 화 자에서 실제로 불꽃이 일어나

활활 타오르기도 했다는 등 갖가지 신통력을 지니고 있었다. 산속에서 오래 수련하면 자신도 모르게 그런 능력이 생긴다는 것이다.

"내공은 바깥에 떠도는 자연의 힘만큼이나 센 것이오. 공기 중에 있는 무한한 기를 마음으로 다스릴 줄 알면 상상을 초월하는 엄청난 힘을 낼 수 있소. 그러나 나는 비범한 힘을 얻기 위해 내공을 닦은 것이 아니라 마음의 잡티를 걷어내기 위해 수련해 왔소. 천정태산(天定泰山)이고 심정지신(心定之身)이라. 큰 산은 하늘에서 정하고 뜻과 몸은 마음이 정한다고 했으니, 내 이 말을 가슴에 품고 한 평생을 살아온 거요."

아흔여섯 살이 된 최 옹은 요즈음 노환으로 몸이 불편하다. 1994년에 쓰러져 얼마간 병원 신세를 지기도 했다. 나이 앞에는 그도 어쩔 수 없는 모양이다. 뼈를 깎는 노력으로 터득한 독특한 의술로 수백, 수천의 난치병자를 구료했고, 한 점 티끌도 없는 큰 소나무의 기개를 가슴에 품고 살아온 최창웅 할아버지. 대쪽같이 곧은 그의 삶은 혼탁하고 타락한 이 시대에 정녕 의로운 삶이 어떤 것인가를 모범으로 보여준다.

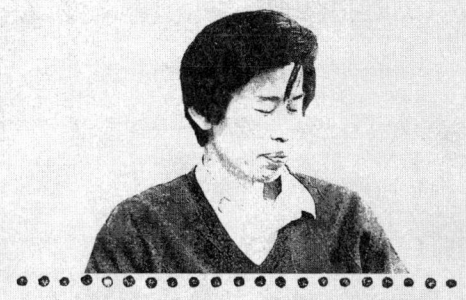

09

쑥뜸 명인
조용순

"쑥뜸으로 어떤 질병이든지 고칠 수 있습니다. 그런데도 하늘의 뜻을 거역하는 것이 인간입니다. 암, 농약 중독, 당뇨병 등을 쑥뜸으로 고칠 수 있다는 것이 여러 곳에서 입증되고 있는데도 현 의료계는 그것을 일부러 무시하거나 부정하고 있습니다. 만약 전문 의료기관에 있는 사람이 쑥뜸으로 에이즈를 치료했다고 하면 이처럼 비난하거나 묵살하지는 않을 겁니다."

수천 년 전에 우리나라에서 처음 생겨나 동양 여러 나라로 퍼져 발전해간 고유의 민족의술 '쑥뜸'은 과연 세계 최고의 의술이며 만병통치의 의술인가. 한방이나 민간에서 온열자극요법으로 신경통이나 소화불량 정도를 치료하는 데 써왔을 뿐이라서 현대의학에서는 무지하고 야만스러운 의술로 여기고 있는 쑥뜸. 이 치료법이 현대의학은 고칠 수 없을 뿐만 아니라 원인도 알 수 없는 갖가지 난치병을 퇴치, 또는 호전시켜 난치병 치료에 새로운 희망을 주고 있다.

갖가지 암, 하반신마비, 농약 음독, 당뇨병, 연탄가스 중독, 독사에 물린 것 등 난치병자와 응급환자를 쑥뜸으로 구해낸 사례가 적지 않은가 하면, 인류를 종말에 이르게 할지도 모른다는 천형의 괴질 '에이즈'를 쑥뜸으로 완치했다는 주장과 이를 뒷받침하는 임상 사례가 나와 의료계는 물론이고 사회 전반에 걸쳐 충격을 던지고 있다.

농약을 음독한 사람이나 독사에 물린 사람, 팔다리가 마비된 환자, 꼽추, 시각장애인, 그 외에 갖가지 난치병을 간단한 방법으로 고쳐내곤 하는 쑥뜸의 기적은 마치 예수 그리스도의 기적을 방불케 한다. 그러나 쑥뜸 치료는 예수 그리스도나 심령 치료사, 종교 치료사들이 하는 것처럼 개인의 신통력이나 안수로 병을 고치는 게 아니라 몸 특정 부위에 쑥을 놓고 떠서 병을 고치는 방법이다. 이렇듯 누구든지 쉽게 실천할 수 있는 민중의술이라서 민간에 널리 알려져 있고, 막대한 의료비를 감당할 수 없는 가난한 서민들에게는 생명의 복음으로 인식되고 있다.

쑥뜸으로 에이즈 퇴치

에이즈는 지금까지 인류에게 나타난 어떤 질병보다 인류를 공포로 몰아넣고 있는 무서운 질병이다. 1981년에 그 정체를 발견한 이래 세계 여러 나라의 이름 있는 의료기관에서 뛰어난 인력과 막대한 연구비를 투입해 치료제 개발에 힘써 왔으나 지금까지 뚜렷한 효과가 있는 치료약이나 예방백신을 개발하지 못하고 있다. 만약 쑥뜸으로 에이즈를 완치할 수 있다는 것을 입증한다면 인류는 에이즈 공포에서 벗어날 뿐만 아니라 우리 민족의술의 하나인 쑥뜸 치료법의 우수성을 세계에 알리는 좋은 기회가 될 것이다.

에이즈 환자에게 쑥뜸 치료를 시술한 사람은 인천 보건환경연구원에서 환경연구부장으로 일하는 조용순 씨다. 그는 10년쯤 전부터 쑥뜸 연구에 몰두해 암, 결핵, 골절, 농약 음독, 반신마비, 결핵척수염 등의 난치병을 치료한 쑥뜸 전문가다.

조용순 씨는 1991년 8월에 부산에서 인천으로 이사해 온 에이즈 환자 김연환(당시 54세, 가명) 씨에게 이틀 동안 중완혈과 단전혈에 한 장 타는 데 7분이 넘는 뜸장으로 3시간 10분 동안 쑥뜸을 실시, 에이즈는 말할 것도 없고 합병증인 결핵까지도 완치했다고 주장한다. 또 1992년 7월에는 미국인 에이즈 환자 3명한테도 일주일 동안 쑥뜸을 떠서 완치했다. 에이즈 균을 완전히 죽이고 전염력도 완전히 소멸시켰다는 것이 그의 주장이다.

에이즈 환자 김연환 씨는 경력 22년의 전직 외항선원이다. 1988년 7월 부산 해양병원에서 에이즈 보균자라는 판정을 받았고, 그 뒤에도 두 번이나 외항선에 승선해 갑판장으로 일했다. 그러던 중에 에이즈가 발병, 1991년 4월에는 몇 주 사이에 몸무게가 8킬로그램이나 빠지는 등 건강이 악화됐다. 5월에 우리나라로 돌아와 부산대학병원에 입원해 에이즈와 결핵 합병증 판정을 받고 에이즈 치료제인 에이지티(AZT)를 복용했다. 그 뒤 인천에 있는 누나 집으로 거처를 옮겨 인천 북구보건소의 관리를 받아오던 중에 조용순 씨를 알게 되어 쑥뜸을 뜨게 되었다.

조용순 씨는 강화 출신으로 임상병리사로 시작해 25년 동안 공무원으로 일해 왔다. 일찍부터 단전호흡이나 기 치료법 같은 고유의 민족의술과 민족사상, 정신수련법 등에 심취했다. 쑥뜸에 관심을 둔 것은 10년 전부터다.

인천에서 단전호흡 도장을 운영하면서 수련생들한테 기를 너무 많이 쏟은 까닭에 몸이 무척 쇠약해졌고, 그래서 쑥뜸을 떠보니 효과가 좋았다. 그때부터 쑥과 쑥뜸법에 관련된 의학책들을 섭렵하며 자기 몸을 대상으로 무수하게 실험했다. 30분 넘게 타는 주먹만 한 뜸장을 배꼽 밑 단전혈에 놓고 태우는 등 보통 사람으로서는 엄두도 못 낼 엄청난 고통을 감내하며 쑥뜸을 실험했다. 그렇게 시험한 끝에 암, 반신불수, 골절, 척추결핵, 소아마비 등의 환자를 쑥뜸으로 고쳤다. 이 같은 경험을 통해 쑥뜸으로 세상 모든 난치병은 말할 것도 없고 에이즈까지 퇴치할 수 있다는 신념을 갖게 됐다.

에이즈는 인체 면역체계를 파괴해서 질병과 병원체에 대한 저항력을 빼앗아 사람을 죽음에 이르게 하는 질병이다. 에이즈 바이러스는 사람 몸 안에서 면역기능을 하는 임파구만을 공격해 파괴한다. 이 임파구는 미생물, 바이러스, 기생충 등 수많은 병원체를 막아내는 일을 하는데, 에이즈 바이러스는 이 임파구만을 선택해 파괴하기 때문에 모든 병원체에 대한 저항력을 잃어 어떤 병원체라도 몸에 들어오기만 하면 그것으로 인해 목숨을 잃게 되는 것이다.

에이즈 보균자의 발병과 진행 상태를 알 수 있는 검사법으로는 혈액 중에 T4 임파구 수를 헤아려보는 방법이 있다. 즉 T4 임파구 수가 $1mm^3$에 600개가 안 되면 상당히 위험한 수치로 본다. 미국에서는 T4 임파구 수가 2백 개 이하일 때 에이즈 환자로 본다. 그러나 세계보건기구에서 에이즈 환자를 보는 기준이 다르다. 에이즈로 인한 기회감염 증상인 카포시 육종과 궤양, 폐렴, 결핵, 온몸의 임파선 종창 중에서 증상이 한 가지 이상 나타나야 비로소 에이즈 진단을 내린다. 에이즈에 감염되면 인체 내 T4 임파구가 줄어들고 T8 임파구는 늘어난다. 이 T4 임파구와 T8 임파구 수를 나눈 T4/

T8 비율로 에이즈 진행 상태를 관찰한다. 정상적인 사람 수치는 대개 1.3~2.1로 나타나지만 에이즈에 감염되면 1 아래로 떨어진다.

조용순 씨가 1991년 12월에 국립보건원과 관계기관에 낸 보고서에 따르면, 에이즈 환자 김연환 씨는 1991년 2월 26일 국립보건원 제1차 면역검사에서 T4 임파구 159개, T8 임파구 1,328개로 T4/T8 비율이 0.12로 나타났고, 8개월 뒤인 10월 2차 면역검사에서는 T4 임파구 128개, T8 임파구 539개로 T4/T8 비율은 0.24로 에이즈가 상당히 심화된 것으로 판단할 수 있는 상태였다.

미국 워싱턴 대학 에이즈임상연구소에서 연구한 에이즈 연구 권위자 연세의대 세브란스병원 김준명 교수에 따르면, T4 임파구 수가 200개 이하로 계속 떨어져 있는 상태라면 에이즈로 인한 기회감염인 암이나 카포시 육종, 결핵 등 여러 가지 신경 증상과 치매 상태를 유발하기 쉬운 중증 상태이다.

쑥뜸을 뜨기 전에 김연환 씨는 인천 북구보건소에서 결핵 말기 판정을 받고 5개월간 결핵약을 먹었으나 별 차도가 없었다. 가래가 심하게 끓고 숨이 몹시 가빠서 대화를 나누기 어려울 정도였고, 얼굴빛도 까맣게 변해 마치 죽은 사람과 같았다. 조용순 씨는 쑥뜸을 뜨기에 앞서 김연환 씨에게 결핵약을 끊으라고 하고, 3일 뒤에 물 한 그릇과 과일을 상에 차려 놓고 천지신명께 쾌유를 기원하는 제사를 올린 뒤, 기도하는 마음으로 쑥뜸을 시작했다. 중완혈과 단전혈에 1분쯤 타는 것에서부터 시작해 차츰 크기를 늘려나갔다. 30분쯤 지나면서부터는 7분에서 10분쯤 타는 뜸장을 계속 올려놓았다.

"어쩐지 일이 잘 안 풀리는 것 같았어요. 제사를 올릴 때 쓸 과

일을 사온 것을 보니까 배 하나에 큰 흠집이 있더군요. 그걸 바꾸러 나갔다가 길에서 순경 다섯 사람과 실랑이가 붙었어요. 이거 좋지 않은 징조구나 했는데, 뜸을 시작하고 5분도 안 돼서 갑자기 무언가 눈을 딱 가리기라도 한 것처럼 앞이 보이지 않더라고요. 이거 염라대왕이 잡아갈 사람을 살리려고 하니 신령이 방해하는 게 아닌가, 하고 느꼈어요. 자리에 정좌하고, 눈을 감고 5분쯤 정신을 집중하고 나니 앞이 보여서 쑥뜸을 시작했는데, 또 앞이 장님처럼 콱 막혀요. 이거 못하겠다 싶어 다시 한 시간을 앉아서 정신을 집중해도 정신이 맑아지지 않아요. 그래서 옆에 있는 후배한테 하라고 맡기고는 밖에 나와서 30분 동안 좌정하고 용트림을 하니 그때야 쓰윽 눈앞이 환하게 걷히더라고요. 바로 들어가서 붙들고 쑥뜸을 시작했지요."

그 이튿날에도 1시간 반 동안 쑥뜸을 뜨고 사흘째 되는 날 마무리로 세 번째 쑥뜸을 뜨려 했으나 환자가 너무 고통스럽다며 완강하게 거절하는 바람에 어쩔 수 없이 그걸로 마무리 지었다.

🍀 에이즈 합병증 폐결핵도 완치

에이즈 환자 김연환 씨는 '처음에는 아무리 뜨거워도 죽기야 하겠느냐 하는 마음으로 참고 버텼으나 세 번째 뜰 때에는 죽으면 죽었지 도저히 참을 수가 없을 것 같아서 거부했다'고 말했다. 그는 뜸을 뜨는 동안 옷이 흠뻑 젖을 만큼 땀을 흘렸으나 뜨고 나서부터 혈색이 좋아지고 밥맛이 좋아지는 등 몸이 상당히 좋아졌다고 말했다.

"뜸을 뜨고 나서 가래도 거의 안 나오고, 숨이 가쁘던 것도 멎고, 정신도 맑아졌고, 몸도 많이 좋아졌어요. 기분으로는 에이즈와 결핵이 다 나은 것 같았어요. 전에는 몸이 허약해서 잠을 아무리 많이 자도 늘 피곤하기만 했는데 지금은 피곤함을 모르겠어요. 또 다리에 힘이 없어 걸음을 제대로 걸을 수 없었는데 다리에 힘이 정상적으로 돌아왔습니다. 에이즈에 걸리면 얼굴이 새까맣게 되는데 지금은 다시 하얗게 되었습니다. 많이 좋아진 것이 틀림없어요."

뜸을 뜨고 나서부터 뜸자리에서 노란 고름이 계속 나왔다. 고약을 붙이고 한 달 보름 동안 빨아내니 뜸자리가 완전히 아물었고 몸무게도 조금 늘었다. 다 나은 것 같다는 환자 얘기 못지않게 조용순 씨 역시 자신만만하게 완치되었다고 주장했다.

"에이즈 바이러스를 비롯한 모든 바이러스의 주된 구성 물질은 단백질입니다. 바이러스는 열에 약해요. 온도가 50도만 되면 죽습니다. 그런데 쑥불이 직접 닿는 부위 온도는 섭씨 300도가 넘습니다. 쑥불이 살에 닿는 온도가 그렇지만 실제 쑥불 온도는 900도에서 1,000도쯤 돼요. 쑥은 수천 년 동안 내려오면서 인체에 해가 없다는 것이 입증된 식물이며, 또 침투력과 해독력, 살균력이 대단히 강해요. 쑥의 약기운과 온도가 혈액을 타고 온몸으로 들어가는데 에이즈 바이러스가 죽지 않고 배겨낼 수 있겠습니까?"

그는 쑥뜸 치료를 마친 뒤에 환자의 객담, 즉 가래를 채취해 5시간 동안 정밀검사를 했으나 결핵균 단 한 개도 찾아내지 못했다. 그리고 쑥뜸을 뜨고 열하루 뒤인 12월 16일에 〈에이즈와 합병증 동시치료 연구, 말기 결핵 합병의 경우〉라는 보고서를 국립보건원과 관계기관에 냈다. 그러나 환자와 조용순 씨 흥분과는 달리 국립보건원이나 보건복지부 등 관계기관과 당국자들 반응은 냉담했다.

김연환 씨는 쑥뜸을 뜨고 열이틀 뒤인 12월 17일에 국립보건원에서 정밀혈액검사를 받았고, 그 뒤 1992년 1월에 서울대병원으로 넘어가 1월 28일에 다시 면역검사와 결핵검사를 받았다. 그러나 그에 대한 공식적인 결과는 그로부터 3년이 지나도 나오지 않고 있다. 이에 대해 국립보건원 에이즈과 한 관계자는 이렇게 잘라 말했다.

"김연환 씨는 여전히 에이즈 보균자이며 단순히 결핵이 호전되었다고 해서 에이즈가 치료되었다고 주장하는 것은 말도 안 되는 소리다. 면역검사결과를 발표할 하등의 가치가 없다."

또 조용순 씨 보고서에 대해서는 이렇게 혹평했다.

"보고서라기보다는 간단한 메모 정도일 뿐이며, 또 에이즈를 고쳤다는 주장만 할 뿐이지 이를 입증할 만한 아무런 과학적이고 구체적인 증거를 제시하지 못하고 있다."

그리고 국가 일을 하는 공무원 신분으로 에이즈 퇴치를 위해 애쓴 것은 높이 평가할 만하지만, 에이즈를 전공하거나 의학을 전문적으로 공부하지 않은 사람이 민간의술 하나만 믿고 세계 수많은 의학자가 수백억 달러를 투입해서도 치료법을 개발하지 못한 에이즈를 고쳤다는 것은 터무니없는 발상이라고 덧붙였다. 보건복지부 방역과장 또한 조용순 씨 에이즈 치료 주장을 이렇게 공박했다.

"말도 안 되는 소리다. 환자를 보호할 의무가 있는 국가 공무원이 법을 무시하고 환자 인적사항을 밝힌 행위는 처벌받아야 마땅하다. 또 에이즈 전공자도 아닌 사람이 민간의술을 맹신하고 에이즈를 치료했다고 주장해 물의를 일으킨 사실은 부끄러워해야 할 것이다."

이뿐만이 아니라 방역과장은 조용순 씨의 터무니없는 주장을 묵살한 것으로 인해 상부로부터 왜 공무원의 창의력을 말살하느냐는 힐책을 받았다면서 말을 이었다.

"그 사람 정신이 좀 이상한 사람 아닌가. 지금까지 갖가지 민간요법으로 에이즈를 치료하는 방법을 개발했다며 환자 치료를 자청하는 사람이 무수히 많았으나 모두 실패했다."

에이즈 환자 김연환 씨 치료를 맡은 서울대병원 내과 모 교수 역시 환자의 면역검사 수치는 대외비 사항이라서 밝힐 수 없고, 환자는 여전히 에이즈 보균자이며, 다만 전보다 더 나빠지지 않은 상태라고 했다. 그리고 환자 혈색이 좋아진 것과 자각증세가 호전된 것은 결핵약을 계속 복용해 결핵균이 없어졌기 때문이며, 에이즈가 진행되지 않고 있는 것은 미국식품의약국에서 유일하게 공인한 에이즈 치료제 에이지티를 복용하고 있기 때문이며, 쑥뜸 효과에 대해서는 아무것도 말할 것이 없다고 했다. 또 에이즈 바이러스에 감염되고 10년이 지나도 아무런 증상이 나타나지 않는 사람이 많이 있는데, 쑥뜸 두 번 떠서 겉으로 보이는 증세가 좋아졌다고 해서 에이즈가 치료된 것으로 보기는 어렵다, 환자 상태가 객관적으로 호전되었다고 해서 그것이 쑥뜸으로 인한 것인지 에이지티로 인한 것인지 알 수 없다, 에이즈 치료 효과를 증명하려면 환자 여러 명을 대상으로 한 과학적이고 합리적인 임상 시험이 뒤따라야 할 것이라며 이 교수는 조용순 씨 주장을 일축했다.

국립보건원과 보건복지부, 또 의료계의 이 같은 반응에 대해 조용순 씨는 종래의 주장을 한 치도 굽히지 않았다.

"우리나라에 있는 에이즈 환자를 모두 데려오면 한꺼번에 다 고칠 수 있다."

어떻게 에이즈가 치료되지 않은 상태에서 말기 결핵 환자가 열흘 만에 다 나을 수 있느냐고 반문하며 에이즈는 완치되었으며 면역력도 정상에 가까운 수치가 되었을 것이라고 자신한다. 환자 김연환 씨도 마찬가지로 다 나은 것 같다며 새로운 희망에 부풀어 이렇게 말했다.

"서울대병원에서 의사 선생님께 면역검사결과를 알려 달라고 해도 비밀이라 가르쳐줄 수 없다고 해요. 환자한테는 알려줘야 한다는데 왜 안 알려주는지 모르겠어요. 결핵에 대해서는 목 부분만 조금 이상하고 완전히 나았다고 하는데 에이즈에 대해서는 그냥 좋아졌다고만 하니 답답해 죽겠습니다. 조용순 부장님한테 은혜를 어떻게 갚아야 할지 모르겠어요. 에이즈에 감염된 것을 알고 난 뒤에 비관해서 면도날로 혈관을 자르려고도 해보고 산에 올라가 죽으려고 하는 등 네 번이나 자살을 기도했습니다. 이제 조용히 농촌 같은 데로 내려가 결혼도 하고 약초밭이나 가꾸며 살고 싶습니다."

김연환 씨가 쑥뜸을 뜨기 전에는 에이즈 치료제 에이지티를 하루에 16알씩 먹던 것을 쑥뜸 뒤에 국립보건원 지시로 하루 4알로 줄였다가 얼마 뒤에는 에이지티도 결핵약도 완전히 끊었다.

1992년 2월 7일에는 서울대병원 내과 모 교수한테 취업하겠다는 이유로 자신의 질병에 대한 진단서를 요청했다. 병원에서는 에이즈에 대한 진단서는 써줄 수 없다며 폐결핵에 대한 진단서만

발급했다. 모 교수가 써준 김연환 씨 의학적 소견은 다음과 같다.

'상기 병(폐결핵)으로 1991년 7월부터 부산대학교병원에서 항결핵제를 투여했으며, 1992년 1월 24일부터 본원 내과 외래를 통해 경과 관찰 중임. 1992년 1월 28일, 객담검사는 음성이고, 항결핵제를 6개월 이상 투여했으므로 타인에게 균을 전파할 가능성은 희박함.'

한편 조용순 씨는 쑥뜸 시술로 인해 무자격의료인의 의료행위, 에이즈 환자에 대한 보호법률 위반 등의 혐의로 1991년 12월 7일 경찰에 소환되어 8시간가량 조사를 받았다. 조사받고 나서 법률위반 혐의가 인정되어 벌금 100만 원을 물어야 했다. 그러나 그는 관계기관의 몰인정과 주위의 비웃음에도 아랑곳하지 않고 '서양의학 사대주의에 빠져 있는 오늘날의 현실에서는 갖가지 난치, 불치병을 후유증 없이 고칠 수 있는 전통의술이 있음에도 어느 곳에서도 인정받을 수 없는 현실이 안타깝고 한스럽다'며 현실을 개탄했다.

"쑥뜸으로 어떤 질병이든지 고칠 수 있습니다. 그런데도 하늘의 뜻을 거역하는 것이 인간입니다. 암, 농약 중독, 당뇨병 등을 쑥뜸으로 고칠 수 있다는 것이 여러 곳에서 입증되고 있는데도 현 의료계는 그것을 일부러 무시하거나 부정하고 있습니다. 만약 전문 의료기관에 있는 사람이 쑥뜸으로 에이즈를 치료했다고 하면 이처럼 비난하거나 묵살하지는 않을 겁니다."

그는 또 '민족의학연구소'를 설립해 민족 고유의 의술들을 발굴, 정리하고 입증하는 일이 시급하다고 주장한다.

"나는 욕심을 버린 사람입니다. 내가 간절히 바라는 것은 도를 닦다가 딸깍 숨이 끊어져 죽는 것입니다. 그러면 그보다 더 큰 영광이 없겠습니다. 저는 목숨을 걸고라도 에이즈를 비롯한 갖가지 난치병들을 고쳐보고 싶습니다. 하루빨리 민족의학연구소 같은 것을 설립해서 쑥뜸을 비롯한 여러 가지 전통의술로 환자를 치료하는 것이 간절한 소망입니다."

그러나 의료계 전반에서는 쑥뜸으로 에이즈를 고쳤다는 주장에 대해 믿을 수도 없고 믿을 필요도 없다는 식으로 받아들인다. 연세대학교 세브란스병원 에이즈 전문의 김준명 교수는 이렇게 말했다.

"신문에서 에이즈를 쑥뜸으로 치료했다는 기사를 읽고 많은 관심을 가졌습니다. 환자 몇 명한테 더 임상 시험을 해서 좀 더 과학적이고 객관적인 자료가 나온다면 함께 연구해 보고 싶습니다. 예전에도 미국에서 어떤 중국인이 특정한 식물을 달여 먹으면 에이즈 균 증식이 억제된다고 주장해서 화제가 되었던 적이 있습니다. 그런데 얼마 지나지 않아 그것은 부작용이 크고 효과도 별로 없다는 것이 밝혀졌습니다. 쑥뜸으로 에이즈를 치료할 수 있다고 생각하지는 않으나 좋은 결과가 나왔으면 좋겠습니다."

에이즈 환자 김연환 씨는 그 뒤로 건강 상태가 갈수록 좋아졌다. 농촌에 내려가 아내를 얻어 살겠다는 소망대로 아내를 얻어 살림도 꾸렸다. 그러나 외항선원일 때 얻은 바람기를 잠재우지 못했던 모양인지 부부싸움이 잦았다. 비록 혼인신고를 한 것은 아니었지만 1년 반 동안 동거했다. 김연환 씨는 에이즈가 낫고 체력도 회복되어 양기가 좋아지자 동거하는 여인 말고도 여자 7~8명과 정을 나눌 만큼 성품이 음란하고 방탕했다. 물론 그는 자신이 에이즈 환자였다는 것을 철저하게 숨겼다. 그러나 몸에 조금이라도 이상이 있는 듯하면 곧바로 서울대병원에 입원해 20일이나 한 달쯤 누워 있다가 퇴원하곤 했다.

그러던 어느 날, 동거하는 여자와 싸움이 붙었는데 몹시 화가 난 그는 내가 에이즈 환자라고 떠들었고, 깜짝 놀란 여자는 그 말에 대해 꼬치꼬치 따져 물었다. 김연환 씨는 자신이 에이즈 환자였다는 사실을 고백하지 않을 수 없었다. 실랑이 끝에 그들 부부는 조용순 씨 사무실까지 찾아가 의자며 책상 등을 부수는 난동을 부렸다. 조용순 씨는 이미 김연환 씨 에이즈가 완치되었으니 걱정할 것 없다면서 여자를 안심시키고, 두 사람 몸에서 혈액을 채취해 검사를 의뢰했다. 혈청검사에서 두 사람 다 에이즈 균이 없는 것으로 나타났으며 이로써 에이즈가 완전히 치료되었다는 분명한 증거를 얻었다.

그러나 그 뒤에 김연환 씨는 방탕한 생활 후유증으로 말미암아 후두암이라는 진단을 받고 서울대병원에 입원했다. 그는 에이즈 환자가 아닌 후두암 환자로 병원에 입원했고, 40일 만인 1994년 12월에 사망했다. 이로써 쑥뜸으로 에이즈를 완치했다고 내세울 수 있는 증인이 사라져버린 것이다.

미국인 에이즈 환자 '제이에이치시'의 검사결과

한편 조용순 씨는 1992년 7월에 미국인 에이즈 환자 3명에게 쑥뜸을 실시했다. 일주일 동안 쑥뜸 치료를 했는데 환자들이 뜨거움을 견디지 못해 도망가 버리는 바람에 제대로 뜸을 뜨지 못했다. 세 사람 모두 1995년 4월까지 매우 건강한 상태이며 혈액검사에서 에이즈 보균자이기는 하나 면역력이 떨어지지 않은 것으로 나타났다.

그중 한 사람인 제이에이치시(J.H.C)라는 사람은 1995년 4월 20일, 버지니아 주에서 혈액을 채취해 에이즈 균 배양검사를 했다. 다음은 제이에이치시라는 사람이 조용순 씨한테 보낸 편지 내용이다.

'이 편지는 제이에이치시 본인이 1992년 7월 마지막 주에 한국 인천에 사는 조용순 선생한테 치료받은 경험을 토대로 적습니다. 본인은 미국인 다른 2명과 함께 마룻바닥에 누워 7일 동안 치료했습니다. 신체 배꼽에서 1인치쯤 떨어진 곳에 뾰족한 봉우리 모양으로 만든 목초를 올려놓고 불을 붙였습니다. 내가 알기에는 뜨거운 열기를 가진 그 목초가 치료의 핵심입니다. 본인은 1985년 10월부터 지금까지 에이치아이브이(HIV) 양성이었으나 어떤 증상도 나타나지 않았습니다. 약 9개월 동안 에이지티를 복용했지만, 그 치료를 받기 위해 복용을 중지했고, 그 뒤로 다른 어떤 약도 복용하지 않았습니다. 제 건강 상태는 매우 좋아졌으며 몸무게도 늘 왕성한 식욕과 함께 일정했습니다. 가장 최근 검사결과는 여전히 에이치아이브이 양성이라고 합니다. 우리는 그 치료 이후에 신체 안 바이러스 성장 여부를 측정하기 위해 혈청 배양을 겸했습니다. 본인의 치료 이후 검사결과는 에이즈 바이러스가 줄어든 것으로 나타났습니다. 이 치료는 내게 정신적으로 두 가지 중요한 확신을 주었습니다. 하나는 이 병이 언젠가는 해결될 수 있다는 강한 기대입니다. 다른 하나는 내 몸이 불의 고통과 두려움을 극복할 능력이 있다는 점입니다. 본인은 이 치료가 놀랄 만한 가능성을 가졌고, 믿을 만한 것으로 생각합니다. 이 치료가 정확하다는 것이 많은 사람한테 알려지면 또 다른 훌륭한 결과가 나올 것으로 생각합니다. 덧붙여 최길보 씨 우정에 감사드리며 신체 곳곳으로 스며드는 에너지, 곧 기에 관한 통찰력에 뜨거운 찬사를 보냅니다.'

그 후 제이에이치시는 캘리포니아 주 사이프러스 시에 있는 건강센터(NHL)로부터 앞서 접수한 배양검사결과가 음성으로 나타났음을 통보받았다. 이에 그는 조용순 씨에게 자신의 기쁜 마음과 1995년 6월 21일에 나온 결과를 보냈다. 자신은 이제 건강한 삶을 살겠노라는 맹세와 함께.

에이즈 치료에 대한 조용순 씨 주장은 실험 대상이 적었다는 것, 과학적이고 체계적인 자료를 갖추지 못했다는 점 등에서 허점이 보이는 것은 사실이다. 그러나 쑥뜸 치료를 받은 환자는 겉으로 보이는 상태가 현저하게 좋아졌고, 에이즈 바이러스 숫자가 줄어들었고, 혈청검사결과 에이즈 균이 발견되지 않았다는 것 등으로 미루어 보아 에이즈를 완치한 것이라고 인정해도 무리가 없을 듯하다. 말기 결핵 환자가 완치된 것만 봐도 일반적인 의료 상식으로는 이해할 수 없는 일이기 때문이다. 그러나 보건복지부나 국립보건원에서는 조용순 씨 주장에 대해 신빙성이 적다는 이유로 무시하기만 할 뿐 직접 나서서 임상 시험이나 철저한 연구·조사를 하지 않는 점이 아쉽다. 왜냐하면 하찮아 보이는 민간요법이라도 어려운 병을 치료하는 원리를 발견하는 일은 흔하기 때문이다.

"매직 존슨을 나한테 보내주십시오. 6개월 안에 에이즈를 치료하고 체력을 회복시켜 경기장으로 돌려보내겠습니다. 세계 최고 의학자들과 함께 에이즈 환자 수십 명을 치료할 수 있게 해주십시오.

당장 에이즈를 치료해 보이겠습니다."

오랜 난치병 치료 경험에서 오는 확신인가, 아니면 돈키호테 같은 착각이며 망상인가. 아무튼 에이즈를 퇴치할 수 있다는 주장은 시간이 갈수록 열기를 더해가고 있다. 만약에 에이즈를 퇴치한 것으로 명확하게 입증된다면, 에이즈를 쑥뜸으로 치료한 사건은 일류 질병 역사에 새로운 획을 긋는 사건으로 기억될 것이다.

쑥뜸으로 백 가지 병을 고친다

에이즈를 쑥뜸으로 치료했다는 주장은 나름대로 충분한 근거가 있다. 쑥뜸은 우리 겨레가 처음으로 고대국가에서부터 발전시킨 치료법으로, 단군신화에 이미 쑥을 뜸 재료로 쓴 것은 아닌가 하고 짐작게 하는 내용이 있다. 환웅이 곰과 호랑이에게 마늘 스무 개와 쑥 한 심지를 주면서 사람에 되게 했다는 대목에서, 쑥 한 심지(艾炷)라는 표현은 '쑥을 비벼 만든 불기둥'을 뜻하는 것으로 풀이한다.

수천 년 동안 우리 겨레는 쑥뜸으로 갖가지 병을 치료해 왔다. 옛말에 쑥뜸으로 백 가지 병을 다스린다고 했고, 신라 도선국사가 중국 당나라 일행선사한테 전수받았다는 비보설(裨補設)에도 '쑥이 훌륭한 의사를 만나 뜸을 뜨면 아무리 뿌리가 깊은 병이라도 즉시 나으니, 그 빠르기가 메아리나 그림자보다도 빠르다'고 적혀 있다. 그리고 현대의학에서도 쑥으로 뜸을 뜨면 혈액 속 백혈구 수가 두 배 이상으로 늘어나며 면역력이 크게 증가하는 것으로 밝혀졌다. 또 쑥은 인체 면역력 증가에 큰 영향을 주는 영양소인 비타민 A가

가장 많은 식물로도 알려져 있다. 한의학계 일부에서도 쑥뜸 치료 효과를 많이 연구하고 있는데, 갖가지 난치, 불치병 치료에 무한한 가능성을 지닌 것으로 보고 있다.

종래의 쑥뜸법을 더욱 연구하고 발전시켜 '영구법'이라는 새로운 뜸법을 창안해 꼽추, 시각장애인, 저능아, 언어장애인, 농약 중독, 뇌암, 물에 빠져 급사한 사람, 결핵성 척수염 등 갖가지 난치, 불치병을 치료했을 뿐만 아니라 독창적인 의론과 철학을 주창해 신의로 추앙받았던 인산 김일훈 선생도 에이즈를 쑥뜸으로 고칠 수 있다고 여러 차례 말한 적이 있다.

"에이즈를 나는 음저창(陰疽瘡)이라 부르는데 음저창에는 뜸을 떠주면 돼. 대번에 15분짜리 뜸을 떠야 하는데, 뜸이 처음인 환자는 견딜 도리가 없어. 힘센 사람 몇이 환자 사지를 단단히 잡아줘야 해. 15분짜리 뜸장을 남자한테는 석 장, 여자한테는 다섯 장을 뜨면 줄줄 흘러나오던 피고름이 멎고, 급성 환자라도 10일 만에 생명의 위급을 면하고 50일쯤이면 완치되는데, 뜸을 이겨내는 환자 노력 없인 치료가 불가능하지. 환락 끝에 생긴 병은 생각보다 처참하지."

김일훈 선생의 의술을 연구하고 알리는 모임인 '건강문제연구시민모임'에서는 농약 중독, 연탄가스 중독, 당뇨병, 암, 신체마비 등 갖가지 난치 또는 불치병자를 구한 많은 사례를 가지고 있으며, 2천 명이 넘는 회원이 있어 이에 대한 연구를 진행하고 있다. 조용순 씨 쑥뜸 치료도 인산 김일훈 선생의 쑥뜸법을 따른 것으로 그는 쑥뜸의 불가사의한 치료 효과를 다시 한 번 세상에 증명했다.

쑥뜸에 대한 현대의학의 연구

그렇다면 쑥뜸에 어떤 효력이 있어서 에이즈를 비롯한 갖가지 질병에 신통한 효과를 내는 것일까. 쑥의 약성에 대해 옛 의학책을 살펴보면 다음과 같이 적혀 있다.

'약쑥 잎 약성은 맵고 쓰며 생것은 따뜻하고 덖은 것은 더우며, 순양의 성질을 갖고 있기 때문에 양기가 몹시 쇠약한 것을 회복시키고 12경맥을 통하게 하고 기혈을 잘 돌게 하며 한습을 내몰고 자궁을 따뜻하게 한다. 이것으로 뜸을 뜨면 모든 경맥으로 들어가서 여러 가지 병을 낫게 한다.'

약쑥 잎은 지혈(止血), 지통(止痛), 건위(健胃), 간장보혈, 해독 등의 작용을 하는 것으로 밝혀져 있다. 뜸쑥이 탈 때 모카인이라는 물질이 발생하는데, 이 물질은 가벼운 마비 작용을 하기 때문에 뜸을 뜬 뒤 뜬 자리가 화상 때보다 덜 아픈 것이다. 또 뜸쑥이 탈 때 생기는 불빛은 적외선과 같은 효과가 있으며 자외선과도 같은 성질을 가진다. 뜸쑥에는 다당체로 된 신체를 활성화하는 물질이 들어 있음이 밝혀졌다.

실험에 따르면 뜸쑥 연기는 일부 세균에 대해서 억균 작용을 하는 것으로 밝혀졌다. 어떤 연구가가 뜸쑥 연기가 갖가지 세균에 미치는 영향에 대해 연구했는데, 병원성 포도상구균, 대장간균, 녹농간균, 플렉스네르 적리균, 가성 디프테리아균 등을 배양해서 쑥뜸 연기를 20분 동안 쐬었더니 이 모든 세균의 성장이 완전히 중단되었다.

현대의학의 견지에서 쑥뜸 작용을 정리하면 다음과 같다.

1) 염증을 치료한다.

뜸 치료는 여러 가지 만성질환 때 생기는 삼출액을 흡수하는 작용을 한다. 핏줄을 확장시켜 피와 림프액의 순환을 왕성하게 해 여러 가지 만성질환으로 생기는 삼출액을 흡수하거나 용해를 촉진한다. 또한 염증이 퍼지는 것을 막고 낫게 한다.

2) 면역기능을 높인다.

뜸은 면역기능 형성에 작용해 항체를 늘리는 작용을 한다. 주로 백혈구가 병균을 잡아먹는 작용을 높이고 항체 형성에 도움을 준다.

3) 혈액 흐름을 좋게 한다.

뜸을 뜨면 처음에는 혈관이 줄어들었다가 나중에는 늘어난다. 뜸 자극이 혈관을 확장하고 혈관 벽의 투과성을 높인다. 또 뜸을 뜰 때 혈청 중의 말초 혈관을 줄어들게 하는 물질과 심장 기능을 촉진하는 물질이 생기며, 이 물질이 얼마나 많이 생기느냐에 따라 혈관이 줄어들거나 늘어난다. 뜸을 뜨면 혈압에 변화가 일어나는데, 뜨거움을 느낄 때는 혈압이 올라가고 뜨거운 자극이 없어지면 혈압이 내려간다. 관원혈에 뜸을 뜨면 다리 동맥이 넓어져 혈액순환이 크게 향상되는 것도 실험결과 확인되었다.

4) 소화 기능을 좋게 한다.

뜸은 소화기계통 질병에 모두 좋은 효과가 있다. 뜸은 위장 운동이 너무 심한 경우에는 줄어들게 하고, 부족할 때는 위 운동을 늘어나게 한다. 만성 소화기 질병을 뜸으로 치료했더니 만성위염과 위궤양에는 치료 효과가 72.4퍼센트였으며, 위하수에는 치료 효과가 87퍼센트였다. 또 뜸을 뜨면 담즙 분비도 늘어난다.

5) 내분비선 기능을 조절한다.

뜸은 신경계통과 내분비선 기능을 조절해 진정 작용, 진통 작용을 한다. 뜸 자극은 교감신경계통을 긴장시켜 갑상샘호르몬이 잘 분비하게 하며 심장 박동을 강화해 혈액순환이 잘되게 한다. 또 뜸은 아픔을 느끼는 신경 흥분을 억제하고 말초신경을 자극해 독을 풀어주기 때문에 아픔을 멎게 한다.

6) 백혈구와 적혈구를 크게 늘린다.

뜸은 피의 조성 성분에 뚜렷한 영향을 미친다. 뜸을 뜬 후 약 5분 사이에 백혈구가 늘어나기 시작해 1~2시간 뒤에는 정상인의 2배가 되며, 4~5시간이 지나면 약간 줄어드나 8시간 이상 지나면 다시 백혈구 수가 늘기 시작해 2~5배에 이르며, 그것이 4~5일 지속되며 백혈구가 움직이는 속도와 탐식 기능도 높아진다. 또 적혈구와 혈색소 양도 늘어난다. 한 연구결과에 따르면 뜸을 뜰 때 적혈구는 1~2달까지는 늘어나고 3개월부터는 점차 줄어들었다고 한다. 또 뜸은 혈액 속 콜레스테롤 수치를 줄어들게 해 동맥경화나 고혈압 치료에도 효과가 있다.

7) 몸 발육에 큰 효과가 있다.

뜸은 전신 발육에도 영향을 미친다. 토끼로 실험한 결과 뜸을 뜬 토끼는 뜸을 뜨지 않은 토끼보다 몸무게가 훨씬 더 늘어났다. 또 뜸은 방사선 치료 때 나타나는 백혈구 감소를 회복시킬 수 있다. 암 환자 40명에게 방사선 치료를 하는 동안 뜸을 떠 주었더니 백혈구 수가 일정한 수 이상으로 유지되거나 늘어났다.

뜸에는 직접뜸과 간접뜸 두 종류가 있다. 직접뜸은 쑥봉을 경혈 부위에 놓고 불을 붙여 뜨는 방법인데, 뜸 흉터가 남는 반흔뜸과 무반흔뜸으로 나뉜다. 반흔뜸은 쑥이 다 탈 때까지 두는 것이고 무반흔뜸은 뜨거움을 느낄 때쯤 뜸장을 들어내 흉터가 남지 않게 하는 방법이다.

간접뜸은 다 무반흔뜸에 속하는 것으로 뜸을 뜨려는 자리에 마늘, 생강, 부자, 소금 같은 것을 놓고 그 위에 뜸봉을 놓고 뜨는 것이다. 간접뜸에는 종류가 많아 소금뜸, 마늘뜸, 생강뜸, 부자뜸, 후추뜸, 뜸대뜸, 뜸통뜸, 뜸침, 전열뜸, 발포뜸 같은 것이 있다. 요즘 유행하는 것으로는 콩가루와 밀가루를 반죽해 고리 모양을 만들어 뜸을 뜨려는 자리에 놓고, 그 위에 뜸봉을 놓고 태우는 '링 쑥뜸법', 간장 찌꺼기에서 나온 장석에 홈을 파 혈 자리에 놓고, 그 장석 위에 뜸장을 얹어 뜨는 '장석 쑥뜸법' 같은 것도 있다.

대체로 직접뜸은 치료 효과가 크고 빠르지만 고통이 극심하고 흉터가 남는 단점이 있고, 간접뜸은 효과가 작고 느린 대신 뜨겁지 않고 흉터가 남지 않는 이점이 있다. 그런 까닭에 중한 질병이나 위급한 질병에는 직접뜸이 좋고, 가벼운 질병에는 간접뜸이 좋다고 볼 수 있다. 그러나 암이나 에이즈, 농약 음독, 독사에 물린 데, 반신불수, 꼽추, 시각장애인, 언어장애인, 청각장애인 같은 난치 또는 불치병이나 구급환자를 구료할 때에는 직접뜸을 뜰 수밖에 없다. 직접뜸 가운데서도 한 장 타는 시간이 5분이 넘는 뜸장이라야 제대로 효과가 있다.

조용순 씨는 앞서 설명한 대로 에이즈 환자를 쑥뜸으로 치료한 것 말고는 악성결핵, 제초제 음독, 백내장, 골절, 전신마비, 암, 저능아, 매독 등을 쑥뜸으로 치료했다. 그 대표적인 보기 몇 가지를 적는다.

❧ 제초제 마시고 쑥뜸으로 살아나

인천시 강화읍에 사는 가정주부 박성숙 씨는 1991년 8월 8일, 제초제 그라목손을 마시고 자살을 기도했다. 그라목손을 병뚜껑에 따라 가득히, 한 번도 아닌 세 번을 연거푸 마셨다. 제초제는 농약 중에서도 독성이 가장 강한 것이다. 특히 모든 제초제에 들어가는 '다이옥신'이라는 물질은 이 세상에 존재하는 물질 중에서 독성이 가장 강한 것으로 알려져 있다. 독성이 청산가리보다 1만 배나 강해 다이옥신 5그램이면 남한 사람 4,500만 명을 죽이고도 남는다.

아직 다이옥신을 해독할 수 있는 것으로 알려진 물질은 없다. 미국이 베트남전쟁에서 뿌린 다이옥신 양은 모두 170킬로그램인데, 전쟁이 끝나고 20년이 지난 지금까지도 뇌가 없는 아기, 눈이 없는 아기 등 기형아가 계속 출산되고 있다는 것은 잘 알려진 사실이다. 다이옥신은 흙 속에 반영구적으로 존재하며 식물체로도 옮겨서 인체에 축적되어 치명적인 피해를 주는 대표적인 물질이다.

박성숙 씨는 제초제를 음독한 뒤에 바로 남편한테 발견되어 즉시 근처에 있는 영일의원으로 옮겨졌다. 그러나 치료할 시설이 하나도 없어 강화읍에 있는 강화병원에 입원해 응급처치를 받았다. 응급처치라고 해봐야 손가락을 목구멍에 넣어 토하게 하거나 위장을 씻어내는 정도가 고작이었고, 의사는 살아날 가망이 없다고 말했다. 그때 상황을 그녀는 이렇게 말했다.

"의사 선생님이 그렇게 야속할 수가 없었어요. 환자가 옆에서 듣고 있는데도 보호자인 제 남편한테 살아날 가능성이 없다고 잘라 말해요. 어쩌면 그럴 수가 있는지……. 그러나 그때까지 몸에는 아무런 이상이 느껴지지 않았어요. 주위에서 다들 떠드니까 정신만 혼란스러울 뿐이었어요."

강화병원에서 하루를 보낸 뒤에 더 큰 병원으로 가보라는 권고를 받고 연세대학교 세브란스병원으로 갔다. 그러나 세브란스병원 응급실에서는 환자를 받아주려 하지 않았다. 죽을 것이 뻔한 환자를 받아줄 수 없다는 것이었다. 응급실에서 한 시간 넘게 애를 태우며 어떤 조처를 해주기를 기다렸으나 의사도 간호사도 모두 못 본 체했다. 이에 남편 친구인 채형병 씨가 화를 내면서 위급환자가 멀리서 왔는데 이럴 수가 있느냐며 간호사를 붙잡고 따졌다.

한참 실랑이를 하고 나서야 의사 한 사람이 와서 강화병원에서 써준 의사 소견서를 흘낏 보더니 환자를 보지도 않고는 손을 내저으며 내쫓는 시늉을 했다. 이에 남편과 채형병 씨는 몹시 성을 내며 의사한테 대들었다. 한참을 다툰 끝에야 간신히 응급실에 입원해 치료받을 수 있었다.

병원에서는 영국에서 수입했다는 해독약, 박성숙 씨 말에 따르면, '시멘트 반죽과 비슷한' 약을 대접으로 하나 가득 하루 네 번 먹으라고 했다. 마시고 설사를 해야 한다고 했는데 설사는커녕 마시자마자 모두 토하고 말았다. 그 약을 먹기가 얼마나 고통스러운지 속이 뒤집어지는 것 같았고, 나중에 쑥뜸을 뜰 때보다 훨씬 더 고통스러웠다. 그때 일을 남편 유재진 씨는 이렇게 회상했다.

"의사 선생 말이 병원에서 치료를 잘하면 15일에서 20일까지는 살 수 있을 거다, 그러나 살아나지는 못한다, 20일 이상은 보장 못 한다고 해요. 제초제는 풀 죽이는 방법과 똑같이 사람 세포에 산소 공급을 막아서 죽게 한다더군요. 4~5일 지나면 다 나은 것처럼 멀쩡하게 돌아다니다가도 혀가 마르고 침을 질질 흘리다가 갑자기 쓰러져 죽는다고 해요. 그 소릴 듣고는 역시 별수 없이 죽겠구나 하고 생각했지요."

일이 이 지경까지 이르자 남편 친구인 채형병 씨가 마지막 수단으로 쑥뜸을 뜨면 살릴 수 있을지 모르니 쑥뜸 치료를 한번 해보자고 했다. 채 씨는 몇몇 친구들과 함께 쑥뜸을 몇 번 떠봐서 쑥뜸의 불가사의한 효력을 믿고 있었다.

박성숙 씨는 어차피 다른 방법이 없는 바에야 쑥뜸이라도 한번 해보자는 마음으로 병원에서 퇴원해 집으로 돌아왔다. 그때가 8월 10일 저녁으로 제초제를 마신 지 사흘이 지난 때였다. 이미 죽은 사람처럼 피부색이 파랗게 변하고 혀와 입안이 부어올라 입안에 무언가가 가득 들어 있는 증상이 나타나고 있었는데, 그것이 바로 사망 직전에 나타난다는 증세였다.

그날 저녁 10시 무렵, 조용순 씨가 와서 뜸자리를 잡아주고 바로 쑥뜸을 시작했다. 배꼽에서 손가락 4개 반쯤 위에 있는 중완혈에 1분쯤 타는 것에서부터 시작해 점차 뜸장 크기를 늘렸다. 첫날은 5분짜리로 3시간을 떴고, 그다음 날부터는 온종일 계속해서 떴다. 주위에 몰려드는 사람을 내보내고 대문을 잠가놓고는 남편과 남편 친구 몇 사람이 꼬박 21일 동안 하루 8시간씩 쑥뜸을 떴다.

"첫날은 아프지 않고 시원한 느낌이 들었어요. 그런데 그다음 날부터는 얼마나 뜨겁고 아픈지……. 출산할 때 고통이 심하다지만 그보다 더 아픈 것 같았어요. 너무 아프니까 자포자기가 돼서 죽고 싶더라고요. 나중에는 팔다리를 사람들이 붙들고 떴어요. 그런데 채형병 씨는 20분, 30분씩 타는 뜸장을 계속 올리더라고요. 그때는 그 사람이 얼마나 얄미웠는지……. 그렇게 물 한 모금도 못 마시고 누워서 하루 8시간씩 21일 동안을 떴어요."

쑥뜸을 시작한 지 3일째가 되자 목젖이 빨갛게 변했다가 까매지더니 본래 살빛으로 돌아왔는데, 그때부터 살아날 것이라는 확신을 가졌다. 입술은 온통 갈라지고 부어서 죽염으로 양치질했고, 침도 계속 나오고 구토가 심하게 났으며, 목에 걸려 있던 것이 나오면 시원한 느낌이 들곤 했다.

"뜸을 뜨면서 죽염을 계속 먹으니까 혓바닥에 하얗게 새살이 돋아나는 것 같았어요. 죽을 거라면 새살이 돋을 리가 없지 않겠어요. 날마다 혀를 내밀고 거울을 들여다봤지요. 남편은 손톱이 까맣게 되면 죽는다는 말을 들었던지 날마다 내 손톱만 들여다보고 앉았고요. 중완혈에만 그렇게 뜨다가 일주일 뒤에는 단전혈에도 같이 떴어요. 남편이 계속 떠주다가 나중에는 혼자 떴습니다."

2주일쯤 지나자 일어나 걸어 다닐 수 있게 되었고 음식도 먹을 수 있게 되었다. 밥을 먹을 수 있게 되자 식욕이 당겨 음식을 무척 많이 먹었다. 뜸을 뜨는 동안 환자 자신의 의지와 인내력도 대단했지만, 남편 정성도 지극했으며 남편 친구의 도움도 컸다.

"저는 쑥뜸보다 남편의 정성 덕분에 살아난 것 같습니다. 남편과 남편 친구들한테 뭐라고 감사를 드려야 할지 모르겠어요. 남편은 낮에도 뜸을 떠주고 밤에는 제가 죽을까 봐 지키느라고 잠을 하나도 못 잤어요. 두 번이나 졸도할 정도로 열심이었지요. 평상시에는 집에 하루도 안 붙어 있는 사람이 한 달 동안 하루도 문밖에 안 나가고 저를 간호했어요. 남편 친구들도 집에 안 가고 며칠을 곁에 있으면서 위로하고 격려해 주고, 쑥 빻는 일도 도와주고……. 저는 정말 행복한 여자였어요."

이에 대해 남편을 도와 뜸을 같이 뜬 채형병 씨는 이렇게 말했다.

"친구 아내를 꼭 살려야겠다는 욕심으로 쑥을 크고 단단하게 뭉쳐서 중완혈과 단전혈에 올려놓았습니다. 동네 사람들 모두 사람 하나 태워 죽인다고 했을 정도니까요. 친구는 자기 아내니까 마음이 약해서 뜸장을 크게 올리지 못하더라고요."

그로부터 4년이 지났지만 지금 박성숙 씨는 매우 건강하다. 원래 튼튼한 체질이라 병을 앓은 일이라곤 없었고, 쑥뜸을 뜨는 동안 살이 많이 빠졌다가 지금은 오히려 그 이전보다 몸이 더 좋아졌다.

그 뒤로 아무런 후유증도 나타나지 않았으며, 쑥뜸을 뜬 자리에 한 달 반 동안 고약을 붙여 고름을 빨아냈더니 새살이 돋아나서 뜸으로 인한 상처도 깨끗하게 아물었다. 그녀는 악몽과 같은 그때 일을 떠올리기도 싫어하지만, 그 사건으로 인해 목숨을 건진 것 말고도 많은 귀중한 것들을 깨달았다. 정신적인 것들에 대한 깨우침, 겸손과 인내의 미덕 등을 함께 배웠다는 것이다.

"저는 그 일로 인해 복을 많이 받았습니다. 남편과 시어머니, 그리고 나를 위해 헌신한 많은 분의 고마움도 절실히 느꼈고요. 이런 사람들이 있는 한 세상이 거칠기만 한 것은 아니라는 것을 알았어요. 의사들이 죽을 거라며 데려가라고 할 때는 정신이 아득하더라고요. 그러나 저는 완전히 나아서 행복하게 살고 있습니다. 쑥뜸이야말로 기적의 의술입니다."

쑥뜸을 죽을병을 고쳐주는 것 외에도 훌륭한 인간으로 만들어주는 효과도 평가해야 할지 모르겠다. 평범한 가정주부에게 일어난 제초제 음독과 쑥뜸 치료 사건은 기적의 활인 의술과 극에 달한 인간의 의지와 인내, 그리고 지극한 정성과 사랑이 합쳐 이루어낸 한 편의 감동적인 드라마였다.

식도암과 백내장을 쑥뜸으로 고친 체험기

다음은 식도암과 백내장을 쑥뜸으로 고친 김일상 씨 체험기를 그대로 옮겨본다.

쑥뜸의 신비한 효과는 실제로 해보지 않고는 말할 수도 받아들일 수도 없을 것 같다. 절대로 고칠 수 없다고 생각되던 질병을 뜸으로 완전히 고치는 것을 두 눈으로 똑똑히 보고도 결코 믿을 수 없는 것이 쑥뜸일 것이다.

　나는 오래전부터 위장이 좋지 않았다. 심한 위궤양으로 날마다 속이 쓰리고 아파 음식을 제대로 먹을 수 없고 소화도 잘되지 않았다. 좋다는 위장약을 많이 먹어보았으나 그때뿐이고 별 효과가 없었다. 그렇게 오랫동안 병을 지니고 살다 보니 삶에 대한 의욕이 없어지고 염세적인 생각이 들어 인생에 대한 회의마저 생겼다. 차라리 시궁창 같은 데라도 빠져 죽어버리고 싶었다. 그러던 중에 더 큰 병마가 나를 덮쳤다. 목 편도선이 어느 날부터인가 조금씩 부풀어 오르는 것 같더니 이내 덩어리가 붙어 있는 것처럼 커져서 말할 수 없이 아팠다. 음식은 물론 물 한 모금도 삼킬 수 없게 되었다.

　몇 년 전에 아버지가 식도암으로 돌아가셨는데 그때 아버지 증세가 내 증세와 똑같았다. 이것도 유전이 아닌가, 하고 느껴졌다. 아무것도 못 먹으며 6개월쯤을 앓으니 온몸이 말라 뼈밖에 남지 않았고 스스로 목숨을 포기하고 빨리 죽기만을 기다리게 되었다. 그런데 잘 아는 사람한테서 쑥뜸으로 내 식도암과 위궤양을 고칠 수 있다는 얘기를 들었다. 선뜻 믿기지 않았으나 어차피 죽을 목숨, 이래 죽으나 저래 죽으나 마찬가지다 싶어 뜸을 한번 떠보기로 했다. 쑥뜸을 오래 연구하고, 또 많은 난치병을 쑥뜸으로 고친 일이 있다는 조용순 씨가 집으로 왔다.

　1990년 8월에 쑥뜸을 시작했다. 조용순 씨가 뜸자리를 잡아주고 요령을 가르쳐주었다. 나는 대뜸 소주잔보다 큰 쑥 뭉치를 올려

놓고 불을 붙였다. 이미 죽기를 작정했기 때문인지 두렵지 않았고 그렇게 뜨거운 것 같지도 않았다. 첫날은 30분 넘게 타는 뜸장으로 열한 장을 떴다. 그다음 날에도 계속 뜸을 떴는데, 그때는 뜨거움과 고통이 극심했다. 그러나 이걸 견디어 내야 내 속에 있는 암세포가 다 타서 없어지고 새 몸이 될 것으로 생각하니 강인한 정신력이 생겼다. 오히려 이대로 죽으면 어떠랴, 다리를 하나 잘라내도 눈도 까딱하지 않겠다는 독한 마음이 들었다.

그렇게 17일 동안을 꼬박 중완혈, 단전혈, 하단전혈에다 쑥뜸을 떴다. 쑥뜸을 끝내고 나서 2~3일이 지나자 위 속에 답답하게 있던 큰 덩어리가 쓱 밑으로 내려가는 소리가 들렸다. 뒷골이 견딜 수 없이 아프던 증세도 사라졌다. 입맛이 돌아오고 몹시 허기가 지며 음식을 많이 먹어도 배가 고팠다. 위장이 쓰리던 증세와 목과 편도선 부위 아픔도 씻은 듯이 사라졌다. 온몸의 내장과 조직을 새것으로 바꾸어 놓은 것 같다고나 할까. 완전히 새사람이 된 듯한 기분이었다. 지금의 나는 누구보다도 건강하고 활기에 차 있다.

뜸을 뜬 자리에서 고름이 엄청나게 많이 나왔는데, 많을 때는 하루에 2홉짜리 소주병으로 반병쯤 나오기도 했다. 고약을 하루에 세 번씩 갈고 붙이기를 한 달 보름쯤 한 뒤에야 고름이 멈추고 뜸자리가 아물었다. 뜸자리가 아물고 난 뒤, 나는 술을 몹시 즐기는 편이어서 술을 먹으면 안 된다는 금기를 어기고 소주를 마셨다. 그랬더니 금방 뜸자리가 몹시 가렵고 물집이 생겨 터지더니 술이 그리로 흘러나왔다. 손으로 받아 냄새를 맡아보니 틀림없는 술이었다.

내 아내는 백내장을 1년쯤 앓았다. 병원에서 바로 수술하지 않으면 실명할 수도 있다고 했다. 암도 낫는데 백내장 정도야 간단하게 고칠 수 있을 거라는 생각이 들어 조용순 씨한테 지도받아 쑥뜸으로 치료하기 시작했다. 아내는 중완, 단전, 하단전혈에 꼬박 20일을 떴더니 백내장이 완전히 사라져버렸다.

내가 생각하기에 쑥뜸은 누구라도 의심하거나 망설이지 말고 바로 부딪쳐 본다면 어떤 질병이든지 고칠 수 있는 최고의 방법인 것 같다. 논리적이나 과학적으로 따지려는 사람은 아예 시작하지 않는 것이 좋겠지만, 무조건 받아들이는 사람한테는 만병통치, 신의 의술임이 틀림없는 것 같다.

강화 싸주아리쑥이 으뜸

조용순 씨는 쑥뜸으로 질병을 치료하고 연구하는 한편, 쑥 자체에 대해서도 오랫동안 연구했다. 쑥에 관한 한 '세계 제일의 쑥 박사'임을 자부할 만큼.

쑥은 종류가 매우 많다. 우리나라에 자라는 것만도 40가지가 넘는다. 그중에서 어떤 종류의 쑥이 쑥뜸에 제일 효과가 있는지, 갖가지 쑥의 특성이 어떻게 다른지를 연구했고, 전설로만 전해 오던 외주아리쑥, 명아주쑥 같은 것도 찾아냈다.

뜸쑥 재료로는 옛날부터 강화도에서 자라는 싸주아리쑥을 으뜸으로 꼽아 왔다. 싸주아리쑥은 강화도 마니산을 중심으로 인근 지역에서 많이 자라는데, 여느 쑥보다 키가 조금 작고 잎에 윤기가 나며 잎끝이 둥글고 줄기가 가늘며 흰털이 빽빽하게 나 있는 게 특징이다. 또 보통 쑥보다 냄새가 더 좋으며 말리면 검은빛이 나는 보통 쑥과는 달리 누런빛이 난다. 싸주아리쑥은 침투력이 강하다. 쌀로 빚은 흰 가래떡을 5~10밀리미터 두께로 썰어 그 위에 5분쯤 타는 뜸장을 놓고 태워 가래떡 뒷면에 쑥 진이 노랗게 배어나는 것을 진짜 싸주아리쑥으로 판단한다. 쑥뜸은 이 싸주아리쑥으로 뜸을 떠야 효과가 제대로 나고, 쑥을 잘못 쓰면 효과가 작고 부작용이 생길 수 있다. 심하면 목숨을 잃을 수도 있다. 음력 5월 단오 무렵에 벤 싸주아리쑥이라야 신비로운 효과를 기대할 수 있다.

조용순 씨는 싸주아리쑥을 찾아 둘레가 몇백 리나 되는 큰 섬인 강화도와 옹진군에 딸린 수많은 섬을 샅샅이 답사했다. 인천 보건연구원 환경연구부장으로 근무하면서 토요일 오후만 되면 어김없이 강화도로 달려가 약쑥을 찾아 헤매곤 했다. 그의 표현대로라면 쇠로 만든 신발이 몇 번 닳아서 없어지도록 강화도와 옹진군에 널린 섬 수십 개를 구석구석 안 가본 데 없이 찾아다녔다. 그렇게 해서 얻은 결론은, 강화도에서 자생하는 싸주아리쑥이 거의 멸종했다는 한심한 사실이었다.

"강화시장에 약쑥이라고 나오는 것 중에 진짜 약쑥은 한 타래도 없습니다. 화도면 일부에서 재배하는 싸주아리쑥이 있는데 좋지 않은 환경에서 비료 줘서 키운 것이라 제대로 약효가 있을 리 없지요."

자생 싸주아리쑥을 찾아낸 것은 강화 본섬이 아니라 강화도에 딸린 조그마한 섬인 동검도와 서검도에서였다. 그 섬에는 그토록 애타게 찾던 약쑥이 밭둑에 수북하게 자라고 있었으나 그 섬 주민들은 그것을 잡초와 다름없는 쑥으로 여겨 아무도 관심을 두지 않왔다. 그는 섬 주민들한테 그것이 세상에서 제일 귀한 보물 가운데 하나라는 것을 알리고, 약쑥이 자라는 곳 주위에는 제초제를 뿌리지 않도록 설득했다.

또한 그는 좋은 뜸쑥을 널리 보급하기 위해 강화도 몇 군데와 옹진군에 딸린 섬에 넓은 쑥밭을 조성했다. 자생하는 쑥을 뽑아다가 밭에다 옮겨 심고, 거름과 농약은 일절 주지 않고 재배해 해마다 뜸쑥 1만 킬로그램을 생산할 수 있을 정도로 재배 면적을 넓혔다. 싸주아리쑥은 여느 작물보다 재배 조건이 까다롭다. 반드시 강화도에서 자란 것이어야만 효과가 제대로 나고, 다른 지역에서 자란 것은 효과가 제대로 나지 않는다. 강화도 안에서도 바닷바람을 맞고, 공중 습도가 높으며, 햇볕이 잘 들고, 바람이 잘 통하며, 주변에 가축사육장 같은 것이 없고, 농약을 치지 않는 지역이어야만 좋은 뜸쑥을 생산할 수 있다.

"약쑥은 냄새를 빨아들이는 힘이 굉장히 강해요. 가축사육장이 가까이 있거나 농약을 치는 곳에서 재배하면 안 됩니다. 가축분뇨 냄새, 농약 냄새를 쑥이 다 흡수합니다. 화장실 안에 쑥불을 피워 봐요. 화장실 냄새가 싹 없어집니다. 이런 조건을 다 따지려니 강화도에서 약쑥을 제대로 키울 데가 없어요."

조용순 씨가 약쑥 단지를 조성해 놓은 곳은 서해안 옹진군에 딸린 제법 큰 섬이다. 그 섬은 본디부터 다른 쑥이라곤 찾아보기 어려울 정도로 싸주아리쑥이 대규모로 자생하고 있는 데다가 공해도 거의 없고 빈 땅도 많아 약쑥을 키우기에는 최적의 조건을 갖춘 곳이다. 또 안개가 끼는 날이 많아 공중 습도가 높으므로 공해로 오염

된 강화도 쑥보다는 품질이 월등하게 나은 뜸쑥을 생산할 수 있다.

그가 이룩한 또 하나의 성과는 도가에서 구전으로만 전해 오던 '외주아리쑥'과 '명아주쑥'을 찾아낸 일이다. 외주아리쑥은 싸주아리쑥보다 몇십 배 뛰어난 것으로 전해지고 있으나 누구도 그 실체를 몰랐던 쑥이다.

"옹진군에 딸린 한 섬에서의 일입니다. 새벽에 쑥밭을 걷는데 쑥에 이슬이 하나도 안 맺혔더군요. 다른 풀에는 이슬이 흠뻑 내려서 밟고 지나가면 옷이 금방 젖어버리는데, 그 쑥에는 아무리 찾아봐도 이슬이 한 방울도 맺혀 있지 않고 오히려 훈기가 느껴져요. 이슬이 내리지 않는 쑥, 이 이상한 쑥이 무슨 쑥인가를 알아내려고 노력하던 중에 옛적부터 도가에서 '외주아리쑥은 이슬에 젖지 않는다'는 말이 전해 온다는 것을 알아냈어요. 전설로만 전해 오던 외주아리쑥을 찾아낸 것이지요."

외주아리쑥은 그 자체에 온기를 많이 품고 있는 까닭에 주위 습기가 잎에 닿는 대로 바로 말라버린다. 그렇기 때문에 이슬이 맺히지 않는다. 손으로 잎을 쓰다듬어 보면 따뜻함이 느껴질 만큼 온기를 많이 품고 있다.

조용순 씨는 외주아리쑥으로 쑥뜸을 여러 차례 떠본 결과 쑥불 열기가 부드러우면서도 강해 뜸 효과가 싸주아리쑥보다 몇십 배나 좋았다. 그러나 외주아리쑥은 겉모양만 보고는 싸주아리쑥과 구별하기 매우 어렵다.

그리고 명아주쑥은 나물로 먹는 잡초 이름이 아니라 약쑥의 한 종류다. 명아주쑥으로 뜸쑥을 빚으면 그 빛깔이 솜처럼 희고 부드럽다. 쑥뜸 효과가 외주아리쑥보다 훨씬 강해 최고의 약쑥으로 꼽는다. 명아주쑥은 극히 희귀하고 번식이 어렵다.

'쑥뜸' 치료법이 인류의 모든 난치병을 퇴치하고, 또 정신력도 키우는 만능 치료법이라고 확신하고 있는 조용순 씨는 강화도 한 귀퉁이에 붙은 조그마한 섬인 동검도에서 폐교된 초등학교를 빌려 '약쑥연구소'를 설립했다. 1994년 5월에 설립한 '약쑥연구소'는 낡은 학교 건물을 손질해 쓰는 중인데, 쑥뜸 연구와 임상 시험을 해나가는 한편 에이즈, 악성결핵, 신체마비 환자 등 난치병자들을 치료하는 요양소로 만들 생각이다. 또 약쑥으로 청량음료나 건강음료, 식품 같은 것도 개발할 계획이다.

그의 쑥뜸법은 인산 김일훈 선생의 쑥뜸법을 따르기는 하되, 그보다 좀 더 대담하다. 인산 김일훈 선생의 영구법은 5분에서 15분짜리 뜸장으로 뜸을 뜨는데 비해 대구법(大灸法)이라는 이름이 붙은 그의 쑥뜸법은 처음부터 바로 30분쯤 타는 큰 뜸장을 올려놓고 태우는 것이다. 품질이 좋지 않은 뜸쑥으로 뜸을 뜨면 5분짜리 뜸으로도 화독을 입거나 몸이 붓는 등 부작용이 생기지만, 품질이 좋은 싸주아리쑥으로 뜸을 뜨면 30분짜리를 떠도 부작용이 없으며 효과도 크다는 것이 그의 주장이다.

그를 따르는 사람 중에는 한 장 타는 시간이 1시간 10분이나 되는 목침만 한 뜸장을 연이어 석 장이나 뜬 사람도 있다. 실로 무지막지하다는 말밖에는 표현할 수 없는 뜸법이다. 그는 이 대구(大灸) 한 장으로 온몸의 기운이 집중돼 만병이 물러가고 갖가지 병균이 소멸한다고 주장한다.

쑥뜸과 약쑥 연구에 신들린 조용순 씨. 그의 용기와 집념으로 인해 현대의학이 포기한 갖가지 난치병 환자가 새 삶을 찾고, 난치병으로 고생하는 사람들은 희망을 잃지 않는다. 또 사람들이 하찮게 여기던 쑥이 인류의 모든 질병을 물리칠 수 있는 신비로운 영약으로 다시 태어나고 있다.

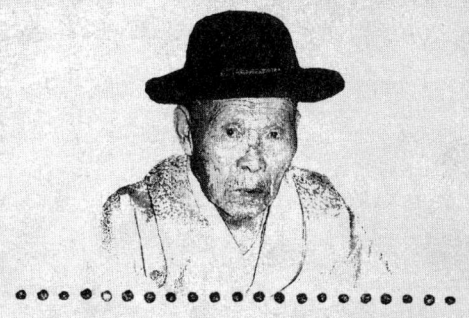

10

신침 도인
김성술

"난 체구가 작아도 성질이 독종이오. 잘못된 걸 보면 가만있지를 않아요. 일제강점기 때 일본 놈들이 조선 사람 해치는 거 보면 이가 갈렸어. 그놈들은 조선 사람을 죽창으로 마구 찔러 죽였어요. 나는 그때 일본 놈 만나면 열이면 열 다 때려눕혔어. 죽는 게 하나도 무섭지 않았으니까. 지금도 늙었다고 함부로 대하는 사람을 보면 비위가 상해 그대로 안 있어요."

예로부터 우리나라에는 이인(異人), 기인(奇人), 도인(道人)이 많이 나오는 곳으로 알려져 있다. 지금도 우리나라에는 적지 않은 이인, 기인, 도인이 숨어 살고 있다. 그들은 꼭 깊은 토굴 같은 곳에 숨어 사는 것만은 아니다. 대개 그들은 우리와 같이 섞여서 산다. 우리 이웃에 살며 같이 어울리지만 우리는 그들을 알아보지도, 이해하지도 못한다. 숨어 살려 하지 않아도 숨어 사는 것이 되고, 감추려 하지 않아도 감추어지는 것이 진짜 기인이요, 도인의 삶인 것이다.

강원도 정선군 사북의 한 초라한 집에 사는, 120세가 된 김성술 옹도 그런 숨은 기인이요, 도인이며 명의 중의 한 사람이다. 김 옹의 생활은 철저하게 감추어져 있다. 온통 시커먼 석탄 먼지로 뒤덮인 사북읍에서, 거기서도 가장 초라하고 허름해 움막이라 해도 좋을 김 옹 집은 누가 봐도 신선, 기인, 도사가 살 집으로 보이지 않는다.

김 옹이 믿을 수 없을 만큼 나이가 많고 건강한 것도 아무도 김 옹을 알아볼 수 없는 이유이다. 김 옹 집 주위 사람들은 아무도 김 옹 나이가 120살이라고 믿지 않는다. 사북읍사무소 직원도 김 옹 나이를 믿지 않기는 마찬가지이다. 호적이 잘못되어 나이가 많아졌을 것이며, 실제로는 70~80살밖에 안 되리라고 생각한다.

김 옹의 생활 역시 수수께끼에 싸여 있다. 집에 있는 날이 드물고, 있을 때는 거의 날마다 지팡이를 짚고 읍내를 한 바퀴 돌며 산책하곤 하지만, 어느 사람과도 많은 대화를 나누거나 깊이 사귀지 않는다. 보통 사람과는 '마음을 나누는 대화'가 성립할 수 없는 까닭이다. 그러니 한마을에 사는 노인들조차 김 옹을 호적이 잘못되고 성질이 좀 괴팍한 노인쯤으로 알고 있을 뿐이다.

주위 사람이 김 옹 나이를 120살로 믿지 못하는 또 다른 이유가 있다. 같이 사는 아들이 너무 젊다는 것이다. 탄광에서 광부 노릇을 하다가 몸을 다쳐 지금은 다른 일을 하는 김 옹의 둘째 아들 진석 씨는 마흔일곱 살로 김 옹과는 75년이나 차이가 난다.

'말로 표현할 수 없는 가난' 역시 김 옹을 기인이나 도인으로 보이지 않게 한다. 기인이나 도인이라면 어째서 거지 움막 같은 곳에서 살겠는가. 김 옹의 둘째 아들 진석 씨가 탄광에서 일하다 허리를 다쳐 2년 넘도록 병원에 다닌 까닭에 살림 형편이 말이 아닐 수밖에 없다. 어쨌든 김 옹은 '진흙 속의 진주'처럼 철저하게 숨어 있다.

글쓴이가 김 옹을 처음 만난 곳은 강원도 정선군 남면 유평리의 어느 산길에서였다. 무거운 바랑을 메고 가파른 산길을 올라가던 중에 한복을 깨끗하게 차려입고 챙이 넓은 모자를 쓴 한 노인과 마주쳤다. 얼핏 보기에 노인은 70살쯤 되어 보였으며 수염을 기르고 있지는 않았지만 전체적인 분위기에서는 신선다운 품위가 느껴졌다.

그 노인한테 길을 물었더니 '나도 여기 처음 오는 사람이오.'라며 도리어 길을 묻는 것이었다. 같이 길가에 앉아 쉬면서 여러 가지 얘기를 나누었는데, 그 노인이 바로 김성술 옹이었다.

김 옹은 1995년 현재, 한국 최고령자인 동시에 세계 장수자의 한 사람이다. 1995년 음력 9월 11일에 두 번째 회갑을 맞는 김 옹은 믿을 수 없을 만큼 건강하며 기력은 30대 젊은이와 다름없었다. 곧이듣기 어려운 얘기지만 김 옹은 120년을 살아오는 동안 한 번도 병을 앓은 적이 없다는 것이다. 기껏해야 80~90살밖에 살지 못하는 보통 사람한테는 김 옹의 건강과 장수가 불가사의한 일로 받아들여질 수밖에 없다. 병 없이 오래 사는 것이 가장 큰 복의 하나일진대, 김 옹은 가장 많은 복을 누리는 사람인지도 모른다.

사북읍은 나라 안에서 제일 큰 탄전으로 꼽히는 동원탄좌가 있는 곳이다. 하늘도 땅도 나무도 온통 새까만 석탄 먼지로 뒤덮여 있다. 시커먼 물이며 판자로 지은 허름한 집들은 초라하고 불결해 보이기가 이를 데 없었다. 이런 곳에 살다가는 무병장수는커녕 건강한 사람도 당장 병에 걸릴 것 같은, 그런 기분이 드는 곳이다.

김 옹은 그 허름한 동네에서도 가장 초라해 보이는 누옥에 살고 있다. 20년 전에 지은 것이라는 탄광 사택은 서울 달동네서 흔히 볼 수 있는 판잣집과 흡사했다. 퀴퀴한 냄새가 나는 골목길이며 옛날 시골 초등학교에서나 볼 수 있었던 재래식 공중변소, 흙도 담도 판자도 마당에 심어놓은 채소까지도 온통 회색으로만 보이는 회색 도시, 회색 거리…….

이처럼 김 옹은 움막을 겨우 면한 집에서 마치 신선인 양 고고

하게 살고 있다. 120세 나이에도 앉음새며 옷매무새가 단정하고 꼿꼿해 한 치의 흐트러짐도 없었다. 언뜻 보기에 70세쯤 먹은 건강한 노인으로 보였으며 증손자뻘인 글쓴이한테도 반드시 존댓말을 썼다. 나이를 묻는 것으로 대화를 시작했다.

"올해 춘추가 얼마나 되셨습니까?"

"병자생이오. 형제는 넷인데 위로 형님 하나에 동생이 둘이오. 지금 다 죽었고 막내만 정선군 신동읍 예미에 사는데 90살이 넘었소."

병자년은 1876년으로 김 옹은 조선 고종 13년에 태어난 것이 된다.

"그런데 호적에는 진짜 나이보다 세 살 아래로 되어 있어요. 옛날에는 아이 적에 죽는 일이 많았기 때문에 세 살이나 네 살이 되기 전까지는 호적에 올리지 않는 일이 흔했소. 이거 고쳐 달라고 전번에 사북읍장한테 가서 호통을 쳤지. 그래도 고쳐 놓지를 않아요."

"자제분은 몇을 두셨습니까?"

"난 진갑에 맏아들을 봤어요. 정축(1937년)년인데, 둘째는 12년 뒤에 낳았고, 우리 집안은 대대로 손이 귀해요. 맏이 낳기 전에 아들 넷, 딸 하나 해서 다섯을 낳았지만, 나면 죽고, 나면 죽고……. 예닐곱 살이나 열네댓 살 때 다 잃었어요."

"그러면 둘째 아드님은 일흔다섯에 낳으셨군요. 그때 할머니는 연세가 얼마나 되셨는지요?"

"내자는 갑진생이오. 나이 차이가 좀 많아요."

갑진년은 1904년으로 할머니는 김 옹과 나이 차이가 28년이나 난다. 그렇다고 할지라도 할머니는 45세에 아들을 낳은 셈이다. 김 옹 큰아들 덕인 씨는 제천에 살고 있다.

"요즘 기력은 어떠신지요?"

"2~3년 전까지만 해도 아무리 험한 산이라도 젊은이들 가는 데는 다 다녔는데 요즘은 몸이 좋질 않아요. 벼랑 끝에 가면 어질어질해. 그래서 요즘은 산에 잘 안 다녀요. 집에 있어도 경로당에는 안 가. 술이나 오락을 않으니 가도 좋아들 안 하고. 나도 그런 덴 취미가 일절 없어요."

"120년을 살아온 장수 비결은 무엇입니까?"

"수명은 타고나는 것이라고 보지만, 가만히 생각해 보니 왼 주먹도 써먹을 데가 있다고 다 산신 기도 열심히 한 덕분이라고 생각해요. 전에 할망구가 살았을 때는 저 첨지가 너무 험한 데만 다니다가 제 명에 못 죽을 거라고 한탄하더니만 자기가 먼저 갔어. 그때는 문경새재 밑에 살 때인데 거기 시루봉이라고 있어. 사방이 바위뿐인 산이오. 거길 팽이 돌듯 돌아다녔거든. 난 평생을 한 일이라곤 국태민안을 위해 기도한 것밖에 없어요."

"음식은 잘 드십니까?"

"난 밥이건 죽이건 배불러 못 먹지, 가리는 성질이 아니오. 이날까지 약 한 첩 먹어본 일도 없고, 앓아누워 본 일도 없어요. 술은 일절 안 해. 옛말에 취중에 무천자(無天子)라고 술 마시면 개라. 지 애비 할애비도 못 알아보는 거. 담배가 해롭다고 하는데 나한텐 해당되지 않아요. 하루에 세 갑은 피우니까."

"특별히 좋아하는 음식은 무엇입니까?"

"단것이든 쓴 것이든 가리질 않아요. 산에 가면 초목 만물이 다 한약방이고 밥상인데 무엇을 가려 먹나. 음식이건 사람이건 가려선 안 돼. 비판하지 말고 화합해야지. 단 풀, 쓴 풀, 떫은 풀 다 먹어요."

둘째 며느리 전갑산 씨에 따르면 김 옹은 '무엇이든지 해드리는 대로 잘 드시지만 요즘 사람들이 즐겨 먹는 쌀밥에 배추김치 같은 것은 잘 드시지 않고, 산나물이나 무시래기에 보리, 감자, 팥, 콩 같은 잡곡을 섞어 지은 잡곡밥을 해 드리면 가장 많이 드신다'고 한다. 김 옹은 집에 있는 날이 별로 없다. 쌀과 장을 싸들고 산에 기도하러 가는 날이 많기 때문이다.

"산에서는 음식을 어떻게 드십니까?"

"밥에 산나물이나 풀 같은 거 아무거나 서너 가지를 넣고 죽처럼 끓여서 먹어요. 쓴 풀도 떫은 풀도 다 먹지."

"독이 있는 풀도 있을 텐데요?"

"초오나 천남성 같은 독초도 몸에 맞으면 해를 받지 않아요. 몸에 맞는지 안 맞는지는 먹어봐야 아는 거요."

"마음을 편안하게 하고 늘 웃으며 사는 것도 건강 비결이 아닙니까?"

"난 체구가 작아도 성질이 독종이오. 잘못된 걸 보면 가만있지를 않아요. 일제강점기 때 일본 놈들이 조선 사람 해치는 거 보면 이가 갈렸어. 그놈들은 조선 사람을 죽창으로 마구 찔러 죽였어요. 나는 그때 일본 놈 만나면 열이면 열 다 때려눕혔어. 죽는 게 하나도 무섭지 않았으니까. 지금도 늙었다고 함부로 대하는 사람을 보면 비위가 상해 그대로 안 있어요."

김 옹의 둘째 아들 진석 씨는 '아버님은 성질이 너무 걸걸해요.

요새 젊은 사람은 비위를 못 맞춰요. 누가 말 한마디라도 잘못하면 하늘이 쩌렁쩌렁 울릴 정도로 호통을 치십니다. 잘잘못을 꼭 따지고 넘어가야 직성이 풀리십니다. 그래서 밖에서 입씨름도 자주 하시지만, 걱정을 많이 하거나 스트레스를 많이 받는 성격은 아닌 것 같아요.'라고 말했다.

"윗대 어른들도 다 오래 사셨습니까?"

"다 팔구십은 넘게 사셨지. 아버지는 여든일곱 살까지 사셨고, 나보다 열다섯 위인 형님은 아흔아홉 살까지 사셨고, 막냇동생이 지금 구십 살이 넘었어."

"할아버지의 지금 건강 상태를 봐선 앞으로도 15년은 끄떡없이 사실 것 같은데요."

"세상이 갈수록 험해져요. 이래선 안 되는데. 더 험해지는 세상을 보며 살 걸 생각하면 가슴이 미어져요. 하루라도 빨리 죽는 게 난 소원이오."

🍀 하루에 6백 리 걷는 천하장사

김 옹은 김녕김씨 충의공파 25대손으로 1876년 경상북도 상주에서 태어났다. 아버지는 가난한 농사꾼이었고, 글공부라곤 서당에서 천자문을 조금 배운 것이 전부다. 어려서부터 경상도, 강원도, 충청도로 수십 번을 이사 다니며 살았다. 지금 사는 곳으로 이사 오기 전에는 사북읍에서 10리쯤 들어간 곳에 있는 지장산 밑 골말이라는 곳에서 7년쯤 살았다.

김 옹은 기력이 젊은이에 못지않다. 시력이 나빠지지도 않았고 허리가 굽거나 배가 나오지도 않았다. 치아도 건강해 밤이나 콩 같은 딱딱한 음식도 잘 먹는다. 다만 귀가 좀 어두워 말소리를 크게 해야 알아듣는다. 키는 158센티미터로 약간 작은 편에 들고 몸무게는 60킬로그램이 조금 넘는다. 젊어서는 힘이 천하장사라서 당할 사람이 없었으며, 걸음도 나는 듯이 빨라 하루에 수백 리를 예사로 걸었다고 했다.

"헌헌장부 사나이라면 팔도강산 명산을 순례하면서 갖은 풍상을 겪어봐야 대인의 풍모가 생기는 법이오. 나는 스무 살이 되기 전부터 금강산, 백두산, 묘향산, 구월산, 소백산, 지리산, 삼각산 같은 명산들을 1년에 한 번씩 걸어서 다녔소. 이 산에서 며칠 지내고 나면 며칠 동안 걸어서 저 산까지 가고. 백두산이나 묘향산에서 지리산까지 가려면 2천 리 길이오. 나는 비호처럼 걸음이 빨랐소. 그때 내 별명이 비탈 자동차요. 하루에 보통 2백 리는 걸었어요. 빨리 가면 3백 리나 4백 리도 걷고. 시방은 많이 가면 한 80리 가요."

김 옹의 둘째 아들 진석 씨는 김 옹이 가진 엄청난 괴력에 대해서 이렇게 말했다.

"아버지는 천하장사이셨습니다. 젊은 사람 네댓 명도 들기 어려운 쌀가마니만 한 바위를 번쩍 들어 던질 정도로 엄청난 힘을 가지고 계셨지요. 원주에 살 때인데, 그때 아버지는 백 살쯤 되었고 저는 스물다섯 살쯤 된 청년이었습니다. 같이 지게로 짐을 지고 온 적이 있는데 저는 짐이 무거워서 집에까지 오는 동안 대여섯 번이나 쉬면서 왔지만 아버지는 한 번도 쉬지 않고 앞장서서 가더니 짐을 내려놓고 저를 마중 나오셨습니다."

진석 씨는 또 김 옹의 날랜 걸음에 대해서는 이렇게 말했다.

"지금도 산에 가면 젊은이들이 못 따라다닐 겁니다. 얼마 전에도 산에 같이 간 적이 있는데 제가 못 따라다니겠더라고요. 제가 어릴 적에는, 그때가 정선군 신동읍 예미에 살 때인데, 예미에서 제천, 영월을 거쳐 원주까지 280리 길을 하루에 걷는 것이 보통이셨습니다. 어떤 때는 예미에서 원주까지를 하루에 다녀오시기도 했습니다. 또 예미에서 경상북도 봉화까지 거리가 3백 리인데 거기도 새벽에 나가셔서 밤늦게 돌아오셨습니다."

3백 리 길을 왕복하면 6백 리다. 6백 리는 240킬로미터로 마라톤 코스의 거의 여섯 배다. 마라톤 선수가 42킬로미터를 뛰는데 2시간 10분쯤 걸리는 것으로 계산하면, 마라톤 선수가 달리는 속도로 열두 시간을 달려야 하는 거리를 하루에 걸었다니, 이는 축지법을 썼거나 날아서 다녔다는 말밖에는 달리 설명할 방법이 없다.

그러나 쇳덩어리처럼 튼튼한 김 옹도 나이가 들어 기력이 약해져서 그런지 3년 전에 죽을 뻔한 고생을 한 적이 있다.

"부산에 갔다 오다가 영주서 희방사로 해서 소백산 정상에 올라갔는데, 꼭대기 가니까 저물녘이오. 비로봉 산장에서 밥을 해서 먹으려니 관리소 샘으로 가는 길을 철망으로 막아 놓고 물을 못 마시게 해. 세상에 이런 법이 어디 있어. 산에 와서 배고프면 밥해 먹고 목마르면 물 마셔야지. 국립공원이란 데가 이럴 수가 있나. 산장에서 음료수 같은 거 팔아먹으려고 물을 못 마시도록 길을 막는 게 말이 돼? 그래서 욕을 하니까 더 상대를 안 해줘서 비로봉 정상

바로 아래 골짝에 쪼그리고 앉아 밤새 굶은 채 비를 쫄딱 맞으며 날을 샜어요. 다음 날 아침에 대구에 산다는 청년 하나가 등산객한테 물을 얻어 와서 같이 밥해 먹고 내려왔어요. 그런데 신선봉이라는 델 오니까 우박이 쏟아지고 천둥과 번개가 요동하고 하늘이 깜깜해. 젊은이가 뒤따라오면서 '할아버지 어떡해요, 어떡해요.'라며 무서워서 어쩔 줄을 몰라. 내가 '아무 소리 말고 따라오라, 따라오면 산다'고 말하면서 데리고 내려왔어. 중간에서 막을 쳐 밥해 먹고 구인사 쪽으로 내려왔어요. 그 후에 집에 와서 며칠 고생했어. 내 다음에 단양에 가면 단양군수한테 호통을 치려고 해. 산에 물이 있으면 마시게 해야지. 밥을 못 해 먹게 하는 법이 어디 있어. 그게 3년 전 여름이오. 그 해에 소백산에 세 번 갔소. 봄에 나물 먹으러 가고, 기도하러 한 번 가고."

신선봉에서 구인사로 가는 길은 등산로가 제대로 나 있지 않은, 소백산에서 제일 험한 길이다. 그 길에서 뜬눈으로 비를 맞고, 또 밥도 굶은 채 밤을 새운 117세 늙은이가 무서움에 떠는 젊은이 한 사람을 이끌고 폭풍우 속을 뚫으며 수십 리를 걸어왔다는 것이다.

🍀 100년 동안 명산 찾아다니며 국태민안 기원

김 옹은 도인이다. 그는 평생 명산을 찾아다니며 기도하는 일로 일관했다. 그는 단전호흡과 축지법 같은 것을 배우는, 주문이나 부적을 통해 술법이나 배우려는 도사들과는 격이 다르다. 김 옹이 명산을 찾아다닌 1백 년은 오로지 조국의 평화와 안녕을 기원하는 기도의 삶이었다. 누군가가 이 세상은 칼과 총과 정치가의 힘으로 유지되는 것이 아니라 의인들의 기도로 유지된다고 하지 않았던가. 김 옹은 기도하는 도인이다.

"나는 순전히 등신이라. 평생에 한 일이라곤 조선 땅 13도 명산을 찾아다니며 기도한 일밖에 없어요. 그때나 지금이나 산 좋아하는 사람은 산에 가서 기도하는 게 일이라. 무슨 기도를 하느냐고? 나는 지금도 자다가도 벌떡 일어나서 '우리나라 대한민국 만세, 천추 만만세'라고 몇 번씩 외치는 사람이오. 산에 가서 날 저무는지 새는지 모르고 '천추만년 가더라도 우리 민족 우리나라 무사태평 만만세'라고 기도해요."

그는 어려서부터 일제의 침략과 탄압, 그리고 숱한 민란으로 비참한 생활에 허덕이는 현실보다는 금수강산의 아름다움과 그 신령스러움에 빠져들었다. 남달리 담력과 힘이 뛰어나고 성품이 곧으며 협기가 강했던 그는 산천운수(山川雲水)에 귀의하는 것이 자신이 가야 할 길이란 것을 일찌감치 깨달았다. 김 옹은 스무 살 무렵부터 나라 안 곳곳의 명산을 찾아다니며 기도하는 것을 평생의 업으로 삼았다.

"3·1 만세운동 때 만세 부르던 것 지금도 눈에 선해요. 그때 나는 정선군 신동에서 살았는데, 그때 생각하면 시방도 이가 갈리고 피눈물이 나요. 나도 만세를 열심히 불렀어요. 일본 놈들이 만세 부르는 조선 사람을 죽창으로 찔러 죽였어요. 담을 넘어 도망가는 사람을 뒤에서 죽창으로 찔러 죽이는 걸 보고는 환장을 하며 일본 놈들한테 덤볐어. 모든 조선 사람이 내 살붙이인데, 내 피붙이가 죽는 걸 보고 가만있을 수 있겠나. 난 체구가 작아도 천하에 독종이라. 금방 죽어도 할 일은 하는 사람이라. 일본 사람 만나면 백이면 백 다 그냥 두지 않았어요. 그리곤 황해도, 전라도, 강원도, 경상도, 평안도, 함경도 등 조선 땅 안 가본 데 없이 돌아다닌 거요."

그는 나라 안 곳곳을 바람처럼 떠돌아다녔다. 그를 가르친 것은 사람이 아니라 금수강산의 아름다움과 이 땅에 거하는 신령들이었다. 사람보다는 자연, 명산대천의 영(靈), 혹은 수천 년이나 수백 년 전에 살았던 위대한 인물의 혼령이 그의 스승이었다. 그는 사람보다는 신령과 더 가까이 지내는 사람이다.

"내 스승은 고적(古籍)에 나오는 혼신(魂神)이오. 관운장(關雲長), 유충렬(劉忠烈), 김응서(金應瑞), 세종대왕이 날 가르친 사람이오. 그 사람들은 위대한 혼신이고, 난 사람 가운데서도 등신이라. 난 어린애와 한가지고 그분들은 위대한 인물이오. 밤에 산골짜기에서 기도하는데 갑자기 말을 탄 신장(神將)이 나타나서는 칼로 목을 치겠다며 벼락같은 호통을 쳐요. 그래도 꿈적도 않고 기도를 계속하는데, 그러면 그 신장이 내 앞에서 무릎을 꿇고 절을 해요. 누구냐고 물으면 '내가 관운장이요.'라고 해서 그 신장이 관운장인 줄 알아. 유충렬, 김응서도 그렇게 해서 알고. 그분들과 있다가 한참 만에 정신을 차리고 나면 허허벌판이라."

관운장은 『삼국지』에 나오는 이름난 장수이고, 유충렬은 고대소설인 『유충렬전』 주인공으로 실존 여부가 확인되지 않은 인물이다. 김응서는 임진왜란 때 이름난 장수로 천하장사요, 둔갑술의 명인으로 알려져 있다.

우리나라에는 단군시대 때부터 내려오는 고유의 신앙과 독특한 정신수련법이 있다. 김 옹의 산중기도수련법도 그런 전통에서 연유한 것이다. 산중기도수련법은 정신을 하나로 집중시켜 비상한 힘과 지혜를 얻으며, 본연의 성(性)을 밝혀 득도에 이르게 하는 차원 높은 영적 수련법으로 우리 조상들이 흔히 하던 수련법 가운데 하나다.

"선조들은 산신 기도 아니면 불도(佛道) 같은 거 다 했어요. 아기가 놀라서 죽거나 경기하면, 그 부모는 명산에 가서 자식 명줄 붙들어 달라고 기도하고……. 산신 기도 옳게 하면 똑똑한 자손을 두게 돼요. 유충렬 장군 부모가 남악산에서 백일기도를 했는데, 칠성단 앞에서 무릎 꿇고 얼마나 정성을 들여 기도했던지 도(道)가 차서 그 밑 반석이 한 움큼이나 패었어요. 정신통일도 그렇게까지 하면 아무리 못 돼도 천하 명장은 나오는 법이요."

김 옹의 신앙은 자연 종교다. 그는 하늘과 땅, 명산신령(名山神靈), 사해용왕(四海龍王), 북두칠성(北斗七星)을 예배한다.

"모든 건 내 뱃속에 있는 거요. 불도건 선도(仙道)건 정신통일하면 안 되는 것이 없어요. 하기로 결심한 것보다 바늘 한 틈만치라도 더 해야지 모자라면 안 되는 거요. 평생을 집중해도 한순간만 방심하면 모든 것이 헛일이오."

김 옹은 나라 안에 안 다닌 산이 없다. 특히 12대 명산인 백두산, 금강산, 한라산, 지리산, 묘향산, 태백산, 소백산, 속리산, 계룡산, 삼각산, 구월산, 송악산을 모두 네다섯 번 넘게 다녔는데, 그중에서 금강산과 백두산을 가장 많이 다녔다.

"팔도 명산 정기가 원줄기는 백두산에서 시작된 거요. 그 맥이 강원도 금강산으로 해서 태백산까지 왔다가 오른쪽으로 꺾어 소백산으로 왔고, 그 끝이 속리산 삼도봉에서 갈라져 전라도 봉산에서 역으로 올라와 지리산이 되었고, 또 한 줄기는 금강산에서 서울 삼각산으로 뻗어왔고, 백두산에서 또 한 줄기는 묘향산을 거쳐 구월산으로 내려왔어. 삼각산 줄기는 남쪽으로 뻗어 관악산을 만들었고. 우리나라에 명산이 많지만 최고 명산은 금강산이오. 금강산은 세계에서 최고 명산이라."

김 옹의 기도법은 간단하다. 산에 가면 먼저 적당한 터를 찾아 돌로 단을 쌓은 뒤에 밥과 물을 단 위에 차려놓고 명산 신령을 불러 각각 4번씩 절한다. 오래 기도하기 위해서는 천막을 쳐놓고 시작한다. 보통 한곳에서 3~4일 기도하고 좀 오래 할 때는 일주일쯤 한다. 기도가 끝나면 다른 곳으로 옮긴다. 보통 사람은 무릎 꿇고 30분을 앉아 있기도 어려운데 3~4일, 또는 일주일을 밤낮없이 정신을 집중하고 정성을 들이려면 초인적인 정신력과 체력이 필요하다.

"모든 게 정성이오. 우린 한곳에 무릎 꿇은 채 합장하고 앉으면 비가 오건 눈이 오건 꼼짝도 안 해요. 대소변 볼 때만 일어나고. 명산에서 수도하면 명산 영(靈)이 시험하는 일이 많아요. 호랑이가 벽력같은 소리를 내며 목덜미를 물어뜯으려고 으르렁거리는가 하면, 사람이 입에 칼을 물고 거꾸로 서서 걸어오기도 하고, 산이 소리를 지르고 바윗덩이가 날아다니기도 하는데, 안 겪어본 사람한테는 그 무서움을 말로 설명 못 해요. 그러나 백일기도를 한 번이라도 올바르게 하면 그날로 천기를 봅니다. 무당이나 만신들이 백일기도했다고 떠드는데, 거 못해요. 웬만한 남자라도 백일 채우기가 어려워요."

다음은 김 옹과의 대화 내용이다.

"할아버지께서는 도통하셨습니까?"

"3년만 더 했으면 완전히 도를 얻는데 그걸 못했어. 유충렬과 김응서가 3년을 더 하라는데 자식들이 마신(魔神)이오. 산에서 기도하고 있는데 자식들이 와서 찾으면 안 돌아볼 수 있어? 이거 통탄할 일이오."

"술법 같은 것은 안 하십니까?"

"술법할 새가 어디 있소. 사람이 한 가지 공부를 하기로 결심했으면 한 가지 공부만 해야지. 여러 가지를 합쳐서 하면 신이 물러가요. 술법은 잡술이오. 술법으로 무력(武力)을 탐하면 한 달도 못 가서 신통력이 물러가요. 권세나 돈을 탐해도 신통력이 물러가서 병신 되는 수가 많고."

"요즘도 혼신(魂神)들과 만나십니까?"

"만나다 뿐이오. 눈만 감으면 관운장과 김응서가 찾아와요. 관운장이 계룡산에서 공부해라, 공부해서 형의 원수를 갚아 달라고 조르고. 밤낮으로 찾아오니까 잊을 수가 없어요. 이 나라, 이 역사, 천지, 조상님들, 부모님들을 생각하면 중치(가슴)가 막혀 말을 못 합니다. 영월에서 단종 임금이 세상 떠나고 나서 석 달 보름 만에 등천(登天)했소. 천신이 눈만 감으면 나타나서 그런 얘기를 해요. 그래서 아는 거요. 그러나 밖에 나가서는 일절 아무한테도 얘기를 안 해요. 혼신 얘기를 하면 다 그 양반 거짓말한다고 하니까."

"산에 다닌 일 말고는 어떤 일을 하셨습니까?"

"농사 말곤 한 게 없어요. 천하지대본이 농사라. 지금은 문명이 발달해서 과학이라는 게 있지만 그때는 농사짓는 것이 과학이오. 많이 지을 땐 평수로 한 만 평 지었어요. 콩, 팥, 서숙 같은 거. 힘들여 일해도 백 가마 거두기 어려웠소."

"우리나라에서 기도처로 명당자리가 어디에 있는지 말씀해 주실 수 있겠습니까?"

"여기 태백산도 명산이고, 영주 소백산, 공주 계룡산 다 명산이오. 계룡산에 기도하러 자주 갔는데 거긴 뭐 크게 볼 것은 없어요. 소백산이 제일 나아요. 그러나 지금은 명산 정기가 다 빠졌소. 도적 굴이 소백산에 있는데 신령이 거할 리 있겠소? 이 나라엔 나이 팔구십이 되도록 천지신명과 부처님께 기도하는 이들이 많아서 도사가 많이 났소. 그런데 지금 중들은 도적들 패거리요. 아버지, 어머니께 효도하고 나라에 충성하고, 그 앞에서 절을 해야지, 중이 뭔데 그 앞에서 절을 해. 1년에 수십 명씩 죽어 나오는 게 무슨 병 치료야. 못 고치면 내보내야지. 어느 절에서 못 고친 환자 내가 몇백 명은 고쳤소. 그래서 그 절에선 나를 다 안 좋게 보는 거요."

"그래도 깨달음을 얻을 만한 명당자리가 남아 있을 텐데요."

"어딜 가나 마찬가지요. 어디서나 팔도 명산을, 신령을 다 부를 수 있으니까. 그러나 어려운 게 지리(地理)요. 계룡산, 태백산 정기는 다 빠졌어요. 명산신령이 지금은 공기 좋고 물 좋은 야산이 은신하고 있어요. 옛말에 천문은 익달(益達)이나 지리는 난(難)이라 했어. 지리를 보는 법이 그렇게 어렵소. 소백산에 3일 수도하면 통신(通神)할 수 있는 데가 있긴 있어요. 사방이 물이고 그 속에 기도처가 있는데, 신령이 인도해야지 사람은 찾을 수가 없어요. 찾는다

할지라도 열 걸음쯤 되는 거리를 건너뛰어야 그 안에 들어갈 수 있고, 천하장사라도 거기 들어가면 사흘을 견디지 못할 만큼 기운이 강해요. 사흘만 꼼짝 않으면 아무라도 도통해요."

"산에서 수도하는 사람 옆에는 호랑이가 와서 호위한다는 말이 있는데……."

"호랑이는 개와 한가지요. 기도 때 옆에 와서 앉았어. 그 때문에 잡신이 얼씬 못 하는 거요. 산신령이 보내는 거지. 하나가 아니고 두셋이 와서 눈에 불을 켜고 앉아 있어요. 그 때문에 기도하는 사람 옆에는 다른 사람이 무서워서 얼씬도 못 하는 법이오. 근처에만 오면 싫은 정이 나서 들어오지를 못해. 공주 계룡산 삼불봉에서 일주일을 기도하는데 유성에 사는 나무꾼이 내가 있는 근처까지 왔다가 무서워서 들어오지 못해요. 기도를 마치고 내려와 동학사에서 3~4일 묵고 있으니 그 절 중이 '어디서 기도하고 왔느냐'고 묻기에 거 관음봉에서 왔다고 했더니, 그게 아니고 삼불봉에서 기도하지 않았느냐고 해요. 그렇다고 했더니 나무꾼들이 삼불봉 근처까지 가서는 아무도 그 안에 못 들어가고 그냥 가더라고 얘기해요."

"겨울철에도 산 기도를 하십니까?"

"겨울에는 움막 지어 놓고 해요. 정화수 떠 놓으면 물그릇이 얼어 터져요. 그래도 얼어 죽지는 않아. 이틀에 밥 한 번씩 해서 먹지. 그땐 쌀이 귀하니까 좁쌀로 밥을 하고, 나이가 들어서는 추위를 타지. 사오십 때만 해도 추위를 영 몰랐어요. 겨울에 눈 위에서 자고 나면 눈이 다 녹고 몸 위에는 서리가 하얗게 내렸어."

"할아버지는 특별한 체력과 정신력을 타고났으니까 그렇게 할 수 있는 것 같습니다. 보통 사람도 수도하면 그렇게 될 수 있습니까?"

"산정기를 타고난 사람이 따로 있소. 그런 사람 만나면 싫은 정이 안 생겨. 끌어당기는 게 있어요. 산에서 제일 무서운 게 사람 만나는 건데, 산정기를 타고난 사람은 그렇지가 않아. 한국전쟁 무렵 춘천에 살 때인데, 대룡산에 가던 중에 어떤 집을 보니 금줄을 여기저기 쳐 놓은 것이 희한해. 그래서 뭐하는 집이냐고 동네 사람한테 물었더니, 산에서 7년 동안 공부한 사람이 사는 집인데 백일 동안 대기도를 올린다고 금줄을 쳐놨다는 거라. 보니 틀렸어. 그 사람 죽지 않으면 미치니까 말리라고 했더니 아무도 듣지를 않아. 그래서 그냥 지나갔어요. 보름 뒤에 그 마을을 지나가다 보니 웬 미친 놈이 칼을 들고 설치다가 나를 보고는 죽이겠다며 길바닥에 서서 소리를 질러. 호통을 치니 그냥 도망을 가 버렸어. 마을 사람이 나와서 '당신이 알긴 아오, 그 사람 미쳤어요.'라고 그래. 기도는 조용한 산에 가서 해야지 함부로 하다간 죽거나 미칩니다."

김 옹의 건강은 가히 전설적이다. 산에 가면 마치 산짐승인 양 몸이 가볍다. 그러나 요즘은 체력이 약해져서 산에 다니는 일을 자제하고 있다. 죽을 뻔했다는 경험을 하나 더 들어본다.

"3년 전 8월에 정선 두위봉에 갔다가 죽다 살았소. 송이버섯 따러 갔던 건데. 두위봉에 비행장이 세 개 있어요. 그것을 다 지나서 내려오니 날이 저물었소. 골짜기에 쪼그리고 앉아 밤을 새우다가 날이 샐 때 일어나 도새골로 가다 보니 길을 잘못 들어 영월 상동까지 가 버렸어요. 그날 밤도 벼랑 틈에서 자는데, 자다가 벼랑에서 굴러버린 것이오. 한참 뒤에 정신을 차리고 보니 몸이 천길만길

벼랑 끝에 걸려 있어. 바위에 걸려 겨우 살아난 거요. 그 바위틈에 앉아 밤을 새우는데 호랑이가 건너편에 와서 앉아 있어. 호랑이와 마주 보며 밤을 새웠어요. 다음 날 녹전으로 내려와 석항으로 해서 집에 오니 밤 열두 시가 넘었지. 터지고 찢어지고 해서 며칠 고생했소. 뒤에 따져보니 그날이 내 절명일(絶命日)이었소. 그 두위봉도 명산이오. 그 밑으로 아무리 구멍 뚫고 석탄 캐도 그 산은 명산이오. 나도 그 산 덕을 많이 본 사람이오."

김 옹은 늘 나랏일을 먼저 생각하며 산다. 지금도 날마다 이 나라 지도자와 백성의 안녕을 비는 기도를 올린다. 그러나 한국전쟁 때 일흔여섯의 나이로 전쟁터에 나가려고 했는데 받아주지를 않아 호적 나이를 낮추려고 소송을 제기했다는 이야기는 어떻게 받아들여야 할까. 김 옹은 그 이유를 이렇게 설명했다.

"이런 말이 있지 않소. '남아 대장부가 났으면 죽어도 전쟁에 가서 죽어라.' 내 민족, 내 형제가 죽어 가는데 무엇이 무섭겠소. 인두겁을 쓰고 났으면 행세를 제대로 하다가 죽어야 죽은 귀신도 옳은 데로 가는 법이오. 그때 국군이 조금만 더 잘했으면 남북통일을 할 수 있었을 것 아니오. 통일하는 일에 늙고 젊고 따질 것이 어디 있소."

간질, 정신병을 침으로 고쳐

또 한 가지 놀라운 것은 김 옹의 기이한 의술이다. 그는 스스로 터득한 침술과 약으로 간질, 정신병, 나병, 중풍, 신경통, 관절염, 백전풍 등 갖가지 난치병자를 헤아릴 수 없을 만큼 고친 명의다. 그러나 김 옹은 자신의 의술을 '애들 경기하면 따주는 정도일 뿐'이라며 숨긴다. 김 옹의 의술은 산에 다니며 저절로 깨친 것이기에 어떤 원리나 체계 같은 것은 없다. 이른바 신침(神鍼)이요, 신의(神醫)다. 어떤 병이거나 침대 가는 데로 찌르기만 하면 나았고, 산에 있는 갖가지 약초로 약을 만들어서 먹이면 다 나았다.

그의 침술은 침을 맞을 때 환자가 전혀 아픔을 느끼지 않는 게 특징이다. 물론 진맥 같은 것도 하지 않는다. 옷을 입은 채로 침을 놓을 혈 자리를 찾아내는 것도 보통 침술인과 다른 점이다.

20살 무렵부터 침을 놓았다고 하나 의술이 주업은 아니다. 한 가지 공부를 해야지 두 가지를 모두 할 수 없어서 어쩌다 앓는 사람을 보면 고쳐주는 정도에 그쳤다. 김 옹은 침으로 가장 잘 고치고, 또 가장 많이 고친 병은 간질과 정신병이고, 그 밖에 중풍이나 마비, 병원에서 못 고치는 악성 관절염, 신경통, 견비통 같은 것도 많이 고쳤다.

그러나 김 옹 주위에는 그의 신통한 침술 덕을 본 사람이 별로 없고, 침을 맞으러 오는 이도 드물다. 그 이유는 김 옹이 수십 차례 이사를 다닌 데다 집에 있는 날도 드물기 때문이다. 그는 나라 안 곳곳을 바람처럼 다니다가 아픈 사람을 보면 침으로 고쳐주고는 흔적도 없이 사라져버리는 기이한 행적을 수없이 남겼다. 병을 고친 대가로 담배 한두 갑 정도 받은 것 말고는 돈을 받은 일도 없다.

"간질 환자를 많이 고쳐줬어요. 요전에도 한 명 고친 일이 있고. 열아홉 먹은 처년데 놀라서 생긴 것 같았어요. 간질은 입에 거품 물고 쓰러지는데, 놀라서 생긴 건 거품이 안 나와요. 하루에 네댓 번씩 발작하는 환자도 침 몇 대 맞으면 그날로 고쳐요. 정신통일한 뒤에 손 가는 데로 침을 꽂는데, 그리고 나서 21일 동안 발작을 안 하면 다 나은 거라. 간질 환자는 눈동자가 발작할 때 쓰러지는 방향으로 흩어져요. 눈동자가 반듯하게 돌아오면 다 나은 거요. 간질 말고 천치나 등신도 많아요. 그것도 침 맞으면 돌아오는데, 그만한 힘이 들어야 돼요. 간질은 천지도수로 하늘이 주는 병이라 고치기도 힘들어. 침 맞는 사람도 마음을 바로 써야 하고. 그런데 마음 바로 쓰는 사람은 천 명에 하나가 안 된다고 봐요."

간질은 완전히 나은 것인지를 알기 위해서는 시간을 두고 관찰해야 하기 때문에 21일 동안 환자와 같이 생활해야 한다. 다른 일은 못 해도 남의 일 봐주기로 했으면 끝까지 봐주어야 한다는 것.

"간질은 발작해서 넘어갈 때 귀 앞쪽으로 5센티미터쯤 되는 자리와 항문에 침을 놓아요. 넘어가는 쪽 귀 앞에 놓는 거지. 그러면 발작해서 넘어가던 사람도 금방 일어나요. 간질을 약으로 고치는 거 아직 못 봤소. 침 아니곤 어려워. 난 옛적부터 돈 많은 사람하고는 상종을 안 하기 때문에 산골로 다니며 없는 사람들만 고쳤어."

정신병은 음부에 침을 놓는다. 침 세 대를 5센티미터 넘게 들어가도록 깊이 꽂는다. 시간도 꽤 걸려 완전히 고치려면 두 달쯤이 필요하다. 정신병은 하루를 꼬박 정신통일한 뒤에 환자를 마주 보고 앉아 환자 기(氣)를 잡고 나서 침을 놓는다. 정신병 환자들이 치료나 요양, 수도를 위해 산에 오는 일이 많아서 김 옹이 고친 사람은 적지 않다.

"정신병은 고치고 나면 냄새가 몹시 나요. 여자는 음부 주위에

곱이 허옇게 끼는데, 거 똥보다도 더러워. 곱이 다 나와야 낫는 거지. 범밭골에 그런 여자 하나 있었소. 발광을 하면 힘이 역사라. 부모 형제 여럿이 달라붙어도 발로 차고 날뛰는 것을 막지 못해. 실성해서 밖에 돌아다니다가 집에 들어온 걸 내가 고쳤소. 정신병 환자는 고쳐주면 이사를 가 버려요. 소문이 나서 그 동네에 살지 못해. 그 뒤에 다시 만나도 입이 무서워서 인사도 안 하는 게 그 사람들 도리요."

김 옹은 환자 치료하는 것을 좋아하지 않는다. 지극한 정성을 들여 환자를 고쳐봐야 인사를 받기보다는 욕을 먹거나 외면을 당하기 일쑤기 때문이다. 심지어는 난치병을 고쳐주고도 원수가 된 일도 있다. 고발을 당해서 벌금을 낸 적도 있다. 사람을 살려주고도 죗값을 치러야 하는 것이 무면허의료인의 설움이다.

"옛날에는 진맥도 안 하고 침으로 어떤 병이건 다 고쳤어. 중풍, 지랄병, 앉은뱅이 같은 거. 고쳐주고는 말도 안 하고 가 버리지. 그때는 내 눈에 번쩍번쩍 서기(瑞氣)가 있었어. 길 가다가도 환자를 보면 고쳐줘야 하니, 이거 환자가 끝이 없이 많아. 내 침은 보통 침과 다릅니다. 하나도 안 아프니까. 그런데 요즘은 늙어서 신통력이 떨어져 좀 따갑다고 해요. 침 안 놓으려고 침을 망치로 두들겨 내버린 것이 수십 번이오. 그래 놓고도 환자가 오면, 죽어 가는 사람 살릴 수 있으면서도 보고만 있을 수 있겠소."

그는 중풍 환자도 많이 고쳤다. 중풍은 혈맥을 따라가며 침을 놓는다. 오래된 환자도 여럿 고쳤다.

"6년 된 중풍을 침 한 번 놓아서 고쳐준 일이 있어요. 똥오줌 받아내던 환잔데. 어려운 병 고쳐주면 없던 정도 붙여서 살아야 되는데, 거저 고쳐주고 나면 원수가 된다오. 이럴 수가 있어요? 중풍에는 약이 없어요. 병원에서 주사 맞아서는 못 고쳐요. 경주 사람인데 병원에 입원하고 있는 것을 고쳐 달라고 해서 침놓으러 갔더니, 병원 원장이 침으로는 절대 못 고칩니다, 만약에 고치면 이 환자 입원비 300만 원을 도로 내주겠소, 라고 그래요. 고치는지 못 고치는지 두고 보면 알 거 아니오, 하고 침을 놓았는데 침 다섯 대 꽂아서 한 번 만에 고쳤소. 똥오줌 받아내던 환자가 한 번 만에 나은 거요. 원장이 300만 원 가지고 왔어요. 그런 사람 그대로 두면 10년쯤 뒤에 재발하는데, 2~3번 더 맞아야 도지지 않고 완치해요. 중풍에 침 말고는 양귀비가 최고요. 반드시 흰 꽃 피는 양귀비라야 돼. 양귀비 진을 그냥 먹는데, 먹을 때 입안에 상처가 있는 사람은 안 돼요. 혈액으로 조금이라도 들어가면 큰일 나요."

그러나 몇 해 전에 한 '불상사'가 생긴 뒤로 김 옹은 여간해서는 침을 놓지 않는다. 마을 노인정에서 팔이 아프다고 찾아온 73세 할머니에게 침을 놓던 중 할머니가 그 자리에서 숨이 끊어지는 사고가 생긴 것이다.

"창피를 당하려고 그런 일이 생긴 거야. 어깨에 침을 대자마자 숨이 끊어졌소. 날짜를 따져보니 그날이 그 사람 절명일이오. 그날에는 편작이 와도 못 살려요."

김 옹의 침술은 병을 고친 환자 말고는 아무도 알지 못한다. 아들과 며느리, 손자 같은 가족들도 마찬가지다. 그저 놀라거나 체했을 때 따주는 정도거나 허리, 팔다리 아픈 사람을 고쳐주는 정도로 알고 있을 뿐이다. 몇 해 전에 일어난 불상사로 말미암아 마을에서도 비웃음을 받았을 뿐.

🌿 백전풍을 만병초로 고친다

그런데 요즘 김 옹의 누추한 집으로 서울, 부산, 광주, 제주 등 전국 각지에서 환자들이 몰려오고 있다. 보통 하루에 7~8명씩, 많을 때는 수십 명이 몰려와 김 옹은 물론이고 가족들도 곤욕을 치른다. 김 옹이 1994년 12월에 삼각산 밑에 기도하러 갔다가 백전풍 환자를 한 사람 고쳤는데, 그 얘기가 신문에 미담으로 실려 그 신문을 읽은 환자들이 줄을 이어 찾아들기 시작한 것이다.

백전풍(白癜風)은 백라(白癩), 백반(白斑), 백박(白駁)이라고도 부르는 난치 피부병이다. 가슴이나 목, 다리, 얼굴 등 어느 곳에나 피부에 하얀 반점이 생겨 점점 번져가는 병으로, 치료가 지극히 어려워 수십 년을 앓으며 백방(白方)과 백약(百藥)을 써 봐도 효과가 없어 천형으로 여기며 살아가는 사람이 수두룩하다.

김 옹은 만병초(萬病草) 잎으로 백전풍을 간단하게 치료한다. 백전풍을 치료하는 방법은 이렇다. 백전풍 부위에 침으로 0.2밀리미터 간격으로 피가 약간 나올 정도인 한 푼(0.3밀리미터) 깊이로 찌른다. 그런 다음에 만병초 달인 물을 면봉 같은 것으로 묻혀 그 위에 고루 발라준다. 이 같은 방법으로 하루에 3~4번, 아침, 점심, 저녁, 자기 전에 바른다.

치료 원리는 간단하다. 백전풍은 균이 피부에 기생해 생긴 것으로 그 균을 죽이면 낫는다. 만병초는 독이 있어서 균을 죽이는 힘이 매우 강하다. 침으로 찔러 난 상처로 만병초 달인 물이 들어가 백전풍균을 죽이면 피부의 하얀 색깔이 옅어지면서 저절로 낫는 것이다.

"1푼 깊이로 침을 빽빽하게 찌른 다음 나오는 피를 닦지 말고 약물을 찍어 발라야 돼요. 백전풍이 온몸으로 퍼져 전신이 다 하얀 사람도 있는데, 그런 사람은 몹시 아파. 사람 반 죽어요. 20년, 30년 된 것도 낫긴 다 나아요."

만병초는 높고 추운 산꼭대기에서 자라는 늘푸른떨기나무다. 고무나무 잎처럼 생긴 두껍고 윤이 나는 잎을 약으로 쓴다. 우리나라에는 지리산, 태백산, 오대산, 설악산, 한라산, 울릉도 같은 곳 산꼭대기에만 자란다. 북한에는 백두산에 매우 많다. 만병초는 생명력이 몹시 강인해 영하 30~40도씩 떨어지는 매서운 추위와 눈보라 속에서도 잎을 떨어뜨리지 않는다. 이 나무는 기후가 건조할 때나 추운 겨울철에는 잎을 뒤쪽으로 도르르 말아서 수분 증발을 막는다. 또 만병초는 뚝갈나무, 만년초, 석남엽, 천상초(天上草) 같은 여러 이름이 있다. 만년초는 만년을 능히 산다 해서 붙은 이름이고, 천상초는 하늘의 신선이 가꾸는 화초라는 뜻이다.

이 나무는 한방에서 거의 쓰지 않지만 민간에서는 만병통치약인 양 쓰고 있다. 잎을 달여서 차처럼 마시면 고혈압, 저혈압, 당뇨병, 간경화, 관절염, 신경통, 두통, 생리불순, 불임증, 양기 부족, 신장병, 비만증 등의 질병에 두루 효과가 있다. 독이 좀 있지만 오래 복용하면 정신이 맑아지고 힘이 나며 정력이 좋아진다. 특히 옛날부터 최음제로 써왔을 만큼 여성의 정욕을 늘리는 데 효과가 크다.

또 남성의 발기불능, 배 속의 모든 속병, 뼈가 쑤실 때, 갖가지 염증, 담, 축농증, 중이염, 무좀 등에도 효과가 있다 하니 가히 만병통치약으로 불러도 손색이 없을 듯하다.

만병초 독은 안드로메도톡신이라는 성분이다. 이 독을 많이 먹으면 경련을 일으키며 호흡이 마비되어 죽는다. 그러므로 먹을 때는 양을 잘 지켜야 한다.

만병초 잎을 달인 물을 몇 개월 마시고 당뇨병, 간염, 간경화 같은 난치병을 고친 사례가 여럿 있는 만큼 주목할 만한 가치가 있는 나무이다. 북한에서는 만병초를 약으로 써서 좋은 효과를 얻고 있다. 김일성이도 목 뒤에 있는 종양을 치료하기 위해 만병초와 영지버섯 종균을 함께 달인 물을 오래 복용했다고 한다. 또 진통 효과가 뛰어나서 암 말기 증세로 고통이 극심할 때 만병초 달인 물을 마시면 아픔이 멎는다. 중국에는 만병초와 비슷한 식물이 수십 가지가 있다. 그런데 그중 몇 종류가 놀라운 약효를 지니고 있어서 의료인들의 관심이 집중되고 있다. 세계 의학계에서도 만병초의 중국 이름인 '중국 두견화'에 대해 큰 관심을 두고 있다. 그런데 우리나라 의료인은 이 나무의 약성에 관해 관심을 두기는커녕 알지도 못하고 있으니 답답하고 한심스러울 뿐이다.

"만병초에는 독이 있어서 함부로 먹으면 큰일 납니다. 옛날에 소가 버짐병을 앓을 때 삶아서 발라줬더니 아파서 펄펄 뛰어요. 화장실에 뿌리면 구더기가 싹 죽고, 달인 물로 소, 개, 고양이를 목욕시키면 붙어 있던 이, 벼룩, 진드기 같은 게 다 죽어요. 이거 농작물에 자연 농약으로도 쓸 수 있어요. 진딧물이나 병 옮기는 균들이 싹 죽어버리니까."

만병초 잎으로 백전풍이 치료되는 기간은 증상에 따라 다르다. 증세가 가벼우면 2~3일, 혹은 일주일 만에 낫고, 온몸으로 넓게 퍼진 것은 한 달이 넘게 걸린다. 김 옹 집으로 찾아오는 환자들은 가까운 곳에 여관을 정해 놓고 며칠씩 묵으면서 치료를 받고 가거나 치료하는 요령을 배워서는 만병초 잎을 한 움큼씩 가져가 스스로 치료한다. 김 옹의 며느리 전갑산 씨는 환자들이 하루에도 몇 명씩 오니까 그 사람들 대접하느라 쌀 한 가마니가 보름 만에 다 없어진다고 말한다.

"백전풍이 예전엔 그렇게 많지 않았어. 그런데 요즘엔 서울에만 환자가 5만 명이 넘는다는 거요. 이것도 공해병이라. 여기 오는 환자들을 보면 서울에서 오는 사람이 제일 많고, 부산, 대구, 대전, 광주 같은 대도시에서 오는 사람들뿐이오. 강원도 산골 사람은 안 와. 음식, 공기, 물이 나쁘니까 세포 기능이 약해져 균이 번식하는 거요. 서울 삼각산이 명산인데 공해가 그렇게 많아졌으니 이제 명산이라고 할 수도 없어. 서울에 종업원이 몇십 명밖에 안 되는 작은 공장에 백전풍 환자가 20명이나 있어요. 서울 같은 공해 세상에 살다 보면 병이 안 생길 수 없는 거요."

김 옹은 직접 높은 산꼭대기까지 올라가서 만병초 잎을 채취한다. 눈 쌓인 험한 산을, 길도 아닌 데로 다니며 만병초 잎을 따는 일은 젊은 사람도 하기 어려운 일이다. 김 옹이 만병초를 따는 곳은 사북읍에서 가까운 해발 1446미터 높이의 두위봉이다. 만병초는 산꼭대기 북쪽 험한 바위에 희귀하게 자라므로 찾아내기가 쉽지 않다.

그렇게 고생해서 구해 온 만병초 잎을 환자들한테 주고 얻는 대가는 기껏해야 몇만 원이다. 그것도 주면 받고 안 주면 안 받는 식이다. 병든 사람 고치는 데에 뜻이 있을 뿐이지 돈에는 관심이 없다.

"요새는 열 살도 안 된 아이들 가운데도 백전풍 환자가 많아. 젊은 처녀나 부인네들도 많고. 침으로 찌르고 약물을 발라주면 아파서 펄펄 뛰면서 울어요. 나는 돈을 말하진 않소. 병을 고치는 게 목적이지. 얼마를 받느냐고 물으면 당신 마음대로 하라고, 주든지 말든지 상관하지 않는다고 그래요. 그러면 보통 몇만 원 놓고 가고 어떤 사람은 그냥 가요. 사람은 마음을 바로 써야 되는 거요."

악성 나병을 고친 일화

김 옹이 젊었을 때는 산에서 나는 온갖 약초로 약을 만들어 냉병, 속병, 적병, 종기, 종창, 나병, 만신창 등 갖가지 난치병자들을 치료한 적이 있다. 그 약도 의학책에 적혀 있거나 누구한테 배운 것이 아니라 스스로 깨우친 것이거나 경험으로 알아낸 처방들이다. 김 옹의 아들 진석 씨는 그 일에 대해 이렇게 말한다.

"제가 어렸을 적에, 아버지가 80~90살은 되었을 때인데, 아픈 사람이 많이 찾아오곤 했어요. 아버지는 산에서 나는 약초 300가지를 1년 동안 모아서 한데 넣고 달여 약을 만드셨습니다. 높은 산에 나는 약초, 낮은 산에 나는 약초, 봄에 나는 것, 여름에 나는 것, 가을에 나는 것, 잎을 쓰는 것, 줄기를 쓰는 것, 뿌리를 쓰는 것 등을 낱낱이 따져서 300가지 약재를 각각 1근씩 말린 다음, 큰 가마솥에 넣고 고아서 약을 만드셨어요. 300가지 약초가 한 근씩이면 그 양이 엄청나요. 그렇게 만든 약으로 나병, 냉병, 속병, 옛날에 많았던 종기, 종창 환자들까지 고쳤는데 먹으면 다 나았습니다."

김 옹은 약초로 환자를 고친 일에 대해 이렇게 회상한다.

"오래전이나 했지 요새는 안 해요. 할 수도 없고. 촌에는 신경통, 관절염 환자가 많으니까 그런 건 침으로 잘 고쳐요. 관절염은 장침을 무릎에 놓으면 침이 관절을 뚫고 나와요. 그러면 나아요. 그래도 열에 하나 안 낫는 사람은 마가목을 달여서 두 달쯤 먹으면 나아요. 그것도 달이는 법을 잘 알아야 효과가 나요. 그냥 삶아서 졸이지 말고 소주를 내려야 효과가 나요. 전에 내가 악성 만신창을 고친 이야기 하나 하겠소. 만신창은 나병 중에서도 제일 독한 거라. 온몸이 짓물러 고름이 흐르고 살이 툭툭 불거져 나와요. 눈 뜨고는 못 보지. 두위봉 밑에 살 때인데 한동네에 사는 처녀가 만신창에 걸렸어요. 음력 정월에 산에 가서 서른여섯 가지 독초를 구하고, 그걸 큰 가마솥에 넣고 달여 소주를 내렸어요. 한 달을 먹이니 다 나았소. 그거 소주잔으로 한 잔 먹으면 몹시 취할 만큼 독한 약이오. 그렇게 고쳐줬더니 그 부모들은 한동네에 살면서도 길에서 만나면 인사도 않고 돌아서요. 약 만들어 공짜로 고쳐줬더니 이거 이럴 수가 있어. 사람이란 누구나 열두 가지 마음이 있어요. 죽을 것을 고쳐줬는데도 만나면 돈 내놓으라고 할까 봐 원수로 삼는 거라. 억조창생 만인 중에 곧은 마음 가진 사람 몇 안 돼요. 약을 더 안 쓰면 몇 달 뒤에 반드시 재발할 거라고 그랬더니 내가 돈을 달라고 일부러 하는 소린 줄 알고는 들은 척도 않아. 그런데 그해 7월에 재발했어요. 재발하니까 와서 고쳐 달라고 그래. 나는 못 고쳐주겠소, 꼭 고치겠거든 350만 원 갖고 오시오, 당신들 같은 사람 그냥은 못 고쳐주겠소, 병을 고치면 돈은 내가 갖고 못 고치면 나를 경찰에 넘기시오, 그랬어요. 그랬더니 350만 원 못 준다면서 딴 데 가서 고친다고 그러더니 얼마 안 있어 죽었소. 요즘은 그런 일 많아요."

김 옹이 약을 쓰는 법은 독특하다. 대개 산에 있는 수십 가지, 또는 수백 가지 약재를 큰 가마솥에 넣고 고약에 가까워지도록 바짝 졸여서 만들거나 약재 달인 물로 소주를 내려서 만든다.

"지장산 밑 골말에 살 때, 속병을 앓는 사람이 있었는데 팔, 다리, 허리 할 것 없이 안 아픈 데가 없었어. 병원에 가도 병명도 알 수 없고, 그냥 앉아서 꼭 죽게 된 거라. 산에서 약초를 수십 가지 구해 큰 가마솥에 가득하게 넣고 바짝 졸여서 다섯 되로 만들어 줬더니 그거 먹고 나았소. 다 나아서 돈 28만 원 가져왔어. 몸이 완전하니 벌어먹고 살 게 됐다며 참 고마워해요. 원주에 살 때는 무슨 꽃이거나 백 가지 꽃을 따서 말려 엿처럼 될 때까지 달여 봤어요. 그렇게 해서 먹어보니 약효가 안 나. 약초를 그냥 달여서는 효과가 안 나요. 약성을 죽이지 말고 소주를 내려야 약효가 제대로 나는 법이오. 전에 60가지 약초로 소주를 내려놓고 늘 쓴 적이 있는데 무슨 병이든지 잘 나아요. 어떤 나무나 풀이든지, 흙이나 돌 같은 것까지도 백 가지를 한데 넣고 약을 만들면 거 아픈 사람 백이면 백 다 낫는다고 봐요. 거 만들어 보니 틀림없고. 그렇게 하면 무슨 병이건 다 고칠 수 있는데 그렇게 하는 이가 없어요."

김 옹은 최근에 약초를 구하러 산에 간 일이 있다. 바로 흰 꽃이 피는 칡을 구하기 위해서였다.

"치악산에 흰 꽃이 피는 칡이 있는데, 젊은 사람들 데리고 간 일이 있어요. 흰 꽃 피는 칡은 배 속이 냉해서 단단한 덩어리가 뭉쳐 있는 사람들한테는 선약(仙藥)이요. 경상도, 강원도, 황해도에 더러 있는데 귀해요. 그걸로 원주 사람, 서울 사람 등 다 죽게 된 이를 여럿 고쳤소. 요새 소나무 보호한다고 칡넝쿨을 보이는 대로 다 죽이니 그것도 문제요."

김 옹은 아직 체력이 왕성하다. 젊은이와 다름없이 밥도 한 그릇 다 비운다. 목소리도 쩌렁쩌렁해 하늘을 울릴 듯하고, 눈에서도 금방 불똥이 철철 흐를 듯이 빛이 나기도 한다. 담배는 하루 3갑씩 피우고 술은 전혀 마시지 않으며, 저녁 먹고 나서 바로 잠자리에 들어 새벽 네 시면 어김없이 일어난다. 성질이 강직하고 불같아서 불의를 보면 참는 법이 없다.

이 나라 산천을 바람처럼 떠돌아다녔고, 바람처럼 가 버리기를 원하는 김성술 할아버지. 한 시대의 기인이자 도인이며 나름대로 의술의 정수를 깨우친 숨은 명의. 하늘을 찌르는 패기로 한 세기를 넘게 살아온 우국지사. 김 옹은 지금도 어느 심산유곡에서 이 나라 이 민족의 영광과 평화, 건강을 기원하는 기도를 올리고 있을지 모른다. 백 년 동안 딱딱한 돌 위에서 무릎을 꿇다 보니 무릎에 굳은살이 박여 마치 나무껍질처럼 되었다는 그 정성과 간절함으로.

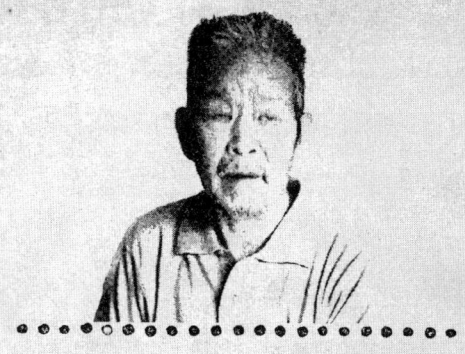

11

훈 치료법의 대가
박재양

"인정이 도덕이고 사람은 서로 돕는 것이 도리 아닌가. 작년인가 재작년엔가 홍성에 사는 자궁암 환자를 돈 안 받고 고쳐줬는데 시집간 지 얼마 안 된 새댁이여. 그런데 그 새댁이 얼마 전에 아들 안고 찾아왔어. 할아버지 덕분에 죽을 목숨 구하고 아들까지 얻었다며 큰절하고 갔어요. 이런 거 보는 게 내가 사는 보람 아닌가. 분명히 고칠 수 있는 병을 돈 없다고 해서 돌려보낼 수는 없는 거여. 돈이 문제가 아니라 사람을 살리는 것이 의술인 거여."

훈(熏) 치료법은 지금 거의 찾아보기 어렵지만, 수천 년을 이어온 동양 전통의술의 한 갈래다. 훈 치료법은 갖가지 종양이나 염증 질환 치료에 효과가 뛰어난 것으로 알려져 있으나 지금은 맥이 거의 끊겨 그 방법을 알고 있는 사람은 드물다.

충남 예산군 대술면 이티리 관양마을은 예산읍에서 30리쯤 떨어진 산골 마을이다. 이 마을에서 평생을 농사지으며 살아온 박재양(朴再陽) 할아버지는 사라져가는 훈 치료법에 달통한 민간의사로 소문나 있다. 그는 50년 동안 독특한 훈 치료법으로 갖가지 암, 종창, 신경통, 관절염, 나병, 치질, 골수염 등 수많은 난치병자를 구료해 왔다. 특히 현대의학에서 난치 또는 불치병으로 손꼽는 꼽추, 나병, 암 등을 고친 이야기는 예산, 온양, 서산, 당진, 홍성 등지에서 전설처럼 전해지고 있다.

훈 치료법은 요즘 사람한테는 좀 생소한 의술이다. 이에 대한 문헌이 남아 있는 것이 많지 않고, 언제부터 시작되었는지 그 기원을 알기도 어렵다. 다만 훈약의 주재료로 대개 쑥을 사용하는 것으로 봐서 쑥뜸 치료법과 거의 비슷한 시기에 시작된 것이 아닌가, 하고 추측할 뿐이다. 그러나 훈약 재료로 쑥 말고도 수은, 납 같은 독극물도 쓰는 까닭에 그다지 널리 쓰던 치료법은 아니었던 것 같다. 북한에서 펴낸 『동의학사전』에는 훈에 대해 이렇게 적혀 있다.

'훈법은 외치법의 하나이다. 약물을 태울 때 생기는 연기나 약물을 끓일 때 생기는 증기를 몸에 쏘여서 질병을 치료하는 방법이다. 주리를 소통시키고 기혈순환을 잘하게 하여 부은 것을 삭이고 아픔과 가려움을 멎게 하며 풍을 없앤다. 주로 종양, 궤양, 종기, 치질, 피부병 같은 데에 쓴다. 열기훈법과 연훈법으로 나누는데, 열기훈법은 아가리가 좁은 가마에 약을 넣고 끓여서 증기가 날 때 아픈 부위를 가마 아가리에 가깝게 닿게 해서 직접 더운 증기를 쏘이게 하는 것이고, 연훈법은 병증에 따라 약을 골라서 보드랍게 가루 내 참지(한지)에 발라 비벼서 기름에 담근 다음, 쓸 때 불을 붙여 연기를 아픈 부위에 쏘이는 것이다.'

훈은 크게 식훈(食熏), 당훈(當熏), 비훈(鼻熏), 이 세 가지로 나눌 수 있다. 식훈은 훈약을 먹는 것이고, 당훈은 아픈 부위에 훈약을 놓고 불을 붙여 연기를 쐬는 방법이며, 비훈은 훈약을 태워서 나오는 연기를 코로 들이마셔 질병을 치료하는 방법이다. 대개 식훈보다는 당훈과 비훈을 많이 쓴다.

박재양 할아버지의 훈법 역시 비훈과 당훈이다. 식훈은 쓰지 않는다. 대개 질병이 몸 안에 있을 때는 비훈을 많이 쓰고, 몸 바깥에 병이 있을 때는 당훈을 쓰며, 독사에 물렸거나 살이 썩어 가는 병 같은 데는 당훈과 비훈을 겸해서 쓴다. 옛날부터 훈 치료법을 함부로 쓰지 않았던 이유는 그 부작용이 무서웠기 때문이다. 그런데 박 옹의 훈법은 일절 부작용에 없는 것으로 알려져 있다.

수은 독을 개신뼈로 중화

박재양 옹이 쓰는 훈약 주재료는 약쑥과 수은, 개신뼈(狗腎骨)이다. 약쑥이 99퍼센트가 넘고 수은과 개신뼈는 극미량이 들어간다. 이 세 가지를 한지로 싸서 담배처럼 말아서 쓴다. 훈약은 겉으로 보기에는 담배를 길게 말아놓은 것과 같다.

수은은 사람한테 치명적인 피해를 주는 무서운 독극물로 그 독성을 없애기가 지극히 어렵다. 옛날에 수은으로 불로장생하는 약인 금단을 만들 수 있다고 믿었던 도사 대부분이 수은 증기를 맡고 죽어갔다. 수은은 악창(惡瘡), 매독(梅毒), 개선(疥癬) 같은 피부병을 치료하고, 금, 은, 동, 주석 같은 금속 독을 없애며, 모든 벌레를 죽이는 등 병을 치료하는 효과가 뛰어나지만, 수은을 가열해 그 증기를 쏘이면 즉시 피를 토하며 살이 흐물흐물하게 녹아버릴 만큼 독성이 무섭다. 액체 상태인 수은을 공기 중에 그대로 두면 조금씩 증기 상태로 확산되는데, 이를 들이마셔도 중독 증상이 나타난다. 수은중독 초기 증상은 전율, 현기증, 우울증, 신경과민 등이며, 심하면 내장이 썩어 피를 토하며, 심한 설사, 정신착란, 운동신경마비, 시력과 청력 상실 등을 일으킨다.

그런데 이렇게 무서운 수은 독을 중화해 인체에 별로 해가 없게 하는 것이 개신뼈다. 개신뼈란 수캐 성기 속에 들어 있는 뼈를 가리킨다. 소, 말, 염소 같은 가축 성기 속에는 뼈가 들어 있지 않지만, 유독 수캐 성기 속에는 막대기 모양의 뼈가 들어 있다. 이 개신뼈를 독특한 방법으로 처리해 수은 독성을 죽이는 것이 박재양 옹만이 가진 비법이다. 개신뼈로 수은 독을 중화하는 방법은 동서고금 어떤 문헌에도 적혀 있지 않다. 또 박재양 옹이 다른 어떤 사람한테 전수받거나 배운 것도 아니다. 이는 50년 전에 스스로 터득한 방법이다.

박재양 옹은 충남 예산군 덕산면에서 7남매 가운데 막내로 태어났다. 집안이 가난해 학교라곤 다닌 일이 없고, 다만 일제강점기 때 야학당 사흘 다닌 것이 학력 전부다. 사흘 동안 한글을 깨우치고는 더 이상 다니지 않았다. 그가 의술에 눈을 뜬 것은 스무 살 무렵이다. 그보다 스무 살쯤 위인 셋째 형의 영향을 받았기 때문이다. 셋째 형은 늘 훈법을 연구하고, 훈 치료법으로 많은 환자를 치료했다. 그는 셋째 형을 도와 환자를 돌보면서 훈법을 배웠다.

그 무렵에는 요즘과 달리 갖가지 피부병, 즉 종기, 부스럼 같은 병이 많았다. 또 뱀에 물린 사람, 낫이나 괭이 같은 농기구에 다쳐 곪은 사람, 타박상으로 염증이 생겨 고생하는 사람 등이 많았다. 병원이나 의약이 제대로 없던 상황이라 훈 치료법은 갖가지 종기, 부스럼, 염증으로 고생하는 사람들한테는 매우 효과적인 치료법이었다.

해방되고 난 이듬해에 셋째 형이 병으로 죽자 그는 형한테 배운 방법대로 환자들을 치료했다. 셋째 형은 체구가 장대하고 인물이 출중했으며, 훈법을 어디서 누구한테 배웠는지는 알 수 없었다.

그는 늘 환자들을 지극한 정성으로 대했고, 자기 몸을 돌보지 않을 정도로 열심이었다. 셋째 형은 종기 치료를 많이 했다. 종기를 칼로 째서 입으로 고름을 빨아내곤 했는데, 그것을 자주 하다 보니 위장병이 생겨 40살쯤 아까운 나이로 죽었다.

셋째 형이 죽고 나자 그는 머슴살이로 나섰다. 열한 살 때 아버지를 여의고 스무 살 때 어머니마저 여의자 얼마나 가난에 찌들었던지 한가하게 환자만 보고 있을 수 없었다. 생계를 잇기 위해서는 남의집살이를 할 수밖에 없었다. 그 무렵은 쌀 1가마를 벌기 위해 부잣집에서 열흘 동안 머슴살이하던 시절이었다.

"이불 보따리 하나와 냄비 하나 들고 이리저리 이사 다닌 것이 수십 번이여. 어느 때는 하루에 두 번 이사한 적도 있고. 그러나 아무도 나를 가난뱅이라고 무시하진 못했어. 낫 같은 것에 베어서 곪은 사람, 독종이 난 사람들을 다 훈으로 고쳐주었으니까."

품팔이로 생계를 이으며 훈약 연구에 몰두해 있던 그가 독특한 훈 치료법을 깨우치게 된 것은 스물두 살 때다. 왠지 집 안에 있으면 가슴이 답답하고, 밖으로 나가기만 하면 호랑이가 어슬렁어슬렁 동네 가운데를 돌아다니는 게 보이고, 사람을 만나면 그 사람 오장육부 어디 어디에 병이 있는지 훤히 보이곤 했다. 혹시 정신이 이상해지거나 병이 난 게 아닌가 하고 동네 뒷산에 올라가 정신을 집중하고 기도를 시작했다. 훈약 연구에 빠져 있던 터라 기도하면서 날이 얼마나 흘렀는지조차 몰랐다. 사흘쯤인가 지난 새벽녘에 갑자기 동쪽 하늘에서 눈이 부시도록 흰빛이 비치더니 그 빛이 온 세상을 가득 채웠다. 그러더니 동쪽 하늘에서 연꽃 형상인 거대한

빛 덩어리가 솟아오르고, 온 하늘에 연꽃 모양 빛 무늬가 수천수만 개나 뒤덮였다. 비몽사몽간에 기이한 시현을 본 것이다.

그런 일을 겪은 뒤로 훈약을 만드는 방법과 원리가 눈에 훤히 보이는 듯했고 어떤 병이건 그가 치료하면 씻은 듯이 나았다. 그가 훈으로 병자를 잘 고친다는 소문이 나자 사방에서 환자들이 몰려들어 장사진을 이루었고, 한때는 홍성, 당진, 서산 등지 여관에 출장소를 마련해두고 환자를 보기도 했다.

박 옹의 훈 치료법은 그 방법이 쉽고 간단해 재료만 있으면 아무나 할 수 있다. 아침저녁으로 밥 먹고 나서 훈약 한 개를 삼등분한 4센티미터쯤 되는 토막 하나를 태워 그 연기를 코로 들이마시면 된다. 그 방법을 자세하게 설명하면 다음과 같다.

먼저 담배처럼 생긴 훈약 한 개를 3등분으로 토막 내 그 하나를 못으로 가운데 구멍을 뚫는다. 구멍을 뚫는 것은 공기가 잘 통해야 불이 잘 타고 쑥 연기도 잘 빠져나가기 때문이다. 못으로 구멍을 낸 훈약 아랫부분을 은박지로 둥글게 말고 나서는 간단한 치료 기구에 꽂고 불을 붙여 아픈 부위에 갖다 댄다. 그러면 훈약이 타면서 나는 연기가 구멍으로 내려가 아픈 부위에 닿는다. 훈약 한 토막이 타는 시간은 대략 5분쯤 걸린다. 이를 당훈이라고 한다.

다른 한 방법은 역시 훈약을 세 등분으로 나눠 한 토막을 2홉짜리 소주병 밑바닥에 세워 불을 붙인 다음, 신문지를 깔때기 모양으로 접어 깔때기 끝으로 나오는 연기를 코로 들이신다. 이것을 비훈이라고 한다.

종기나 세균에 감염되어 생긴 염증, 두통, 치통, 신장결석 등에는 당훈을 위주로 하고, 관절염, 골수염, 나병, 매독, 치질, 자궁암 등에는 비훈과 당훈을 겸해서 치료한다. 훈은 독종을 밀어내는 힘이 강하기 때문에 체력에 맞게 조절해야 한다. 지나치게 하면 독종이 한꺼번에 터져 나와 몸이 쇠약해지거나 어지럼증이 생긴다. 뼈근하게 몸속에 담이나 염증이 뭉칠 때는 사흘쯤 쉬었다가 한다. 또 몸이 쇠약한 사람은 훈약 크기를 2센티미터쯤으로 줄여서 쓴다.

훈은 종양 치료에 신효

박 옹은 자신의 훈 치료법을 소(小)종양약이 아니라 대(大)종양약이라고 말한다. 세균 감염으로 생긴 종기나 독종을 빨아내는 데는 훈보다 나은 방법이 없다는 것이 그의 주장이다. 훈으로 치료가 가능한 질병은 골수염, 관절염, 신장결석, 응혈, 축농증, 치주염, 치질, 매독, 나병, 꼽추, 유종, 중이염, 유방암, 자궁암, 자궁염, 무좀, 편도선염, 협심증, 백납, 연주창, 갑상샘 종대, 폐암, 목 디스크, 독사에 물린 데, 버거씨병, 맹장염 등 거의 모든 염증성 질병과 세균성 질병이다.

"골수염은 뼈가 부러지거나 다쳤을 때 세균에 감염되어 뼛속이 곪는 건데 큰 뼈를 다쳤을 때 생겨요. 작은 뼈는 다쳐도 골수염이 되지 않고 빼고 말지. 코로 훈 연기를 들이마시면 신경선을 따라 퍼져 있던 염증이 처음 시작했던 자리로 뭉쳐 진물로 흘러나와요. 마지막엔 조그마한 물렁뼈가 여러 개 피부로 뚫고 나와요. 그게 다 나오면 나은 거지."

관절염도 골수염과 마찬가지로 코로 훈 연기를 들이마시면 염증이 처음 시작된 곳으로 모여서 진물이 되어 빠져나온다. 이때 불에 데었거나 상처로 인한 흉터 같은 것이 있으면 신경이 단절되어 염증이 모여들기 어려우므로 흉터 자리에 돼지비계를 붙인다. 돼지비계는 염증이 막힌 곳을 잘 지나가도록 도와주는 작용을 한다. 진물이 다 빠져나가면 딱지가 까맣게 앉았다가 차츰 노란색으로 바뀌고, 마지막에는 서릿발처럼 하얀 딱지가 생기면서 완치된다. 관절염에는 류머티즘관절염, 퇴행성관절염, 풍습성관절염, 결핵성관절염, 골관절염 등이 있는데 어느 것이나 훈으로 잘 낫는다.

버거씨병이라고 부르는 탈저정(脫疽疔)은 혈관이 막혀 혈액순환이 나빠지고 나중에는 발가락이나 손가락부터 시작해 살이 썩어가는 병이다. 버거씨라는 사람이 이 병을 처음으로 밝혀내서 버거씨병으로 이름 붙인 이 병은, 발가락이나 손가락의 썩은 부분을 잘라내는 것 말고는 다른 치료법이 없다.

"버거씨병에 걸리면 병원에서 다리를 잘라요. 자르지 말고 훈으로 뜨면 다 나아요. 썩은 부분 위쪽 성한 부위에 훈약 쐬면 완치가 돼요. 다리나 발가락을 잘라낸 사람도 다 나아요. 생살에 쪼이면 빠개지듯 몹시 아프지만 흉터는 안 생겨요. 콧잔등이 옆으로 돌아가는 병도 훈으로 나았어요."

치질이나 치루에는 아픈 부위에 훈 연기를 쐬면 치핵이 녹아서 나온다. 비훈을 겸하면 몸 안에 있는 죽은피와 염증도 모두 빠져나온다. 나병은 예부터 천형으로 알려질 만큼 무서운 병이다. 나병균이 혈맥에 침입해 생기는 병으로 눈썹이 빠지고 코가 물러지며 입술이 갈라져 흉한 몰골이 되고, 심하면 손발에 결절이 생겨 괴사해 손과 발가락이 떨어져 나가고 발바닥에 맞구멍이 생긴다. 한방약으로 신수환골단(神授換骨丹), 통천재조산(通天再造散) 같은 처방이 있고, 고삼술(苦蔘酒) 같은 민간 치료약이 있으나 완치는 거의 불가능하다. 현대의학과 신약으로는 겉으로 나타나는 증상만 완화시킬 뿐이지 완치는 되지 않는다. 나병 환자는 다른 사람에게 전염시킬 수 있기 때문에 일반인과는 격리되어 따로 마을을 이루고 산다. 우리나라에는 이런 나환자촌이 여러 군데 있다. 그런데 이 천형이라는 나병을 박재양 할아버지는 여러 사람 고쳤다.

"나병도 훈으로 나아요. 홍성 나환자촌에 있던 환자가 코로 훈하고 나은 사람 여럿 돼요. 나병은 훈을 하면 온몸에 퍼져 있던 균종이 약기운에 밀려 땀구멍으로 불긋불긋 터져 나와요. 훈이 독소를 내미는 힘이 강력해서 나병약 먹고 다 나았다는 사람도 훈을 해보면 잠복해 있던 균종이 터져 나와요. 약을 먹고 나았다는 사람도 훈을 해야 뿌리를 뽑을 수 있는 거여."

그는 나병뿐만이 아니라 꼽추도 수십 명 고쳤으며 모든 꼽추를 훈으로 고칠 수 있다고 말한다.

"꼽추는 옆구리에 훈으로 뜸을 뜨면 고름을 한 바가지나 쏟아요. 6개월쯤 가는 것도 있고 그 안에 낫는 것도 있는데 고름이 다 빠지고 나면 낫는 거여. 키도 10센티미터 이상 커지고. 어떤 꼽추든지 다 고칠 수 있어요. 십삼 사 년 전에 당진에 사는 사람 아들이 꼽추라서 고쳐줬는데 지금도 명절 때마다 찾아와서 인사하고 가요. 그런 사람 여럿이여."

꼽추는 세상 어떤 의술로도 치료 가능성을 부정하는 불치병 중의 최고 불치병이다. 기적이 일어나지 않는 한 곱사등을 펴게 할 수 없다는 것이 일반적인 통념이다. 꼽추 등을 펴게 한 놀라운 의술에 경의를 느끼지 않을 수 없었다. 폐암이나 유방암, 자궁물혹, 자궁암도 훈으로 고칠 수 있다. 유방암이나 자궁암은 아픈 부위에 훈으로 뜸을 뜨고, 겸해서 훈 연기를 들이마시며, 폐암은 훈 연기를 들이마시는 것으로 치료한다.

"폐암은 훈 연기를 몇 번 들이마시면 바로 암 덩어리가 녹아 뚝 떨어져 낫는 수가 있어요. 자궁암 환자도 많이 고쳤는데 배꼽 밑 자궁 부위에 훈뜸을 뜨고 나면 금방 시원해져요. 그런데 부인들은 부끄럽다며 옷을 잘 안 벗으려고 해요. 자궁암은 수술하면 안 되고 훈으로 뜨면 나아요."

암뿐만이 아니라 에이즈도 훈으로 고칠 수 있다는 게 그의 주장이다.

"부산에서 임질, 매독 같은 성병 환자들이 많이 찾아왔어요. 부산에는 무역선이 많이 드나들기 때문에 화류병 앓는 이가 많아요. 매독으로 코가 내려앉거나 음부가 썩어서 냄새나는 사람도 엉덩이에 훈을 뜨면 금방 시원해지고 나아요. 10년 동안 에이즈를 앓았다는 사람이 한 달 동안 훈을 해서 완전히 나았는데, 낫고 난 뒤에 술을 많이 먹어 술병으로 죽은 적이 있어요. 에이즈 균은 매독균과 비슷하다고 봐요. 훈으로 어렵지 않게 고칠 수 있다고 생각해요."

훈은 독사나 살무사에 물린 데도 특효가 있다. 독사에게 물려 온몸이 퉁퉁 붓고 시퍼레져 다리를 잘라내야 할 사람도 코로 훈 연기를 마시면 뱀독이 훈약 힘에 밀려나 바로 부기가 내린다. 뱀 이빨 자국 주변을 칼로 째고 훈 연기를 쏘여도 누런 독물이 밖으로 흘러나온다. 뱀뿐만이 아니라 개, 고양이에게 물려 곪은 데도 훈 연기를 마시면 곧 낫는다. 박 옹은 젖유종 환자도 많이 고쳤다. 젖유종은 여성 유방이 곪는 병이다.

"예전에 여자들한테 젖유종이 많았어요. 그건 속옷으로 가슴을 꽉 조이니까 독이 유방에 뭉쳐서 생긴 거요. 젖꼭지 아랫부분을 칼로 째 놓고 뒤에서 무릎을 잔등에 대고 순간적으로 누르면 뭉쳐 있던 고름이 확 터져 나와요. 그런 뒤에 코로 훈을 쐬면 근종이 완전히 빠져나와요."

그런데 요즘은 여자들이 가슴을 꽉 조이는 옷을 입지 않기 때문에 젖유종이 없는 대신에 허리를 꽉 조이는 옷을 입기 때문에 혈액순환이 잘 안 되어 신장결석 환자가 많이 생긴다. 신장에 결석이 생겨 그것이 신경선을 누르고 있으면 대소변이 잘 나가지 않아 변비가 생기고, 점차 넓적다리가 커지며 디스크도 걸리게 된다.

"신장결석은 수술하지 말고 결석이 있는 데를 찾아 훈으로 그 부분 앞쪽과 뒤쪽을 뜨고, 그리고 코로 훈 연기를 마시면 결석이 풀리거나 녹아서 나와요. 요도결석도 같은 방법으로 하는데 여자는 생리가 까맣게 변해서 나오지."

훈 치료법은 고혈압, 중풍, 당뇨병 같은 몇 가지 질병을 제외하고는 거의 모든 질병에 뛰어난 치료 효과가 있다. 갖가지 염증 질환에는 눈부시게 빠른 것이 특징이다. 치통에는 아픈 이빨 바깥쪽 뺨에 훈을 대고 연기를 쐬면 금방 아픔이 멎는다. 치근암도 훈으로 고친 사례가 있다. 머리가 아플 때는 손가락으로 눌러서 아픈 부위에 훈 연기를 쐬면 몇 분 지나지 않아 아픔이 멎는다. 위장병으로 소화가 잘 안 될 때는 위장 부위에 훈 연기를 쐬면 금방 시원하게 내려가고, 간염, 장염도 훈으로 뜸을 뜨면 낫는다. 무좀이나 백납, 습진, 옴 같은 잘 낫지 않는 피부병도 아픈 부위에 훈 연기를 쐬고 코로 훈 연기를 마시면 쉽게 낫는다. 상처가 나서 곪은 것, 못이나 칼에 찔려 고름이 생긴 것, 뾰루지나 등창, 부스럼 등 모든 피부병과 종창도 훈으로 다 치료된다.

"전에 서울 어느 큰 병원에서 못 고친다고 포기한 골수염 환자를 훈으로 고치니까 병원 의사가 하는 말이 훈을 만병통치약이라고 해요. 훈은 열이면 열 명이 다 나아요. 아픈 사람 누구든지 훈 쐬면 금방 시원하다고 해요. 옛날에는 독종 환자가 많았어요. 병원에서 못 고친 사람 다 훈으로 고쳤어요. 업혀서 들어온 사람도 제 발로 걸어 나가는 게 예사여."

머리카락이 빠지는 탈모증도 코로 훈 연기를 마시면 낫고, 협심증에도 전중혈에 훈 연기를 쐬면 금방 낫는다. 중풍 초기에도 어깨 견우혈에 훈으로 뜸을 뜨면 효과가 있다. 요통에도 아픈 부위를 찾아 훈으로 뜸을 뜨면 금방 시원해진다. 목 디스크도 훈으로 고친 적이 있다. 어떤 부위든지 부위를 찾아 볼펜으로 찍어 표시하고 그 부위에 훈으로 뜸을 뜨면 금방 아픔이 멎는다.

"연주창이나 갑상샘염도 잘 나아요. 코로 훈 연기를 마시는데, 오래된 병은 시간이 좀 걸려요. 옛날에는 연주창이 흔했어요."

박 옹은 여성의 함몰젖꼭지도 여럿 고쳤다. 함몰젖꼭지는 이름

그대로 젖꼭지가 안으로 들어가 아기에게 젖을 물릴 수 없는 상태를 말한다.

"함몰젖꼭지에는 호두껍데기를 반으로 쪼개 속을 긁어내고 젖꼭지 부위에 붙여두면 틀림없이 나아요. 옛날에는 가슴을 꽉 죄는 옷을 입어서 젖꼭지가 함몰된 여성이 더러 있었어요."

부작용 없고 치료 효과 빨라

훈으로 질병을 치료하는 원리는 간단하다. 갖가지 독종이나 염증은 사독(死毒)이 침입해 사열(死熱)이 혈을 상하게 하고, 그래서 기혈(氣血)이 몰려서 생긴 것이다. 수은 힘으로 균종과 담을 풀고 약쑥 불 힘으로 그것을 밖으로 밀어내기만 하면 된다는 것이다. 약쑥 기운은 근종이나 염증을 밖으로 밀어내는 작용을 하고, 수은은 근종을 죽이며, 개신뼈는 수은 독성을 풀어주는 효과가 있다는 것이 그의 설명이다. 옛날에는 훈약에 우황, 사향을 넣어 쓰기도 했는데 요즘은 비용이 너무 많이 들어 만들지 않는다.

훈 치료법은 그 재료에 수은이 들어가기 때문에 입술이 터지거나 코피가 쏟아지는 등의 부작용으로 말미암아 말썽이 많았다. 그런 까닭에 훈 치료법이 뛰어난 의술이기는 하나 무서운 의술로도 인식되었다. 훈 치료법이 오늘날까지 이어지지 않고 단절된 데에는 이런 이유가 적지 않게 작용했을 터이다. 현재 훈 치료법을 쓰는 사람은 박 옹 말고도 더러 있다. 경상북도 상주와 성주에도 훈으로 이름난 노인이 있고, 예산 인근에도 몇 사람 있다. 그런데 박 옹의 훈약은 다른 사람 것과는 달리 부작용이 전혀 없는 것으로 알려져 있다.

박 옹의 훈약은 한약방이나 약국을 경영하는 사람도 환자를 치료하기 위해 사서 쓸 만큼 소문나 있다. 1년 동안 사용해도 아무런 부작용을 느끼지 못할 만큼 뛰어나고, 또 치료 효과도 빠르기 때문이다. 박 옹의 훈약에 대한 비밀은 개신뼈에 있는 듯하다. 극약인 수은 독성을 제대로 제독해야 훌륭한 훈약이 되는데 개신뼈로 수은 독성을 제독하는 방법은 그만이 아는 독특한 방법이다.

참고로 글쓴이가 어느 민간약 연구가한테 들은 훈약 제조법을 적는다. 이 훈약 주재료는 수은과 유황이다. 수은과 유황을 일대일 비율로 질그릇에 넣고 끓인다. 수은은 음극이고 유황은 양극이다. 이 둘이 서로 조화만 되면 독성이 없어지고 약성만 남는다. 처음에는 수은과 유황이 서로 잘 섞이지 않으므로 버드나무 막대기로 저으면서 끓인다. 열을 천천히 가해 섭씨 180도가 되면 수은이 끓어 유황과 합쳐진다. 수은과 유황이 합친 것을 '청사두'라고 한다. 이 청사두에 몰약, 석웅황, 붕사, 혈갈, 천산갑 같은 약재를 배합해 창호지로 말아서 양 끝을 실로 묶는다. 완성된 훈약을 사용할 때는 참기름을 흠뻑 먹였다가 쓴다. 참기름은 수은 독을 중화하는 작용을 한다. 이 훈약에는 쑥이 들어가지 않는다.

훈약을 만드는 다른 한 방법은 수은과 납을 일대일 비율로 한곳에 넣고 끓이는 방법이다. 납은 섭씨 200도에서 녹고 수은은 섭씨 280도에서 녹으므로 300도쯤 열을 가하면 수은과 납이 녹아 섞이게 된다. 이것이 식으면 딱딱하게 굳는다. 여기에 호동루라는 약재를 더해서 쓴다. 호동루는 중국에서 자라는 호동나무 진이다. 훈약으로 쓸 때는 필요한 만큼 잘라서 쓴다.

박재양 옹은 독특한 훈약 제조 비법을 아직 아무한테도 전수하지 않고 있다. 자녀는 2남 5녀를 두었지만 아들한테도 일러주지 않고 있다.

"훈법 배우겠다는 사람은 많아요. 한의과대학 학생이 많이 찾아와요. 그런데 일러줘도 못 해요. 잘못해서 부작용이 오면 그것도 큰일이고. 또 좋은 것을 그냥 일러줄 수도 없고. 사람을 가려서 전해야 하는 법이여."

그러나 죽기 전에 마땅한 제자한테 자신이 가진 의술 전부를 고스란히 물려주고 싶은 것이 그의 간절한 소망이다.

"글공부를 안 했으니 책으로 쓸 수도 없고. 그저 착실한 사람 하나한테 다 전할 거구먼. 죽기 전에는 그리될 수 있을 거요."

박 옹의 훈약은 값이 한 개에 3,000원이다. 이것도 거저 주는 게 많고, 실제로 돈을 받은 것은 얼마 되지 않는다. 죽을병 고쳐주고도 술 한 잔 대접받는 것으로 만족하는 것이 그의 성격이다. 병을 고쳐주고 받은 최고 대가는 13년쯤 전에 충남 당진에 사는 꼽추를 고쳐주고 쌀 7가마니를 받은 것이다. 그는 박 옹을 수양아버지로 삼고 지금도 명절 때마다 찾아와 인사한다. 이 밖에도 손발이 썩어 절단해야 할 지경에 이른 사람, 자궁암으로 고생하던 환자 등 죽을병에 걸렸다가 고친 환자 몇 명이 병을 고쳐주고도 대가를 바라지 않는 그의 태도에 감명받아 그를 수양아버지로 모시고 있다.

"돈 없는 이는 그냥 고쳐줘요. 돈보다 병 고치는 게 먼저라. 인정이 도닥이고 사람은 서로 돕는 것이 도리 아닌가. 작년인가 재작년엔가 홍성에 사는 자궁암 환자를 돈 안 받고 고쳐줬는데 시집간 지 얼마 안 된 새댁이여. 그런데 그 새댁이 얼마 전에 아들 안고 찾아왔어. 할아버지 덕분에 죽을 목숨 구하고 아들까지 얻었다며 큰절하고 갔어요. 이런 거 보는 게 내가 사는 보람 아닌가. 분명히 고칠 수 있는 병을 돈 없다고 해서 돌려보낼 수는 없는 거여. 돈이 문제가 아니라 사람을 살리는 것이 의술인 거여."

돈보다는 사람 살리는 게 먼저다

그의 의술관에는 풋풋한 인정이 배어 있다. 사람 생명을 최우선으로 여기는 활인구세(活人救世) 정신이 깃들어 있는 것이다. 약종상을 하는 사람이 그의 훈약을 대량으로 팔아주겠다는 것을 번번이 거절했던 것도 돈을 생각하지 않는 의술관 때문이다.

"전에는 아픈 사람이 날 부르러 사람을 보내는 경우가 더러 있었어요. 병이 중한 사람은 기동할 수 없으니까 나를 부르는 거지. 치료하러 먼 데까지 갔을 때도 약값이라곤 받은 적이 없었어. 차비라도 조금 주면 마지못해 받아오는 것밖에는. 난 의술보다는 농사로 먹고사는 사람이오."

박재양 옹은 의사면허가 없다는 이유로 시비에 휘말려 곤욕을 치른 적이 한두 번이 아니다. 또 돈을 목적으로 협박하는 협잡꾼도 적지 않았다. '무면허의료행위자'로 여러 번 구속당할 뻔한 적도 있었으나 그때마다 마을 주민과 환자들이 진정을 내서 구속을 면한 것이다. 간혹 무면허의료행위자 구속이 시작되면 그는 집을 떠나 유랑 생활을 한다. 유랑지는 대개 예전에 손발을 잘라야 할 사람이나 골수염, 자궁암 등을 고쳐주어 수양아들이나 수양딸로 삼은 사람 집이다. 대개 홍성, 광천, 당진 같은 곳으로 떠돌아다닌다. 비록 돌팔이 의사로 단속 대상이 되어 있는 몸이지만 가는 데마다 잘 담은 술과 좋은 음식으로 융숭한 대접을 받고, 또 명의가 왔다며 환자들이 몰려들기 일쑤라고 한다.

7년 전에는 경찰에 불구속 입건되어 18일 동안 구류를 살고 나온 적이 있다. 6년 동안 피부병을 앓고 있던 한 할머니를 치료하던 중이었는데, 훈약 기운이 몸 안으로 들어가자 병독이 바깥으로 확 터져 나왔다. 이를 병이 더 심해진 것으로 오인한 환자 딸이 병원에서 훈 부작용이라는 진단을 받아 경찰에 고발했던 것이다. 면허를 가진 의사가 진단서를 썼으니 꼼짝 못 하고 당할 수밖에 없었다. 이런 일이 있은 뒤로 가족들은 그가 의료행위를 하는 것을 극구 말리고, 환자들이 찾아오는 것도 탐탁지 않게 여긴다. 그러나 병을 안고 찾아오는 사람을 막무가내로 내쫓지는 못한다.

박 옹도 그와 같은 곤욕을 치른 뒤로는 절대로 의료행위를 하지 않겠다고 맹세했지만, 뻔히 고칠 수 있는 것을 알면서도 찾아오는 환자를 그냥 돌려보내기는 어렵다고 말했다.

"환자 안 보니 돌아가라고 하면 이 병을 어디 가서 고치느냐고 달라붙어요. 뻔히 고칠 수 있는 병을 안 고쳐줄 수도 없고, 맹세가 노상 헛거라. 의술은 결국 고치는 게 간판 아닌가."

박 옹이 예산군 대술면 이티리 관양마을에서 산 지는 30년쯤 된다. 이곳은 요즘도 하루에 버스가 대어섯 번쯤 지나다닐 정도로 교통이 불편한 곳이다. 십몇 년 전에는 손수레가 다닐 길도 없고 지게 길만 간신히 나 있는 산간벽지 마을이었다. 이 길을 근 20년 동안 정강이가 퉁퉁 부은 사람, 여기저기 짓무르고 썩어 지독한 냄새를 풍기는 사람 등이 숱하게 고쳐나갔다. 요즘도 버스나 승용차로 그를 찾아오는 사람이 하루에 대여섯 명은 된다.

젊었을 때 그는 한마디로 호걸이었다. 성격이 순진하고 호탕해 술도 좋아했다. 주량이 세서 소주 10병을 마셔도 끄떡없을 정도였다는 것이다. 자신의 표현을 빌리면, 속이 워낙 좋아 술을 아무리 많이 마셔도 숨을 한번 '훅' 내쉬면 그만이었다. 요즈음 그는 중풍으로 거동이 불편하고 말도 제대로 못 한다. 만성 맹장염을 치료하지 않고 그대로 둬서 복막염이 되는 바람에 고생도 꽤 했다. 몇 년 전에는 백내장 수술도 받았다. 명의도 자기 병은 어쩔 수 없음인가.

바깥출입이 어렵고 말로 의사소통을 제대로 할 수 없을 만큼 무거운 중병임에도 그는 찾아오는 환자를 그냥 돌려보내지 않는다. 어눌한 말로나마 훈으로 뜸을 뜨거나 훈 연기를 들이마시는 요령을 정성껏 설명하며 약을 준다. 불편한 몸을 아랑곳하지 않고 일일이 훈하는 방법과 요령을 친절하게 일러주곤 한다.

훈 치료법의 달인 박재양 할아버지. 그는 사라져가는 민족의술 전수자이자 참인술인의 자세가 어때야 하는가를 절실하게 보여주는 민간의사 표본이다. 나병, 꼽추, 에이즈를 고칠 수 있다는 그의 독특하고 뛰어난 의료법은 반드시 후세에 전해져야 할 것이다. 아울러 한의학이나 서양의학을 연구하는 사람들도 훈 치료법에 관심을 두고, 체계적인 연구를 해주었으면 하는 마음 간절하다. 수은이나 비상 같은 독극물을 요즘은 약으로 쓰지 못하도록 법으로 정해 놓고 있는데, 어떤 독이든지 잘만 이용하면 세상을 구하는 약이 될 수 있는 법이다.

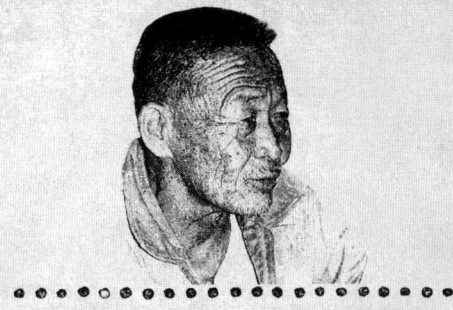

12

신침 명의
이병후

"내가 침을 놓으려고 해도 학교에 다니지 못해 허가가 없어. 그런 이유로 동네 사람이 아파 죽어 가도 손을 쓸 수 없으니 안타깝기 한이 없는 기라. 촌에서 침놓아 줘도 술 한 잔, 담배 몇 갑에 지니지 않으나 그것도 못하게 하니 세상이 얼마나 강박한가. 사람을 살릴 수 있는 것을 발명해도 무용지물에 지나지 않으니, 사람이 사람을 도울 수 없는 슬픔만이 있을 뿐이여."

명사(名沙) 이병후(李秉候) 옹은 신침(神鍼)이다. 스스로 터득한 기이한 침술로 암, 당뇨병, 간경화, 백혈병, 디스크 등 못 고치는 병이 거의 없다. 비록 의사면허가 없어 돌팔이임을 자처하고 있으나 세상에서 보기 드문 명의라 할 만하다. 그는 경기도 용인 사람이다. 연안이씨로 대대로 용인시 모현면 갈담리 노고봉 아래서 살아왔다. 증조부가 대한제국 시절에 통정대부를 지냈던 이조순으로 상당한 명문집안이었으나 그의 아버지 대에 이르러 집안이 완전히 몰락했다. 그의 호 '명사'는 꿈속에서 옥경(玉京)을 거닐었다 해서 스스로 붙인 것이다. 경오생으로 1995년에 예순여섯 살이며 평생을 노동과 농사일로 지내왔다.

그가 침술을 터득해 그 묘리를 깨닫고 독창적인 의론을 제창한 지는 10년쯤으로 그리 오래되지는 않았다. 그러나 그의 침술은 다른 어떤 침법과도 다른 독특한 면이 있고, 그의 의론 역시 옛 의학책은 물론이고 다른 어떤 곳에도 없는 이론이다.

암, 당뇨병, 간경화 등 병원이 손을 든 병자가 그의 침을 맞고 나은 일이 한둘이 아닌데, 애석하게도 그의 침술이 인술로 베풀어지지 못하고 있다. 굵은 동침 하나로 정신병과 골절을 빼고는 세상에서 못 고치는 병이 없다고 자부하지만, 세상에서 요구하는 학력과 자격증이 없으니 언제나 그의 인술은 사람 살린 죗값을 지불해야 하는 처지다.

자격증이 없다고 해서 사람을 살릴 능력이 없다고 보는 것은 오로지 세상 사람들의 편견일 뿐이다. 침구에 달통하고 진맥에 신묘하며 약리에 명확한 재야 명의가 어찌 한두 사람뿐이겠는가. 학벌과 면허증만을 내세우는 요즘 세상에서 그들 모두는 한스러운 가시밭길을 걷고 있는 것이다.

명사 이병후 옹이 침술에 도통한 것은 결코 우연한 일이 아니다. 비록 정식 교육을 받지 못했다고는 하나 어려서부터 총명함이 남달랐다.

"여섯 살 때 아버지가 장에 가서 『천자문』을 사오셨는데, 나도 재주 있는 아이였던 모양이여. 하늘 천, 따 지, 하고 한 자씩 읽으면서 배우는데, 내가 쉬 배우니까 한꺼번에 읽고 외우라고 해서 여덟 줄, 아홉 줄씩 읽어서 다 외웠어. 한 달 반 만에 천자문 떼고 책 씻이를 했지."

여섯 살 때부터 열두 살 때까지 6년을 서당에 다니는 동안 『동몽선습』, 『명심보감』, 『대학』, 『통감』, 『시전』, 『서전』 등을 모조리 독파했다고 하니 신동이란 소리를 들은 것도 당연한 일이었을 것이다.

"내가 열두 살 되던 봄에 이웃에 사는 애가 열병에 걸렸어. 그

애 아버지가 우리 아버지하고 사촌인데 그 애 아버지도 열병에 전염됐어. 그런데 그 애 아버지가 자기 집 두고 꼭 우리 집 물을 길어 달라는 거야. 그러는 통에 우리 어머니도 열병에 전염됐어. 그 열병이 호열자라. 몸이 퉁퉁 붓고 열이 몹시 나서 앓아누웠는데 울안에 키우던 상추를 열심히 뜯어 먹고는 어머니 병이 다 나았어. 부은 것도 내리고. 그런데 동네 주재소 경찰이 와서는 열병이 이웃에 전염된다며 우리 집 식구하고는 아무도 상종을 못 하게 하는 거야. 그러니 글방이고 뭐고 다닐 수 없게 됐지. 그때부터 이제껏 나무지게 지고 다닌 거지. 고생 착실히 했지."

그 시절에는 누구나 그랬겠지만 그도 입에 풀칠하기 위해 갖은 고초를 다 겪었다. 열여섯 살 때는 아버지 대신 보국대에 징용당해서 죽도록 강제노동도 했다.

"농사짓고 살았지 그때 뭐가 있어. 산에 가서 약초를 캐 팔아 돈 몇 푼 만지고 그랬지. 멀쩡히 굶으며 살다시피 했어. 내 살아온 얘기도 소설책 몇 권은 될 거요."

그의 침술 원리는 결현계박감사(結紘繫縛凵厶)라 부르는 몸속 줄이 나와 엉킨 것을 아시혈(阿是穴)에 침을 놓아 풀어내는 지극히 간단한 방법이다. 그의 침술은 모든 질병과 노쇠, 죽음은 몸에 줄이 엉켜서 생긴다는 다소 생소한 의론에 기초를 두고 있는데, 지극히 간단한 것 같으면서도 알아듣기가 몹시 어려웠다. 나이 50이 넘어 침술에 달통한 것을 보면 어쩌면 알기 어려운 어떤 신명(神命)이 작용한 듯했다. 그가 침술을 터득한 과정을 알아보면 그의 의술을 이해하는 데 도움이 될 것이다.

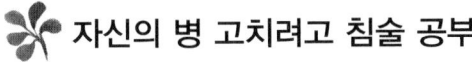 자신의 병 고치려고 침술 공부

그가 발목을 쓰지 못해 걸음이 불편하게 된 것은 40세 무렵이었다. 왜 발목에 탈이 생겼는지 알 수도 없고, 침을 맞고 약을 써도 낫지를 않았다. 그러다가 55살이 되면서부터 턱밑과 아랫배에 이상한 반점이 생겼다. 그 반점은 푸르고 검은빛을 내면서 차츰 커졌는데 나중에는 숨을 쉬기조차 힘들 지경에 이르렀다. 온갖 좋다는 약은 다 구해서 먹고 침도 무수히 맞았으나 백약과 백방이 무효라 점점 더 악화하기만 했다. 그때 침으로 자기 병을 스스로 고쳐보자고 마음먹었다.

"16대조 할아버지 제사 지내러 서울 장위동으로 가던 중에 버스에서 책장수가 『동의보감』을 선전하며 팔아요. 그것을 천 원 주고 한 권 사고, 종로3가 가서 침을 사서는 책에 써놓은 대로 내 몸에다 여기저기 꾹꾹 찔러보았는데, 책에 적힌 것이 옳은 방법이 아니야."

불편한 몸으로 낮에는 농사일을 하고, 밤중이나 비 오는 날이면 침식을 잊고 의학책을 뒤적거리며 침으로 별별 실험을 다 해봤으나 별 신통한 효험을 얻지 못했다. 그때 그가 깨달은 것이 있다면 모든 의사가 인간이 생장사멸(生長死滅)하는 근본 이치와 질병 원인과 치료법을 제대로 설명하지 못한다는 것이었다.

"내가 턱밑에 반점이 생기고 아랫배에도 병이 생겨 죽게 됐는데, 암만 열심히 침을 놓아도 낫지를 않아요. 지금 생각해 보니 내가 참 지독한 놈이여, 목에 침을 꽂은 채로 밖에 나가서 일하곤 했으니까. 세상에 그런 놈이 어디 있어. 우리 어머니는 아들이 다 죽게 된 걸 보고는 '내가 먼저 죽어야지.' 하며 늘 근심이 많았어. 자식이 부모보다 먼저 죽는 것만큼 불효가 없다는데, 그렇게 죽으면 심각한 불효여. 그래서 불효 면하려고 별짓을 다 해본 거지."

지극한 정성에 천신(天神)이 감복했던 것일까. 어느 날 세월이라는 제목이 붙은 한시를 써서 벽에 붙였더니 그날 밤 꿈에 머리칼과 수염이 눈처럼 하얀 노인이 나타났다. 그때 그가 써 붙인 시는 이러했다.

天下爭光 日月流 천하쟁광 일월류
地上萬物 皆爲土 지상만물 개위토
虛心貪慾 一念中 허심탐욕 일념중
浮身空忙 三敎號 부신공망 삼교호

"시를 써 붙이고 잠을 자는데 꿈에 하얀 노인이 나타나더니 '침은 그렇게 놓는 것이 아니다. 침은 아시혈에 놓아야지, 그렇지 않으면 병을 못 고쳐.' 하고는 내 발끝을 꾹꾹 눌러보고는 내가 가지고 있던 침을 빼앗아 쿡 찌르는데, 얼마나 아픈지 깜짝 놀라 깨어보니 꿈이라. 깨어나서 그 노인이 가르쳐준 대로 해본 거지."

꿈에 나타난 노인은 자신이 누구인지 말을 안 해서 모르겠으나 그는 옥황상제일 거라고 추측했다. 그 노인은 밤마다 나타나서 침 놓는 법을 가르쳐주었고, 그는 깨고 나면 꿈에서 배운 대로 열심히 실습했다. 그러는 동안에 고방침(古方鍼)의 도를 터득, 모든 질병과 노쇠와 죽음의 원인인 결현계박감시의 이치를 깨닫게 되었다. 그토록 오래 그를 괴롭히던 목과 아랫배 반점이 없어지고 발목도 자유롭게 움직일 수 있게 되었다. 또 치질이 몹시 심해 고생이 많았는데 그것도 없어졌다.

그가 터득한 침술과 결현계박감사 의론은 이렇다. 사람이나 짐승이나 살아 있는 생명체에는 나면서부터 몸에 말로 설명할 수 없는 줄이 생긴다. 그 줄은 가장 성능이 우수한 현미경으로도 보이지 않는 것으로 음식을 먹으면 사람이건 짐승이건 몸 안에서 줄이 되어 나온다. 그 줄이 어느 정도 나와서 몸속에 엉키면 갖가지 암, 경화(硬化), 신경통 등이 생긴다. 또 몸에서 나온 줄이 혈관을 감으면 고혈압, 저혈압, 중풍 같은 갖가지 마비가 온다. 그 줄이 피부에 엉키면 주근깨와 기미 같은 것이 생긴다.

"나방이나 벌 같은 곤충은 알이 애벌레가 되고 애벌레가 번데기가 되고 번데기가 나비가 되는 식으로 탈바꿈해요. 그런 곤충은 자기 몸에서 줄을 뽑아 번데기를 짓고 집을 짓는 거라. 그러나 뼈 있는 짐승은 몸에서 줄이 나와도 집을 지을 줄을 몰라. 줄이 감기다가 더 안 감기면 그때는 죽는 거라. 뼈다귀 가진 모든 생물은 이 줄 때문에 늙고 병들고 죽는 거요. 조물주가 그렇게 만들어 놨어."

줄은 사람이나 짐승이나 다 같이 나온다. 줄이 비대하게 나와서 감기면 피부가 매끈매끈하고 윤기가 있고, 반대로 가늘게 나오면 피부가 거칠고 몸이 야위게 된다. 사람은 나이를 먹을수록 줄이 많이 나와 매듭을 지으므로 중병이 생긴다. 어린아이는 끊임없이 성장하므로 감겼던 줄이 풀리는 수가 있으나 어른에게 한번 감겼던 줄은 결코 저절로 풀리지 않는다.

"사람은 나이가 많을수록 병이 많은 건 줄이 한데 엉켜 매듭을 지어서 그런 거라. 다치지 않아도 피가 나는 것은 줄이 피부에 감겨 혈관을 찍어 누르니 혈관이 터진 거요. 뇌일혈이나 중풍, 고혈압이 다 그래서 생기는 거라."

그는 병 가운데 가장 근심해야 할 병은 감기라고 한다. 감기는 줄이 조금씩 감겨서 매듭을 지을 때 생기는 병으로 모든 병의 시초가 된다는 것이다.

"어떤 병이거나 감기가 시초라. 줄이 감겨서 조일 적에 피가 잘 안 돌아 오슬오슬 추워지는 게 감기라. 그때 매듭이 커지면 큰 병이 들지."

이처럼 몸에서 줄이 나와 감기는 현상을 그는 결현계박감사라 칭한다. 결현계박감사 병은 약이나 음식으로 풀 수 없다는 게 그의 의견이다. 약은 독을 없앨 뿐이지 몸속의 줄을 풀 수 없다는 얘기다. 모든 음식이나 약물에서도 줄이 나와 몸을 감는다.

🌿 줄을 풀어주면 어떤 병이든지 고칠 수 있어

따라서 결현계박감사를 풀어내는 방법은 자신의 침술뿐이라고 말한다. 그러나 아시혈에 침을 놓는 그의 침술이 너무 어려워 배울 수가 없으니 세상에 전할 수 없는 것이 아쉬운 점이다.

"내가 수염이 별로 없던 사람이여. 그런데 몸속의 줄을 푸니 수염이 점점 많아졌어. 피부에 줄이 감겨 수염 끝을 찍어 누르니까 수염이 못 나왔던 거지. 대머리가 되는 이유는 줄이 머리가락 끝을 감아서 찍어 누르니 그런 거요. 줄만 풀어주면 대머리도 고칠 수 있어요."

그가 침을 놓는 법은 여느 침술인과는 다르다. 환자 엄지발가락 끝을 만져서 병이 어디 있는지를 알아내는 진맥법은 어떤 의학책에도 없는 특이한 것이다. 발가락 끝을 만져 진맥하고 나서는 손끝으로 등이나 다리를 툭툭 짚어나가면서 줄이 엉켜 매듭을 짓고 있는 곳을 찾아내는데, 그 손놀림이 몹시 재빨라 마치 신들린 것 같았다.

줄이 엉켜 매듭이 생긴 자리를 아시혈이라고 부르는데, 언덕 아(阿)에 이 시(是)를 써서 언덕이 져서 막힌 혈 자리라는 뜻이다. 보통 침술에서 아시혈이란 정해진 침혈이 아니라 병이 있어서 아픈 부위나 눌러서 아픈 곳을 말한다. 그는 환자한테 어디가 아픈지 물어보지 않는다. 물어볼 필요도 없고 어떤 병인지 알 필요도 없다. 아시혈을 찾아 침을 놓으면 다 낫기 때문에 맥을 짚거나 어디가 아픈지 물어볼 필요가 없다는 것이다.

"부인들이 침 맞으러 와서 진맥하려면 옷을 벗어야 되지 않느냐며 옷부터 벗으려는 이가 있어. 내 침술은 그런 게 아니야. 옷 벗을 필요가 없어. 옷 입고 있으나 벗고 있으나 아시혈을 찾는 건 마찬가지야. 이런 게 진짜 침술이요."

아시혈은 젊은 사람, 건강한 사람 등 누구에게나 다 있으므로 모든 사람이 침으로 줄을 풀어야 한다. 옷 입은 채로 그 자리에 침을 놓아 돌리는 것이 그의 침놓는 법이다. 그런데 묘하게도 침을 맞는 사람은 침을 놓는 것을 거의 느끼지 못한다. 아프지도 않다. 가끔 저릿저릿하거나 막혔던 곳이 뚫리는 듯한 시원한 기분이 들기만 한다.

침을 맞을 때는 시간이 오래 걸린다. 보통 한 시간이 넘고 오래 걸릴 때는 네 시간이나 다섯 시간쯤 걸리기도 한다. 중병일 때는 온종일 침을 맞아야 할 때도 있다. 침을 놓을 때는 힘도 많이 든다. 침을 쥐는 손가락에 물집이 생기고 터지기를 반복해 굳은살이 박였고, 침을 놓을 때마다 그의 얼굴은 땀으로 흠뻑 젖는다.

"내 침을 네 번이나 다섯 번쯤 맞으면 설사 안 하는 사람이 없어. 빠를 땐 두 번째에 설사하지. 줄이 풀리면서 막혔던 체기가 뚫려 설사가 나는 거요. 줄 풀어내는 것은 실꾸리에서 실 푸는 거나 마찬가지라. 실이 마음대로 이리저리 뒤엉켜 감겼으면 풀기가 어렵지 않은가. 감긴 지 오래되어 밑바닥에 붙어 있는 것도 풀기 어렵고. 침놓는 게 이렇게 힘들어."

줄을 푸는 방법은 실꾸리를 돌리면서 실을 풀듯이 침을 아시혈에 대고 이리저리 돌려서 풀어낸다. 줄이 감긴 방향에 따라 왼쪽으로 또는 오른쪽으로 돌린다. 그런데 기이한 점은 그는 침이 튀지 않도록 누르고만 있을 뿐이고 침이 요동치며 돌아가는 것은 그가 하는 게 아니라는 것이다.

"나는 아시혈에다 침을 찍어 누르기만 할 뿐이고, 침을 움직이며 돌리는 건 내가 하는 게 아녀. 침이 스스로 움직이며 줄을 푸는 거지. 전에 경희대 한의학과 나온 젊은이가 침놓는 거 보더니 자기가 한 번 잡고 있어 보겠다고 한 적이 있었어. 그 젊은이가 침을 두 손으로 잡고 찍어 눌러도 침이 돌아가는 대로 온몸이 춤을 추는 것처럼 흔들려."

그의 침술이 병을 고치는 효과가 뛰어난 것임은 틀림없으나 동시고금에 없던 침술이어서 그의 침술을 이해하고 배우기가 몹시 어렵다. 침으로 마취해 뇌수술도 고통 없이 하는 침술이 있고, 색맹을 침으로 고치는 침술도 있으나 엉킨 줄을 풀어내는 침술은 무척이나 기이했다.

"내 침술은 골속이 아파도 수술이 필요 없어. 마산에 사는 김사중 할머니는 여든다섯 살인데 골이 아파 날마다 진통제를 네 번이나 다섯 번 먹는 이라. 그런데 침 한 번 놓아주니 진통제 한 번만 먹어도 머리가 안 아프다고 해요. 한 번 더 놓아주니 이제 다 나았다고 그래. 이런 침술은 세계에 없어요. 중국 사람도 이런 침술 몰라요."

그의 주장을 따르면 그의 침술은 골절과 정신병 말고는 세상 어떤 병이든지 다 고칠 수 있다. 암, 당뇨병, 중풍, 소아마비, 간염, 간경화, 산후풍, 여성의 생리불순, 복통, 요통, 신경통, 관절염, 백혈병 등 그 밖에 병명을 몰라도 어떤 병이거나 다 고칠 수 있다는 것이다. 제일 효과가 빠른 것은 여성의 생리불순, 대하증, 냉증 같은 병이다. 아무리 오래된 병일지라도 두 번이나 세 번만 맞으면 다 낫는다.

"간암, 당뇨병, 간경화 고친 거 한둘이라야 다 얘기하지. 일일이 주소 적어놓지도 않았으니 다 알 수도 없고. 같은 암이라도 나이 많은 사람은 좀 시간이 걸리고 젊은이는 빨리 나아요. 늙은 중풍 환자 한 사람 고치는 것보다 소아마비 걸린 아이 열 명 고치는 게 더 쉽지."

그는 오직 침술로만 병을 고칠 수 있을 뿐이고 서양의학인 수술이나 약물로는 결코 고칠 수 없다고 단정한다.

"목수는 제가 살 집 지을 줄 알고 농사꾼은 제가 먹을 양식 지을 줄 아는데 유독 의사만은 제 병을 제가 못 고쳐. 제 병 못 고치는 사람이 어찌 남의 병을 고칠 수 있겠는가. 의사들은 병을 수술해서 잘라내면 낫는 줄로 아는데, 잘라내면 흉터가 생겨. 오래되면 딱딱해지고, 그러면 그게 다시 병이 되는 거라. 병원이란 게 다 도살장이나 한가지여. 도살장이니까 칼질하는 거지. 수술하건 안 하건 다 죽이는 것이 서양의술이지. 병을 고치는 데는 오직 침이여. 그런데 침은 아무나 놓는 것이 아녀. 도를 통해야 놓는 거라. 거 책에서 배우거나 학교에서 배운 침은 사람 죽이기에 꼭 알맞은 것이지 병을 고칠 수 있는 게 아녀."

명사 이병후 옹의 침술이 비록 독창적이고 빼어나긴 하나 활인구세의 인술을 널리 펼칠 수 없음은 무슨 까닭인가. 그는 자신의 처지를 이렇게 한탄했다.

"내가 침을 놓으려고 해도 학교에 다니지 못해 허가가 없어. 그런 이유로 동네 사람이 아파 죽어 가도 손을 쓸 수 없으니 안타깝기 한이 없는 기라. 촌에서 침놓아 줘도 술 한 잔, 담배 몇 갑에 지니지 않으나 그것도 못하게 하니 세상이 얼마나 강박한가. 사람을 살릴 수 있는 것을 발명해도 무용지물에 지나지 않으니, 사람이 사람을 도울 수 없는 슬픔만이 있을 뿐이여."

그는 자신의 침술에 대한 자신감으로 의술을 널리 펼 수 있도록 허가해 달라고 건의하기 위해 보건복지부를 찾아간 적이 있다. 그러나 보건복지부 당국자는 그를 비렁뱅이 보듯 업신여기며 '학교에서 자격증이나 따라'고 했다. 이에 화가 난 그는 보건복지부 장관실로 뛰어들어가 장관 뺨을 후려갈겼다고 하니 그의 비분강개하는 성격과 강직한 성품을 짐작할 수 있겠다.

"거 전두환 때요. 정부과천청사에 가서 장관을 만나려고 왔다고 하니 무슨 회의를 한다면서 만나게 해줘야지. 일부러 차를 타고 올라가서 점심을 사 먹으며 몇 시간을 기다렸는데도 결국 만날 수 없다는 거라. 생각해 보니 이거 안 되겠어. 전화번호부에서 장관실 전화번호를 찾아내 저녁때까지 계속 장관실로 전화했지. 못 만난다고 끊으면 다시 걸고, 끊으면 다시 걸고, 수백 번은 걸었을 거야. 그러니까 결국 들어오라고 해. 들어가니까 장관이 '그 전화 많이 한 분이냐'고 물어. 그래서 말했지. '무슨 그런 법이 있느냐, 백성이 장관을 만나러 왔으면 만나게 해줘야지. 종일 여기 있으면서도 못 만나게 해. 장관 보기가 중국 천자 보기보다 더 어려워. 야, 이놈아, 세종임금은 신문고 치면 어떤 사람이라도 데려오라고 해서 만나 줬어. 그런데 네가 뭔데 백성을 우습게 알아. 이 가짜 의사, 가짜 박사야, 네가 뭘 발명해서 의사고 박사야. 네가 무슨 병을 잘 고쳐서 박사고 장관이여. 관민이 서로 도와야 나라가 잘되는 거야. 백성을 우습게 아는 너 같은 놈이 여기 있으면 나라 망해. 당장 장관직 내놓고 나가!' 이렇게 욕을 퍼붓곤 귀싸대기를 한 대 갈겨버렸지. 장관 만나기가 천자 만나기보다 더 어려운데 신경질이 안 나우? 그 뒤에 뭣 때문인지 몰라도 그 장관 열흘 만에 장관직에서 쫓겨났어."

위암, 폐결핵, 간경화를 고친 사례

그렇다면 그의 침술 실력은 어느 정도이며 어떤 병을 어떻게 고쳤는가. 그 실례를 몇 가지 들어보자.

"한 오 년 전에 간밤에 눈이 많이 와서 눈 쓸고, 아침 먹고 앉으니 강춘생이라는 사람이 찾아왔어요. 그때가 섣달이오. 그는 젊은 사람인데 효자요. 어머니가 마흔여덟 살인데 위암이라는 거라. 어머니 모시고 같이 왔어요. 술병을 들고 왔기에 침 맞는데 웬 술이냐고 물었더니, 그 부인 남편이 술을 좋아해서 경동시장에서 약 뿌리라곤 죄다 사서 수십 가지 술을 담가 놓았다고 해요. 나를 어떻게 알고 찾아왔느냐고 물으니까 서울 지하철에서 내 사진과 주소가 붙어 있는 걸 봤는데, 신침이라 해서 위암을 고치려고 왔다는 거라. 거 술부터 한 잔 먹읍시다, 하고 술을 한 잔 먹고 침을 놓기 시작했는데 세 시간이 넘게 걸렸어. 돈 5만 원을 주기에 너무 많다고 했더니 시간이 그렇게 많이 걸리는 줄 몰랐다고 해요. 날마다 아들이 모시고 와서 침을 맞는데 올 때마다 술을 들고 와. 그것도 날마다 다른 술이라. 술 좋아하는 남편 술대접하려고 정성으로 담가 놓았으니 그 남편이 그 술 먹고 술주정 한번 할 리 있겠나. 그러니 아들도 효자고. 하루나 이틀 만에 와서 침을 맞고 가기를 몇 번 하고 나더니 이제 속이 안 아프고 밥도 잘 먹는다는 거여. 그러곤 안 와. 그래서 안 오나 했더니, 어느 날 토요일인데, 우리는 아침밥을 여섯 시 반이면 먹어요. 밥 먹고 나서 밥상 치우기 전에 왔어. 잠도 안 자고 오셨네, 했더니 안양에서 네 시면 시내버스가 다니기 시작하니까 네 시에 출발해서 왔다는 거라. 그다음 날도 왔는데 감귤 궤짝 하나 들고 오고, 술도 됫병 하나를 가져왔어요. 침을 놓고 나자 부인이 일어나서 나한테 큰절을 해. 아니 이거 정신이 잘못된 거 아니오, 그랬더니 너무 고마워서 그런다는 거라. 얼떨결에 나도 맞절을 했지. 그 부인이, 침 맞는 것이 오늘로 23번째입니다, 한 번 맞는데 5만 원이니까 모두 115만 원인데, 몇억을 들여도 못 고치는 병 고쳤으니 정말 고맙습니다, 그래요. 그래서 그 부인한테, 그 병이 20년 전부터 생긴 거니 뿌리가 깊은 거요, 지내다가 다시 몸이 찌뿌듯하거나 불편하면 다시 와서 침을 맞으시오, 그랬어. 그랬더니 그 해에 네 번, 그 이듬해에 두 번 와서 침을 맞더라고. 그러다가 작년에 세 모자가 왔다 갔어요. 강춘생 형이 감기에 걸렸다고 해서 오고."

다음은 폐결핵 환자를 고친 이야기다.

"충남 예산 사람인데 그 사람 참 안됐어. 27살인데 폐결핵 말기라. 직장 버리고 집에서 포도농사 조금 짓고 살아. 먹고살려고 무, 배추, 과일, 어물 같은 거 도매상에 가서 떼다 파는데, 병이 들었으니 사흘 일하고 이틀 쉰다는 거라. 언제 병이 걸렸느냐고 물으니 4년이 됐다기에 50번은 침을 맞아야 된다고 했어. 이 사람이 쉬는 날마다 와서 침을 맞는데 올 때마다 팔다가 남은 거라면서 동태, 고등어 같은 것을 갖다 줘요. 침을 열 번쯤 맞고 나더니 몸이 좋아져서 전에는 사흘 일하고 이틀 쉬던 것을 이제는 닷새 일하고 하루 쉰다고 해. 그러면 거의 다 나은 거지. 몇 번 오더니 다 나았다며 안 와요."

다음은 간경화를 고쳤다는 얘기를 들어봤다.

"3년 전, 정월 초이렛날 아침에 중하고 중 아닌 사람하고 둘이 나를 찾아왔어요. 중은 양주군 불암사에서 왔다고 하고, 중 아닌 이는 진주서 왔다는 거라. 중 아닌 이가 말하기를 부산에 사는 고모부가 병이 났는데 나한테 가야 병을 고친다는 얘기를 듣고 왔다고 해요. 어떤 환자냐고 물으니 섣달 그믐날에, 그 사람이 택시기사인데 택시에 시동을 걸다가 졸도했어. 회사 마당 안에서 그랬으니 다행이지 밖에 나가서 그랬다면 큰일 날 뻔했어. 병원으로 데리고 갔더니 3시간 동안 진찰하고도 무슨 병인지 모르고 고치지도 못한다는 거여. 진찰비만 100만 원 주고. 다른 병원에 갔더니 또 두 시간 동안 진찰하고는 못 고친다는 거라. 사람은 곧 죽겠고, 이번에 진찰비는 80만 원이 들었어. 대여섯 시간 만에 돈만 180만 원 홀랑 내버리고 집에 들어와 누었는데, 김사중이라는 이가 내 주소를 적어줘서 찾아온 거라. 차를 타고 고속도로로 가는데 얼마나 빨리 달렸는지 12시 10분에 부산에 들어갔어. 부산 구포 쪽 어디 낙동강이 보이는 아파트 2층인데, 거기서 환자 부인이 점심 차려줘서 먹고, 약주 받아 드리겠다고 나가더니 중국서 수입한 술 15,000원짜리 두 병 들고 왔어요. 하나는 녹용술이고 하나는 죽순술인데, 한 잔 먹고 나서 침을 놓는데 맥을 짚어 보니 흑달이라. 날마다 주사기로 죽은피를 한 병씩 뽑는다는 거라. 사람이 바짝 말라 뼈다귀만 남아 있는데 복수는 차서 배는 볼록하고. 침을 놓고 있는데 어떤 풍신이 좋은 이가 들어오면서 목숨만 간신히 남아 있는 환자를 보고는 핀잔을 줘. 야, 이놈아, 나는 술 많이 마시고 별짓 다 해도 병이 안 걸리는데 너는 술도 안 먹는 놈이 왜 그런 병에 걸렸느냐고. 그러곤 나 먹으라고 갖다 준 술 제가 홀짝홀짝 한 잔씩 따라 먹어. 한 잔, 두 잔 먹더니 3만 원짜리 술 두 병을 그 사람이 다 먹었어. 참 속이 상합디다. 침은 오후 3시가 되니까 융통이 되고, 좀 쉬었다가 술 한 잔 먹으려니까 그 사람이 일어나 나갔어. 아주머니한테 저 사람이 누구냐고 물으니 시아주버니라는 거라. 저런 사람에게 술을 왜 주느냐니까 오기만 하면 술을 먹어야 간다는 거라. 그러면 저 사람이 아픈 사람하고 형제간이니까 병 치료하라고 돈은 좀 보태주느냐고 물었더니 돈은커녕 와서 술만 먹고 간다는 거라. 그런 나쁜 놈이 어디 있어. 그래서 저 사람 다시 오더라도 술 주지 마시오, 누가 병들고 싶어 병들었나, 병든 동생 도와주지는 못할망정 욕하는 놈이 어디 있어, 하고 욕을 했는데 문 열고 나가면서 그 사람도 다 들었을 거요. 네 시가 되니까, 내가 이빨이 없으니 아주머니가 사과를 갈아서 두 잔 갖고 왔어. 먼저 환자한테 빨대로 빨아 먹게 하니까 한 잔을 다 먹어. 한 잔을 더 주니 그것도 다 먹었어. 그랬더니 아주머니가 무척 좋아해요. 쓰러진 후로 이레 동안 음식 먹은 게 그게 처음이라는 거라. 다섯 시가 되니 아주머니가 저녁 들고 침을 놓으라고 해. 그래서 흰죽을 물씬하게 쑤되 조선간장에 깨소금으로 간을 해서 바깥양반한테 먹이라고 했어. 부인이 미음을 묽게 쑤어 갖다 주니 한 그릇 먹고는 더 달라고 해요. 한 그릇 반을 먹었어. 저녁 먹고 침을 놓기 시작해서 9시에 술 한 잔 먹고, 열한 시까지 침을 놓고는 잤어. 자고 나서 새벽 네 시에 침을 놓으니 그때는 환자가 아프다고 해. 열두 시간을 꼬박 침과 씨름한 거지. 아침에 흰죽을 주니까 두 대접을 먹어. 그리고 주사기로 물을 빼는데 소변으로 다 빠지고 얼마 안 나왔어. 아침 먹고 침을 놓으니 코를 드렁드렁 골며 자요. 침이 춤을 춰도 몰라요. 아주머니가 일주일 동안 못 자고 그때 처음 자는 거라고 그래. 아주머니가 하는 말이, 이제 할아버지는 올라가셔도 되겠어요, 저도 고무신 공장에서 일하는데 사흘 동안 휴가 얻어 남편 돌보고 있는데 오늘 안 나가면 직장에서 쫓겨

나요, 라고 그래. 그래서 환자한테 얼마 동안 된밥 먹이지 말고 흰 죽을 계속 먹이면 기운이 생기고 위장도 안 상한다, 그렇게만 하면 아무 문제가 없을 거다, 라고 그랬는데, 이 아주머니가 고맙다며 돈을 많이 줘. 70만 원인가 75만 원인가를 주더라고. 그러고 나서 집에 와 있는데 한참 뒤에 불암사 중이 왔기에 물어보니까 그 환자는 다 나아서 열심히 택시 몰고 있다고 해요."

『몽유옥경기』를 지은 뜻

이병후 옹의 침술을 배우겠다며 찾아온 이도 여럿이다. 한의과대학 학생, 한의사, 지압사 같은 사람들이 그의 침술을 배워보겠다며 몇 달씩 애를 썼으나 한 사람도 배우지 못했다. 어느 한 사람도 그가 손쉽게 찾아내는 아시혈을 짚어내지 못했기 때문이다.

"전에 종로2가에서 의원 노릇을 50년 했다는 노인이 찾아왔어. 수염을 하얗고 멋있게 기른 노인인데, 그 노인이 내 침술을 배워보 겠다고 해서 다리에 아시혈을 찾아 한 번 침을 찔러보게 했어. 침을 두 손으로 찍어 눌러도 안 들어가. 이것이 아시혈이여. 그분도 이거 배우려고 애썼으나 못했어."

그는 천문을 보고 천기를 살필 줄도 안다. 수십 년 전에는 천기를 관찰해 북한에서 남침용 땅굴을 뚫고 있는 것을 알아내고는 대통령에게 여러 번 건의문을 보냈다.

"땅굴을 찾아내도록 건의 편지를 여러 번 보냈지. 개성에서 철원까지 북한에서 땅굴을 파고 있다고. 전두환 때도 천기가 나오기에 이번에는 김포 쪽 서해안 바닷속을 뚫고 있으니 병력을 지금보다 3배로 늘려야 한다고 건의문을 보냈어."

그는 『몽유옥경기(夢遊玉京記)』라는 책에 자신의 침술 이론과 사상을 정리해 놓았으나 이 책이 세상에 나오면 큰 물의와 반발이 일어날 것이기 때문에 내놓지 못한다고 했다. 이 책은 옥황상제와 꿈속에서 대화한 내용을 싣고 있는데, 거기에 실린 글은 세상의 종교와 인간의 지혜를 초월한 진리를 담고 있다고 주장했다.

기이한 침술로 온갖 난치병자를 고쳐주었음에도 불구하고 그를 찾는 환자는 많지 않다. 이는 얼마간 괴팍해 보이는 그의 성격과 듣지도 보지도 못한 낯선 침술 때문일까, 아니면 학력과 간판만을 찾는 사람들의 편벽된 심리 때문일까. 그의 침술이 제법 알려진 요즘에도 어쩌다가 찾는 이가 있을 뿐이다.

그는 지금도 대대로 살아온 허름한 집에서 바보인 양 살고 있다. 울적한 심사를 마을 촌로들과 어울려 독한 술 한 잔으로 달래고, 꿈속에 옥경을 다녀왔던 얘기를 들려주기도 하면서 세상이 자기를 알아줄 때를 기다리고 있다.

"세상에 의학을 처음 내놓은 이가 신농씨여. 경락이라고 사람 몸에 있는 혈 자리 알아낸 것도 신농씨가 한 것이고. 그 뒤에 편작이라는 명의가 있어요. 그런데 '백발가'라는 노래에 편작 신술로도 백발은 못 막는다는 가사가 있어. 세상에 늙는 걸 막는 의술은 동서고금에 없어. 그러나 내 침술로 몸 안에 있는 줄을 풀면 2백 년이고 3백 년이고 살 수 있어. 줄이라는 게 주름살과 마찬가지요. 내 얼굴에 있는 주름살이 올해 안에 풀릴지 내년까지 갈지 모르겠어.

줄만 풀면 늙지를 않는 거지. 그러나 이미 늙어버린 것은 어쩔 수 없으니, 어려서부터 3일에 한 번씩 침을 맞아 결현계박감사를 풀어주면 얼마든지 수명을 연장할 수 있는 법이오."

그는 1995년에 예순다섯 살이다. 그러나 나이보다 더 늙어 보이고 이빨도 남아 있는 것이 없다. 평생을 뼈가 부서지도록 고생만 해서 그렇게 쉬 늙었다고 그는 말한다. 술을 좋아해 젊었을 적에는 술 한 말을 예사로 먹었다고 하나 요즘은 소주 서너 잔만 마셔도 취한다. 담배는 하루에 한 갑쯤을 태운다. 침을 놓을 때 힘이 들어 입이 자꾸 마르니까 담배를 피우게 된다는 것이다. 자녀로는 2남 5녀를 두었으며, 평생을 살아오는 동안 선거 술 한 번 안 얻어 먹었을 만큼 곧고 바르게 살아왔노라고 자부했다.

그의 독창적인 침술이 과연 어떤 질병을 고치고 노쇠를 막으며 죽음을 물리칠 수 있을 것인가. 꿈속에서 옥황상제한테 배웠다는 침술과 의론이 세상에서 얼마만큼 이해되고 받아들여질 것인지.

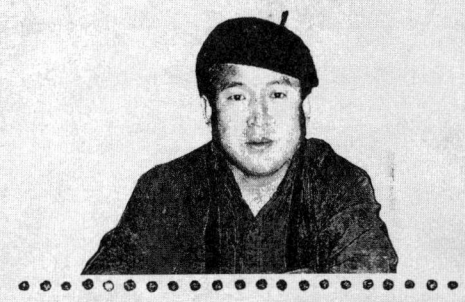

13

민간의학의 기인
류상채

"도인들은 지혜를 갖고 산으로 숨어들지만 저는 도인들의 지혜를 세상에 전하려 합니다. 저는 도인들의 지혜, 민중 속에 감추어져 있는 지혜를 발굴해내 세상에 전하는 심부름꾼입니다. 내가 좋아서 이 일을 했고, 죽을 때까지 이 길을 갈 작정입니다. 조상님께 수천 번 맹세했습니다. 앞길에 불덩이가 있을지라도 저는 이 길을 즐겨 갈 것입니다."

가끔 실제 이야기가 소설보다 더 기이할 때가 있다. 아니 전설이나 신화보다 더 신비스럽고 놀라울 때가 있다. 인간 상상의 한계를 초월하는 신이(神異)한 일이 실제로 얼마든지 일어날 수 있다는 말이다. 소설이 인간의 상상력으로 이루어진 작품이라면 '실화'는 신의 작품이다. 인간의 지극한 노력이 신의 뜻과 합일되었을 때, 즉 천우신조가 있을 때 일어나는 영적인 현상은 사람의 언어로는 설명할 수 없을 만큼 기이하고 신비스럽다.

지금도 보통 사람이 사는 세상의 다른 한쪽에는 전설이나 신화보다 기이하고 놀라운 일이 무수히 일어나고 있을 뿐만 아니라 전설 속의 신선·기인·도인과 같은 사람도 숱하게 존재하고 있다. 도인·기인·이인의 세계는 범인의 세계와 나란히 있다. 그러나 사람들은 그것을 알아차리지도 이해하지도 못하고 있을 뿐이다. 신과 인간이 하나가 되어 천하 만물을 자유자재로 다루며, 태양보다도 더 밝은 빛과 지혜를 지닌 그 무한광명, 무한능력, 무한기쁨의 세계를 뉘라서 알리요.

도인·신인의 세계를 온몸과 온 마음을 바쳐 찾아다니며 그 신비롭고 불가사의한 세계를 흠뻑 체험한 한 기인이 있다. 6살 때부터 아버지한테 한문을 배운 것을 시작으로 해서 주역, 의술, 무술, 침술, 기학, 풍수지리 등을 두루 섭렵해 나름대로 일가견을 갖춘 류상채(柳相采) 씨가 바로 그 사람이다.

그가 걸어온 구도의 역정 20여 년은 사람이 겪을 수 있는 최악의 고난이었고, 그 고난을 이겨낸 발자취는 뜨거운 열정으로 점철된 가시밭길이었다. 신의 세계의 비밀을 캐기 위한 그의 집념은 능히 하늘을 꿰뚫을 만했다. 또 나라 안에 감추어져 있는 수천 가지 민간비방을 모으고 연구해 암, 정신병, 간질 같은 난치병자를 구료하고자 애쓴 필사의 노력은 소설 『동의보감』의 주인공 허준을 무색하게 할 정도였다. 그의 삶이 허준의 생애보다 더 기구하고 놀랍고 신기하고 감동을 주는 것은 허구가 아닌, '살아 있는 진실'이기 때문이리라.

류상채 씨는 경남 남해군 남면에서 자작농 아들로 태어났다. 아버지 천룡 선생은 마을에서 존경받는 치과기공사였으나 민간의약이나 도학에도 조예가 깊었다. 그래서 경상도와 전라도 일대에서 이름난 명의나 도인, 민간의약 연구가를 집으로 초대해 담론을 즐기기도 했다. 이런 아버지 덕분에 그는 어려서부터 민간의학과 도의 세계에 쉽게 눈뜰 수 있었다.

그는 몸이 몹시 허약해 어려서는 죽을 고비를 여러 차례 넘겼다. 그 때문에 같은 또래나 주위 사람들한테 늘 놀림을 받고 멸시를 당했다. 어릴 적 그의 별명은 '귀신 껍데기'였다. 몸이 해골처럼 말라 비틀어져서 얻은 별명이다. 음식을 먹기만 하면 체하고, 또 오래 굶다가 한꺼번에 음식을 많이 먹어서 고통을 당하곤 했다. 게다가 신기도 있었는지 늘 주술에 걸린 듯 알 수 없는 이상한 환상에 시달렸다. 귀에서 '윙' 소리나 매미 소리 비슷한 환청이 들리는가 하면, 한밤중에 누군가가 불러내는 듯해 나가면 갖가지 환상이 나타났다. 그 환상과 어울려 놀다가 정신을 차리면 공동묘지나 뒷산 바위꼭대기, 바닷가 같은 데 멍청히 앉아 있기가 일쑤였다. 그래서 주위 사람들한테 따돌림을 당하고 미치광이나 몽유병자 취급을 받았다. '불쌍한 아이'로 동정을 사기도 하고 두려움의 대상이 되기도 하면서 수많은 수모와 학대를 받았다.

나중에 민간의학의 세계에 심취하고, 우리 고유의 무술이나 역술, 정신수련법 등 도의 세계에 몰두한 것도 남들이 생각하는 미치광이나 스라소니 같은 건달이 아니라 무언가 이루었다는 것을 보여주기 위한 오기 때문이었다. 아버지는 이 허약하고 문제 많은 아들한테 의술을 가르쳐 가업을 잇게 할 생각이었으나 그는 의술에 뜻이 없었다. 그러나 아버지는 아들이 초등학교를 졸업하자마자 스승을 정해 서울로 보냈고, 그 스승과 부자 관계를 맺게 한 다음 한의학을 배우도록 했다. 그때야 비로소 의술 세계에 흥미를 느껴 공부하기 시작했다.

몇 년 후, 스승이 돌아가시고 나자 고향인 남해로 돌아와서는 민간의약 약리실험에 열중했다. 우장춘 박사가 '씨 없는 수박'을 만든 것에 자극을 받아 '약수박'을 한번 만들어 본 것도 그때 일이다.

전신마비를 풀어준 '솔잎땀요법'

갖가지 동식물로 의약실험을 하던 중에 엄청난 시련이 닥쳐왔다. 지붕에 올라가 나무를 자르다가 밑으로 떨어지는 바람에 중추신경이 마비된 것이다. 2년 동안 가산을 다 팔다시피 하면서 한의사, 양의사를 가리지 않고 용하다는 명의, 도인들을 찾아다니며 치료를 받았고, 좋다는 약도 다 써보았으나 모두 헛일이었다. 어딜 가나 '회생불가'라는 판정을 받았다. 누워서 죽기만을 기다릴 수밖에 없었다.

이때 전신마비라는 끔찍한 병을 고친 것이 '솔잎땀요법'이라는 민간요법이다. 머슴들이 자는 황토방에 솔잎을 두텁게 깔고, 진한 소금물을 뿌려 소금이 골고루 솔잎에 배어들게 한 뒤에, 방바닥이 뜨거울 정도로 불을 지폈다. 그리고는 우황과 사향을 술에 타서 마시고, 솔잎 위에 얇은 홑이불을 덮고 누워 땀을 흠뻑 냈다. 그는 솔잎땀을 내면서 온 정성을 다해 신께 기도를 올렸다.

"신이시여, 계신지 안 계신지 저는 잘 모르지만 계시다면 제발 제 병을 고쳐주십시오. 이대로 죽기에는 너무 아깝습니다. 저를 살려만 주신다면 이 나라를 위해, 이 나라의 아픈 사람을 구하는 일에 제 한평생을 바치겠습니다."

종교를 가지지는 않았지만 절망과 고통 속에서 할 수 있는 것은 기도뿐이었다. 기도의 힘이었는지 솔잎땀의 효력 덕분이었는지 기적이 일어났다. 솔잎땀을 내기 시작한 지 사흘 만에 목을 간신히 움직일 수 있게 되더니, 차츰 마비가 풀렸다. 며칠을 더 치료하니 마침내 온몸을 마음대로 움직일 수 있었다. 두 달쯤 보약을 부지런히 먹고 나자 몸에 살도 웬만큼 붙어 보통 사람과 다름없이 되었다.

지옥과 같은 절망과 타락을 경험하고

몸을 회복하고는 흙에 묻혀 살기로 결심하고, '신'의 세계에 빠져들던 어느 날, 자신이 '성불구자'인 것을 알고는 경악했다. 전신마비는 풀렸지만 '발기불능'인 고자가 된 것이었다. 이때부터 절망과 방탕과 방황으로 이어지는 지옥과 같은 생활이 시작됐다. 날마다 독한 술을 퍼마셨고, 술병을 옆구리에 차고 실성한 사람인 양 산이나 들, 공동묘지, 길거리 등을 돌아다니며 '날 잡아 죽이라'는 소리를 고래고래 지르며 통곡했다. 닥치는 대로 때리고 부수고 행패를 부리는, '망나니 중에서도 개망나니'가 됐다. 길거리건 산이건 공동묘지건 아무 데나 쓰러져 자고, 깨어나면 '사람이건 귀신이건 제발 날 잡아가라'며 울부짖었고, 그러다 지치면 쓰러져 죽은 듯이 잠드는, 그야말로 타락과 절망이 극에 다른 생활이었다.

그의 아버지는 인근 마을에서 '도사 할아버지'로 존경받는 사람인데, 그 도사 할아버지 아들은 천하에 둘도 없는 깡패가 되었다는 소문이 났다. 동네에서 닥치는 대로 행패를 부리고 경찰서에서도 난동을 부렸으나 덕망 높은 아버지 덕분에 유치장에 가두지는 않았다. 꼬박 1년을 타락이 극에 달한 생활로 보내던 중에 또 다른 병마가 닥쳐왔다. 술 먹고 길바닥에 쓰러져 잠들었다가 깨어보니 몸을 움직일 수 없었다. 중풍으로 반신이 마비된 것이었다.

얼굴 반쪽이 마비되어 말을 제대로 못 하고 침만 질질 흘리며 엎어져 있는 것을 마을 사람들이 발견해 집으로 옮겨놓았다. 아버지는 집안 대대로 전해 오던 비방의 하나인 '피막이풀요법'을 써서 아들의 구안와사를 고쳤다. 그 방법은 다음과 같다.

피막이풀을 짓찧어 콩알만 하게 만들어 마비된 얼굴 반대 뺨 가운데 붙이고, 조개껍데기 같은 것을 그 위에 덮어 반창고로 잘 붙인다. 마비된 반대쪽 손목도 맥을 잡는 부위에 같은 방법으로 엄지손가락만 한 피막이풀을 떨어지지 않게 붙인다. 하루가 지난 뒤에 보면 피막이풀을 붙인 자리에 큰 물집이 잡혀 있는데, 그 물집은 터뜨려버리고 상처는 그대로 둔다. 며칠 지나면 상처가 저절로 아물고 보름쯤 뒤에는 마비가 풀려 제대로 돌아온다. 이때 지네, 도마뱀, 두꺼비, 전갈 가루를 섞어 찻숟갈로 하나씩 진한 생강차와 같이 먹으면 효과가 더욱 빠르다.

그는 이 피막이풀요법으로 구안와사와 반신마비를 일주일 만에 고쳤다. 그의 선친은 이 방법으로 구안와사 환자를 무수히 고쳤으며, 여러 사람이 배워가기도 했다. 피막이풀은 우리나라 남쪽 지방 물기가 많은 땅에 나는 미나릿과 식물이다. 낫이나 칼에 다쳤을 때 이 풀을 짓찧어 붙이면 피가 잘 멎어서 피막이풀이라는 이름이 붙었으며 이뇨, 해독 작용도 하는 독초다.

🌿 성불구를 고친 약술, '불로주'

여러 날이 지나 웬만큼 정신을 차렸을 때 아버지가 그를 부르더니 '이제 몸이 다 나았느냐, 이제 괜찮으냐?' 하고 물었다. 그는 자신이 성불구자임을 호소했다.

"더 이상 집에서 살 수 없으니 집을 나가겠습니다. 평생 여자를 알지 못하고 자식도 낳지 못할 것이니 더 살고 싶은 마음이 없습니다."

아버지 대답은 간단했다.

"그럼 고쳐야지."

그는 이때부터 민간요법의 위대함에 대해 새로운 눈을 뜨게 되었다. 아버지와 함께 갖가지 민간요법을 이용한 약물요법과 조상 전래의 정신요법을 병용해 '죽은 남성'을 살리는 다양한 방법을 시도했다. 여러 방법 가운데 그의 죽은 '남성'을 되살려준 것은 '불로주'라는 산중의 갖가지 동물과 곤충으로 담근 술이었다. 불로주 만드는 방법을 간단하게 소개한다.

먼저 열 말(180리터)이 넘게 들어가는 큰 항아리를 뱀이 많이 사는 곳에 땅을 파고 묻되, 항아리 입구가 땅 위로 15센티미터쯤 올라오게 묻는다. 이 항아리에 쌀과 율무쌀을 반씩 넣고, 술밥과 누룩으로 술을 다섯 말쯤 되게 담근다. 닷새나 이레쯤 지나면 술이 익어 술내가 진동하는데, 이때 뚜껑을 열어둔다. 그러면 근처에 사는 뱀, 쥐, 지네, 도마뱀, 달팽이, 나방 등 갖가지 동물과 곤충이 술독으로 들어가 빠져나오지 못하고 죽는다. 만약에 술독으로 이런 것들이 들어가지 않으면 잡아서 넣는다. 산에서 사는 것이면 무엇이건 다 잡아넣는다. 항아리가 80~90퍼센트쯤 차면 뚜껑을 덮고 진흙으로 가장자리를 발라 공기나 물이 스며들지 못하게 잘 밀봉한다. 그런 후에 겨울에 얼지 않도록 흙을 두껍게 덮는다. 이것을 1년 뒤에 꺼내 건더기는 버리고 맑은 술만 먹는다. 세상에 둘도 없는 영약이다. 하루에 두세 번, 취기가 오를 정도만 마신다. 양기 돋우는 데, 폐병, 위장병, 골병, 허리 아픈 데 등 어떤 병이든지 가리지 않고 뛰어난 효과를 발휘한다.

그러나 요즘은 뱀을 많이 잡아서 산에 뱀이 많지 않고, 산속에 사는 벌레나 동물도 공해로 말미암아 이 술을 만들기가 어렵다. 인적이 거의 닿지 않는 깊숙한 골짜기가 있다면 한번 시도해 볼 일이다. 그는 이 불로주를 먹으며 정신요법을 쓴 결과, 오래지 않아 '남성'을 완전하게 되찾았다.

민간비방 찾아 팔도강산 유랑

병을 고치고 나서 얼마 동안은 아버지 곁에서 농사일이나 도우며 평범하게 살 생각이었다. 그러나 아버지한테 찾아오는 기인, 도인, 민간의료인 등을 자주 대하다 보니 나도 민간요법을 깊이 연구해 세상의 병든 이를 구하는 일에 일생을 바치고 싶다는 생각이 들었다. 그래서 마음을 굳히고는 산에 올라가 천지신명께 맹세한 다음, 집으로 돌아와 아버지께 그 뜻을 고했더니, 아버지는 의외로 담담하고 매정했다.

"가거라, 죽는 한이 있더라도 다시는 돌아오지 마라. 너를 아들로 생각하지 않겠다. 소원을 이루거나 이름을 크게 얻기 전에는 절대로 돌아오지 마라."

이 말 몇 마디가 아버지가 한 말 전부였다. 어머니가 돼지 한 마리를 팔아 마련해 준 여비로 집을 나선 그는 바로 방랑길로 접어들었다. 걸인 차림으로 나라 안을 안 가본 데가 없다시피 하며 유랑했다. 민간에 숨겨진 질병 치료 비방과 조상들의 지혜를 찾는 것이 목적이었다. 온 나라 안을 걸어 다니며 나무뿌리, 풀잎, 약초를 찾아서는 맛을 보기도 하고, 짓찧어 상처에 발라보기도 하면서 민간의술을 배워나갔다. 의술에 밝은 사람이나 특이한 비방을 가진 사람을 찾아가 묻고 배우는 일도 게을리하지 않았다. 그 어려움과 고생을 말로 설명할 수 있겠는가.

특이한 치료 비방을 지닌 사람을 만나면 그 집에 들어가 농사일을 거들거나 막일을 도와주는, 머슴 아닌 머슴 노릇을 하면서 한 달이건 두 달이건 그 집에 머물면서 그 비방을 알아내곤 했다. 민간의학 탐구에 대한 그의 결심은 무섭도록 집요했다.

그를 죽음에서 구해 준 것은 서양의학도 아니요, 한의학도 아닌 민간요법이었다. 현대 서양의학은 갖가지 난치병에 도움이 안 된다고 여겨 거들떠보지도 않았고, 한의학이나 침술도 별로 쓸모가 없는 것으로 생각했다. 민중의 경험과 지혜가 수천 년 축적되어 있는 민간요법 속에만 세상의 어떤 병이든지 고칠 방법이 감추어져 있다고 믿었다.

민간비방을 찾는 일에 몰두하다 보니 그가 찾고자 하는 비방은 도처에 있었다. 시장에서 채소 파는 할머니에게 죽을 사람을 고치는 비방이 있었고, 허름한 소 장수가 명의도 알지 못하는 치료법을 알고 있었다.

"꾀죄죄한 촌 할머니가 한 비방을 가지고 있더군요. 어떤 풀을 입으로 씹어서 종기나 뾰루지에 바르면 거짓말같이 낫는데, 가르쳐 달라고 아무리 졸라도 가르쳐주지를 않아요. 그걸 알아내기 위해 그 할머니 집에서 머슴을 살았지요. 열심히 일하고 있을 때 환자가 왔습니다. 할머니가 약을 구하러 산으로 가는 것을 보고는 멀찌감치 뒤따라가 그 풀이 뭔지 알아냈습니다. 이런 식으로 꽤 많은 비방을 찾아냈지요."

그와 같은 방법으로 나라 안 비방을 모두 찾으려 했으나 평생을 해도 불가능할 것 같았다. 그래서 신문에다 민간요법, 민간비방을 모으고 있으니 비방을 가진 사람은 알려 달라고 조그마하게 광고를 냈다. 일주일 동안 광고를 냈는데 전화와 편지가 꽤 많이 왔다. 전화나 편지로 알게 된 비방과 민간 치료법을 하나하나 기록해서는 그 비방을 알려준 사람을 찾아가 직접 확인했다. 그리고 비방의 내력이나 병을 치료한 사례를 자세하게 묻고는 그 효과가 분명한 것만을 모아 따로 정리했다. 그러나 대개의 사람은 비방을 밝히거나 전수하기를 꺼렸다. 이유는 단순했다. 현행 의료법이 두렵다는 것이다. 민간의학에 대한 책을 엮으려 한다고 해도 이름과 주소만은 절대로 밝히지 말라며 신신당부하는 이가 많았다.

그가 찾아다닌 것은 민간에 흩어진 비방만이 아니었다. 산속에 숨어 사는 도인, 선승, 이름난 신부, 초능력자, 무당, 목사, 점쟁이 등도 찾아다니며 무엇이건 열심히 배우려고 애썼다. 그런 덕분에 민간의약의 세계뿐만이 아니라 기공, 풍수지리, 활법, 침술, 우리 고유의 전통무술, 신술(神術) 등 기이하고 불가사의한 세계를 무수히 체험했고, 그 가운데 많은 것을 전수받기도 했다. 그에게 이런 것을 전수한 기인, 도인, 스승이 줄잡아 3백 명은 된다고 하니, 얼마나 열심히 도인을 찾아다녔는지 짐작할 수 있다.

독약을 먹고 죽을 뻔하기 여러 번

입산수도를 마치고 산에서 내려온 뒤에도 민간비방, 새로운 수련법 등을 찾는 노력은 계속됐다. 갖가지 약을 만드는 실험도 많이 했다. 독극물로 약을 만들어 먹고 죽음 문턱까지 갔다가 온 적도 꽤 여러 번이다. 해독하는 약을 만들어 놓고 그 효력을 확인하기 위해 파리약이나 쥐약을 직접 먹기도 했다. 그러나 이런 독약은 효력이 너무 빠르고 강해서 몸이 바로 마비되는 바람에 해독약을 앞에 두고도 못 먹어 죽을 뻔한 적도 있었다. 또 뱀독 푸는 법을 배우려고 일부러 독사한테 물리기도 했다.

그의 몸에는 온갖 동식물의 독과 광석물의 독이 다 들어 있다. 그 때문에 지금은 어떤 독이 몸에 들어와도 해를 받지 않는다. 몸 안에 있는 독이 들어오는 독을 중화하기 때문이라는 것이다.

"독사가 사람을 물고 나면 바로 흙을 먹는다는 옛말이 있지요. 그 말이 맞는지 실험해 봤습니다. 독사한테 물리고 나서, 독사가 흙을 먹기 전에 잡아 죽이면 독을 안 받는다는 겁니다. 그렇게 해봤더니 정말 몸에 아무 탈이 없었어요. 뱀독을 안 받게 하는 방법으로 '청사법'이라는, 독사 껍질로 하는 비법이 있어요. 이걸 하면 독사한테 물려도 아무렇지 않습니다."

콜라가 뱀독 해독제라는 얘기는 또 어떤가. 그게 사실이라면 산에 갈 때 콜라 몇 병만 들고 가면 뱀 걱정은 안 해도 될 터이다.

"그걸 어떻게 알았느냐 하면, 경남 하동읍을 지나는데 어떤 할머니가 독사한테 물렸다며 소리를 쳐요. 마침 옆에 있던 뱀 장수가 '할머니 누가 뱀한테 물렸습니까?' 하고 물으니 '손주가 뱀한테 물려 다 죽어간다'고 해요. 그런데 뱀 장수는 걱정하지 말고 콜라를 몇 병 사 먹고, 물린 자리에도 바르라는 겁니다. 물린 자리를 끈으로 묶지도 말고요. 웬 미친 소리인가 싶었지만 몇 시간을 지켜보니 애가 아프다는 소리를 안 해요. 며칠 더 옆에 붙어 있으면서 관찰해 봤지요. 뱀 장수는 콜라를 이틀 동안 더 먹이라고 했고, 아이는 아무 탈 없이 다 나았어요."

그는 이처럼 시골 촌부나 촌로들한테 민간비방을 배우고, 실제로 그 처방이 효력이 있는지를 실험으로 확인했다. 그렇게 터득한 의술로 헤아릴 수 없을 만큼 많은 난치병자를 구료했다. 그에게 병을 고친 이들 대개는 가난해 병원 갈 능력이 없는 사람들이다. 그런 사람에게는 병을 고치는 방법만 일러줄 뿐 돈을 받지는 않는다. 단, 약을 써서 효과가 좋으면 편지로 그 경과를 상세하게 적어 보내라고 부탁한다. 그동안 환자들한테서 받은 감사편지, 경과보고서 등은 수천 통이나 된다. 치료한 병도 갖가지 암을 비롯해 중풍, 고혈압, 간질, 정신병, 백혈병, 간경화, 디스크 등 거의 모든 난치, 불치병이다. 그리고 간단하면서도 효력이 확실한 단방 치료법을 몇 가지 소개한다.

〈민초의 지혜가 깃든 기이한 민간비방〉

- 축농증에는 독사의 골을 빼서 축농증이 생긴 코안에 바르면

낫는다. 대개 3번만 바르면 깨끗이 낫는다.

- 원인을 알 수 없는 요통에는 가을이나 겨울에 엄나무 줄기나 뿌리로 생즙을 내 마시면 낫는다. 맥주잔으로 한 잔씩 마신다. 효력이 빨라 한 잔만 마시고 완치되는 사람도 있다.

- 간질은 치료가 몹시 어려운 병이다. 그러나 고양이 세 마리로 완치할 수 있다. 남자는 암고양이 여자는 수고양이를 쓰는데, 고양이 살을 깨끗하게 발라낸 다음 뼈를 곱게 가루 낸다. 그걸 밥물과 함께 밥숟갈로 한 번에 한 숟갈씩 하루 두 번 먹는다. 대개 3마리를 먹으면 완치된다. 이 방법으로 간질병 환자를 여럿 고쳤다.

- 고양이는 사람 심장에 몹시 해롭다. 심장병을 앓는 사람 집에 가보면 대개 고양이를 키운다. 고양이는 심장이 허해서 목에서 늘 그르렁거리는 소리가 난다. 쥐를 잡아먹어야 사는 것도 심장이 약하기 때문이다. 고양이 털도 사람한테 상당히 해롭다. 고양이 때문에 생긴 심장병에는 쥐를 고아서 10일쯤 먹으면 낫는다.

- 중풍에는 대나무 마디 속에 든 지렁이 액이 잘 듣는다. 한 해자란 대나무 가운데 굵은 것을 고르고, 땅에서 일곱 번째 마디에 송곳으로 구멍을 내고, 푸른 테가 있는 굵은 지렁이 열 마리를 넣은 다음, 대나무 속으로 빗물이나 공기가 스며들지 않도록 반창고로 잘 봉한다. 3년 뒤에 대나무가 병들어 죽는데 그때 대나무를 잘라보면 지렁이가 녹아 물처럼 되어 있다. 아무리 오래된 중풍일지라도 그 물을 두 달쯤 마시면 치유가

된다. 대나무 한 그루에서 나온 지렁이 즙은 하루에 세 번 나누어 마신다. 두 달을 먹으려면 대나무 60그루에 지렁이를 넣어야 한다. 여분으로 1백 그루쯤 해두는 것이 좋다. 또 같은 방법으로 지렁이 대신 대나무 마디에 좋은 술을 붓고 잘 밀봉했다가 1백 일쯤 뒤에 마셔도 효과가 있다. 이 중풍 치료법은 간단하지만 실천하기는 쉽지 않다.

- 잘 낫지 않는 백일기침에는 산속의 물기 있고 그늘진 바위에 붙어사는 바위취가 특효다. 어린이나 노인의 오래된 백일기침에도 잘 낫는다. 갖가지 종창, 암에도 효과가 신통하다. 피부암이나 화상, 볼거리에는 바위취에 소금을 조금 넣고 찧어 아픈 부위에 붙이면 잘 낫는다.

- 심한 위궤양이나 위암 초기에는 그늘에 말린 애기똥풀을 푹 달여 수시로 먹는다. 애기똥풀 씨앗을 볶아서 가루를 내 같이 먹으면 효과가 더욱 뛰어나다. 찻숟갈로 하나씩 하루 세 번, 밥 먹기 30분 전에 먹는다. 초기 위암일 경우에는 위장이 끊어지는 듯이 아프다가 낫는다. 애기똥풀은 논·밭둑이나 들에 매우 흔한 잡초로 줄기를 꺾으면 아기 똥처럼 진한 노란색 진이 나오므로 그런 이름이 붙었다. 맛은 몹시 쓰고 독이 조금 있다. 20일에서 한 달쯤 먹으면 위궤양, 초기 위암이 낫는다.

- 잘 낫지 않는 만성 요도염에는 설악산이나 지리산 같은 깊은 산 속 그늘지고 물기 있는 바위에 붙어사는 일엽초를 쓴다. 일엽초는 잎 모양이 다시마와 비슷하다. 일엽초를 그늘에 말려두었다가 진하게 달여 한 번에 맥주잔으로 하나씩 마신다. 요도

염에도 잘 낫지만 갖가지 암 치료에도 효과가 크다. 일엽초 달인 물만 2~3개월 마시고 초기 암을 완치한 사람이 여럿 된다.

- 치질에는 콩밭이나 고구마밭 같은 데 기어 다니는 집 없는 달팽이를 잡아 쓴다. 깨끗이 씻어 물기를 빼고, 오래된 기왓장 위에 얹어놓고 불을 때서, 까맣게 태워 가루를 낸 다음, 참기름이나 돼지기름으로 개어 치질 부위에 바른다. 효과는 매우 신통하다. 두 달쯤 바르면 틀림없이 낫는데 항문을 깨끗이 씻고 발라야 한다. 암치질이건 수치질이건 모두 효과가 있다. 암치질에는 껍질을 벗긴 마늘을 잿불에 말랑말랑하게 구운 다음 달팽이 태운 재를 묻혀 항문에 깊숙이 밀어 넣는다. 하루 세 번이나 네 번쯤 한다.

- 겉으로 튀어나온 갖가지 피부암, 육종암은 나무에 생긴 암으로 치료한다. 나무가 정상적으로 자라지 못하고 혹처럼 된 것을 잘라서 쓴다. 어떤 나무나 상관없이 다섯 종류면 된다. 산에 가면 더러 볼 수 있다. 이 나무 혹을 반으로 쪼개서 오랫동안 푹 달인 다음 그 물을 수시로 마신다. 이 방법으로 암을 고친 사람이 여럿 된다. 자궁암에는 등나무에 생긴 혹을 잘라 푹 달여 먹는다. 이때 잉어나 붕어 비늘이 까매지도록 구워 한 번에 40그램씩 함께 먹는다. 마름 열매를 한 번에 열 개씩 달여 하루 세 번 먹어도 좋다. 나무에 생긴 혹은 나무 암이다. 나무가 암과 싸우면서 생긴 면역물질이 그 속에 들어 있으므로 사람 암에도 효과가 있는 것으로 본다.

민간비방 찾아 세계를 여행

이런 치료법은 첨단 서양의학이나 전통 한의학과는 관계가 먼, 민중 속에서 저절로 생겨난 것이다. 투박하고 간단한 방법이지만 어떤 의학책에도 적혀 있지 않다. 민초들의 경험에서 저절로 우러나와서 자란 의료 지혜인 것이다. 때론 황당무계하게까지 느껴지는 이 처방으로 그는 환자 수백, 수천을 치료했다.

민간비방을 모으고 실험하는 데 쏟은 그의 뜨거운 열정, 그러나 그 열정을 채우기에는 나라 안에서 연구하는 것만으론 부족했다. 그래서 중국, 동남아시아, 북아프리카 등지를 여행하며 그 지역의 민간비방이나 기이한 약초들을 모으고 연구했다. 민간신앙이나 술법도 찾아냈고 각 지방에서 소문난 술사, 초능력자, 심령치료사도 많이 만났다.

"세계 어디를 가도 우리나라 교포가 있습니다. 그 교포들을 찾아가 그 지역의 민간의약, 민간요법을 가르쳐 달라거나 민간의료법에 조예가 깊은 사람을 만나게 해 달라고 부탁했지요. 한곳에서 필요한 만큼 자료를 얻고 나면 다른 곳으로 옮기고……. 이런 방법으로 중동, 아시아, 아프리카 등 여러 나라를 돌아다녔지요. 무술을 익힌 덕분에 여비를 버는 데 큰 도움이 되었습니다. 가는 데마다 먼저 무술협회나 무술도장을 찾아가 무술 시범을 보여주고, 사범으로 취직해 여비를 벌었습니다. 그때 무술을 가르친 제자가 세계 각지에 흩어져 있습니다."

많은 나라를 여행하며 난치병 치료에 효과가 큰 기이한 처방을 많이 얻었지만 공개하기는 어렵다. 그것은 서양의학이나 한의학 상식과는 너무나 달라 기존 의학계의 반발을 일으킬 염려가 있기 때문이다.

"예멘 고산지대에 좋은 약초가 많더군요. 거기서 약초실험을 많이 했습니다. 호주에서 많이 나는 유칼립투스 즙도 간장 해독이나 갖가지 난치병 치료에 효과가 뛰어납니다. 예멘에서는 큰 전갈이 암환자를 쏘게 하는데 그렇게 해서 낫는 걸 봤습니다. 전갈 독으로 암을 물리친 것이지요."

을지문덕의 '을지신법'과 치우천황의 수련법

세계를 여행하며 수많은 기인, 이인들을 친구로 사귄 덕분에 지금도 외국에서 편지가 많이 온다. 특히 중국에서 온 편지가 많다. 그중에는 을지문덕 장군의 신법(神法)인 '을지신법' 382대 전수자인 '백두도명'이라는 자가 그 신법을 적어 보낸 것이 있고, 우리나라 전설적 제왕인 치우천황(蚩尤天皇, 기원전 2707년)의 수련법을 전수받았다는 자가 그 내용을 3년 뒤에 공개하라며 보낸 편지도 있다.

을지신법은 을지문덕 아버지가 아들에게 가르친 수련법이다. 을지문덕 아버지가 아들이 수련하는 것을 보고는, 그 방법으로는 천하를 제패하기 어렵다면서 본디 이름인 갑지(甲之)를 을지(乙之)로 바꾸고, 신법을 전수해 수련케 하였는데, 그것이 바로 을지신법이다.

치우천황은 우리나라 신시(神市) 시대 제14대 환웅으로 인류 역사에서 가장 위대하고 강력한 제왕으로 꼽힌다. 치우천황은 그 밑에 장수 81명을 두었는데 하나같이 그 용맹이 뛰어났다. 치우천황은 바람과 번개와 구름을 마음대로 부리고 칼, 창, 활, 도끼로 모든 적과 잡귀들을 쳐부쉈다. 그때 지금 중국인들의 조상이 된 황제가 치우천황을 모반해 전쟁을 일으켰는데, 100번이나 치른 이 전쟁은 동양 역사에서 가장 오래 걸리고 가장 큰 전쟁이었다. 황제는 한 번도 치우천황의 군대를 이길 수 없었다. 수많은 싸움 가운데서 '탁록전투'는 가장 유명한 전쟁이다.

이 전쟁에서 치우천황의 장수들은 갑옷에 투구를 쓰고, 입에서는 불을 뿜으며 황제의 군사를 쳐부쉈다. 황제는 '지남거'라는 무기와 '소각'과 '대각'이라는 괴상한 악기를 만들어 대항했지만 크게 패했다. 수백만 명의 군사가 죽고 황제는 치우천황의 장수한테 사로잡히는 신세가 되었다. 치우천황의 무섭고 용맹한 모습은 귀면와나 도깨비 그림 등에 남아 오늘날까지 전해지고 있고, 중국이나 일본에서는 치우천황을 전쟁의 신으로 숭배하고 있다.

치우천황의 수련법은 모든 질병과 귀신을 퇴치하고, 비와 바람과 천둥과 번개를 부르는 등 신출귀몰한 술법을 펼치는 수련법이다. 이 수련법을 잘 익히면 무기 하나 없이도 백만대군을 물리칠 능력이 생긴다.

정신병을 치료하는 오경법

류상채 씨는 환자 치료에 민간요법뿐만 아니라 활법, 기공, 심리 치료, 부적, 주술 등 갖가지 치료법을 활용한다. 자칫 미신으로 몰리기 쉬운 무당 푸닥거리나 부적, 주술 같은 것도 귀신을 내쫓거나 병자를 고치는 데 신통한 효력을 발휘한다고 말한다.

"정신병자를 치료할 때는 일종의 기공요법을 쓰기도 합니다. 손으로 몇 번 만져 환자를 고치지요. 내 몸은 초근목피, 금석지재 등에 들어 있는 모든 독을 다 흡수해서 어떤 독도 침입하지 못합니다. 환자의 다섯 경락을 손으로 흝어 내려가면 몸 안의 독기가 끈적끈적한 진처럼 변해 빠져나오지요. 옆에 있는 사람이 그 진을 닦아내야 합니다. 이 치료법을 오경법이라고 하는데, 이 방법으로 병을 고친 가수나 영화배우도 꽤 여럿입니다."

그에게 의술이나 무술, 정신수련법, 풍수지리, 역학 등을 배우는 제자도 적지 않다. 한의사나 약사도 그에게 와 민간의료법을 배우는 이가 있다. 그에게 암을 어떻게 고치는가를 물었다.

"암을 옛날에는 '옹(癰)'이라 불렀지만, 요즘은 입 구 자 세 개 밑에 뫼 산 자가 들어간 암(癌)이라고 씁니다. 이 글자를 잘 음미해 보면 산에 가서 세 번 간절히 구하라는, 즉 산중기도를 간절히 하라는 뜻으로 풀이할 수 있습니다. 암이 인간 문명에서 생겨난 것이니 하늘의 말, 땅의 말, 진인의 말을 들어야 고칠 수 있다는 뜻이지요. 암으로 신음하던 환자가 산에 들어가서 닥치는 대로 풀을 뜯어 먹다 보니 자신도 모르게 다 나아버린 예가 더러 있습니다. 암환자는 이것이 좋다, 저것이 좋다, 하고 떠드는 소리를 듣지 말고 지극한 정성으로 자연치료법에 매달려야 합니다."

"구체적인 치료법을 보기로 든다면, 간암 환자는 어떤 처방으로 고칠 수 있습니까?"

"많은 민간요법이 있는데 다 효과가 있는 것은 아닙니다. 간을 오행으로 보면 청색기운을 지녔습니다. 청색기운은 목 기운이지요. 간병은 청색기운이 부족해 생기므로 청색기운을 보충해 주면 치료됩니다. 청색기운, 즉 목 기운을 제일 많이 흡수하는 동물은 나무 수액을 빨아먹고 사는 매미입니다. 그래서 매미 애벌레인 굼벵이가 간병에 효과가 있지요. 산에서 나는 야생 돌미나리 생즙을 일주일간 먹은 후에, 매미 애벌레를 푹 달여서 먹으면 효과가 있습니다. 이 방법으로 간암 환자를 스무 명 넘게 고쳤습니다. 다른 간병 치료약으로는 왕머루 덩굴이 있습니다. 왕머루 줄기나 뿌리에 상처를 내면 맑은 수액이 흘러내리는데, 그 수액을 받아 마실 수 있을 만큼 마시면 됩니다. 이 방법으로도 간암, 간경화를 비롯해 간병 환자 여러 명 고쳤습니다."

간암 말고도 갖가지 암, 나병, 부인병 등 난치병을 거짓말처럼 치유한 처방은 무수히 많다. 그러나 그것을 모두 공개하기는 어렵다. 너무 황당하게 보여 믿기 어려운 점도 있고, 현행 의료법에도 문제가 될 수 있기 때문이다. 그러나 그대로 해보면 신기할 만큼 효과를 보기 때문에 믿지 않을 수 없다는 것이다.

민간의학을 집대성한 책, 『민의와 무의』

그는 1992년 12월에 20년 세월을 바쳐 모은 민간요법, 무속비방, 풍수비기 등을 한데 모아 『민의(民醫)와 무의(巫醫)』라는 책을 펴냈다. 이 책에는 모진 고생을 겪으며 얻은 민간비방, 도력을 얻는 방법, 혼령을 부리는 법, 굿으로 질병을 고치는 법, 살풀이 법, 갖가지 부적을 만들고 사용하는 법, 사주를 보는 법, 신체 감각이나 동물 행동을 관찰해 앞일을 미리 아는 법, 해몽법, 소원을 이루는 비방, 관상과 점상, 궁합, 택일법, 풍수지리법 등 기이하고 신비로운 이야기로 가득 차 있다.

수천 년 동안 민간에서 생겨나고, 기인이나 도인에게 비전된 토종 지혜와 비술 등을 집대성한 셈이다. 실로 희대의 기서라 할 만하고, 하늘을 꿰뚫는 집념으로 만든 책이다. 이 책에서 우리 민족의학의 정수, 즉 서양의학이나 중국에서 들어온 한의학에 오염되지 않은 진짜 민족의학과 민족정신을 느낄 수 있다. 우리 겨레의 감추어진 지혜가 얼마나 위대한 것인지를 깨달을 수 있는 책이라는 말이다. 그러나 이 책에 싣지 못한 기방이나 비법도 많다. 보통 사람 상식으로는 이해하기도 어렵고 받아들이기도 어렵다고 생각되는 것은 싣지 않았기 때문이다.

그는 또 『액풀이 병풀이』, 『신들린 사주풀이』, 『약이 되는 술』, 『기적의 민간요법』 같은 민간의학과 무속신앙에 관련된 책들도 펴냈다. 이들 책은 전통 한의학에서 소외되어 있는 민간의학, 민중의학의 우수함을 널리 알리는 데 크게 공헌했다. 『기적의 민간요법』에는 전국 각지에서 보내온 민간요법 처방을 낱낱이 수록했고, 우리나라에서 자생하는 약초 쓰임새에 대해서도 자세하게 수록했다.

그는 역학에도 밝아 서울 동대문구 신설동에서 '사주박사'라는 역학원을 운영한 적도 있다. 주역이야말로 가장 밝은 학문이며 꼭 필요한 학문이라는 것이 그의 지론이다. 역술학은 운명론이 아니냐고 묻자 사람의 사주는 정해져 있어 바꿀 수 없으나 운명은 노력 여하에 따라 얼마든지 바꿀 수 있노라고 대답했다.

"운명은 바꿀 수 있습니다. 인생을 건물에 견주면 사주는 건물 공간과 같은 것입니다. 주인이 그 공간을 살림집으로 만들 수도 있고 가게를 차릴 수도 있듯이, 그 건물 자체는 바꿀 수 없으나 그 안에서 하는 일은 얼마든지 바꿀 수 있지요. 사주는 사람의 기본 바탕이 어떤지를 연구하는 학문입니다. 사주가 사람의 주인이 아니라 마음이 주인입니다. 사주에 삼재가 끼고 도화살이 낀 사람이 그렇지 않은 사람보다 더 큰 성공을 거두는 것은 마음의 변화로 더 나은 운명을 창조했기 때문입니다."

나쁜 사주를 피나는 노력으로 극복해 성공적인 인생으로 만든 그 대표적인 사람이 바로 그 자신은 아닐는지. 민간의학이나 도학, 정신수련법에 대한 그의 관심사는 실로 다양하고 끈질기다. 한때는 중국 도가서를 집대성한 책인 『도장경(道藏經)』에 심취해 침식을 잊고 그 내용을 궁구한 적도 있다.

『도장경』은 도교 경전, 단약이나 금단을 만드는 법, 계율이나 신선의 전기, 갖가지 정신이나 육체수련법, 의학이나 술법, 제자백가의 저작 등을 집대성한 책으로 대략 1,500종 5,485권에 이르는 방대한 저작으로 평생을 읽어도 그 내용을 다 알 수 없다. 그는 이보법으로 그 책 저자를 불러내서는 그 저자와 대화하는 방식으로 내용을 터득했다고 한다.

한때는 '통천여의대법'으로 투명인간이 되는 술법에도 골몰한 적이 있고, 차력약을 구해 축지법, 차력법을 공부한 적도 있다. 산에 살면서 까마귀나 새 같은 짐승들의 말을 알아듣는 방법도 익혔고, 약초를 찾아 험한 산을 이 잡듯이 뒤진 적도 있다. 실제로 그는 까마귀가 하는 말을 알아듣기도 하고 까마귀를 심부름꾼처럼 부릴 수도 있다.

오래전에 죽은 위인과 대화하기 위해 술법으로 그 영혼을 불러내기도 한다. 귀신을 불러오기도 하고 내쫓을 수도 있다는 말이다. 그래서 죽은 사람을 불러내 얻은 지식도 꽤 많다. 사람의 질병은 음식을 잘못 먹거나 공해로 인한 것도 많지만, 못된 귀신이 침범해 생기는 것도 적지 않다고 말한다. 귀신뿐만 아니라 지상에 있는 모든 생명체나 무생물에는 다 기운이 서려 있고, 그 기운에 잘못 쏘이면 원인을 모르는 병으로 신음하거나 죽기도 한다는 것이다.

"나무나 바위, 흙 같은 데도 나름대로 기운이 있습니다. 때로는 독한 기운을 품고 있는 것도 있지요. 그래서 큰 나무나 바위 같은 것에 함부로 손을 댔다가 죽거나 큰 병에 걸리는 사람이 있습니다. 이를테면 땅속에 있는 생물 가운데 독기가 제일 강한 것은 지렁이입니다. 지렁이는 땅속에 구멍을 뚫고 다니면서 온갖 독기를 내뿜는데, 이 독기를 사람이 들이마시면 갑자기 혼절하기도 합니다. 1989년에 볼일로 진주에 갔다가 갑자기 언어장애인이 된 사람을 만난 적이 있습니다. 어떤 약을 써도 말문이 열리지 않는다고 해요. 환자한테 연필과 종이를 주면서 어떤 일로 그렇게 되었는지를 적으라고 했습니다. 그는 더위를 피해 쉴 자리를 찾다가 어느 곳에 이르니 갑자기 뜨거운 기운이 훅, 하고 코와 입으로 들어오더니 숨을 쉴 수 없어 바로 그 자리에서 쓰러졌다고 썼습니다. 그 장소를 같이 찾아가 보니 독기가 뿜어 나오는 흉한 곳이었습니다. 그 자리에 솥을 걸어 불을 피우고, 물을 팔팔 끓여 끓는 물을 땅바닥에 골고루 부었습니다. 몇 번 끓는 물을 부으니 땅바닥 한군데서 거품이 나고 흙이 움직이더군요. 이때다 싶어 그곳을 괭이로 파 보니 생전 처음 보는, 어마어마하게 큰 지렁이 한 마리가 끓는 물에 데어 죽어 있었습니다. 그런데 바로 그 순간에 환자 말문이 열리면서 병이 나았습니다. 이처럼 음흉한 독 기운을 품고 있는 땅에는 불을 피우고, 물을 펄펄 끓여 붓는 것이 독기를 푸는 가장 좋은 방법입니다. 거짓말 같지만 이것은 틀림없는 사실입니다."

민족의학의 참다운 계승자

머리는 엉덩이까지 내려오도록 길러서 묶고, 바랑을 둘러멘 해괴한 몰골로 바람처럼 온 나라 안을 떠돌았던 사람, 미친 사람으로 몰리고 간첩으로 몰려 곤경을 겪은 것은 또 몇 번이었던가. 독초를 잘못 먹고 죽을 뻔한 적은 또 몇 번이었고, 인적 없는 산속에서 짐승처럼 산 것은 몇 년이었던가. 그러는 동안 목매 죽음에 처한 사람, 물에 빠져 죽음에 처한 사람, 정신병자, 독약을 먹고 죽음에 처한 사람 등을 무수히 살려냈고, 어떤 사람도 겪어보지 못한 기쁨과 슬픔과 아픔을 맛보았다. 말로는 못할 고생과 피나는 노력, 잉걸불보다 뜨거운 집념은 오직 '세상의 고통받는 이들'을 위해서였다. 감추어져 있는 지혜들을 발굴해서는, 이 사실을 세상에 알려 불행과 질병과 재난에서 구하겠다는 순수한 일념은 수많은 불가사의한 일을 해냈다. 그는 말한다.

"도인들은 지혜를 갖고 산으로 숨어들지만 저는 도인들의 지혜를 세상에 전하려 합니다. 저는 도인들의 지혜, 민중 속에 감추어져 있는 지혜를 발굴해내 세상에 전하는 심부름꾼입니다. 내가 좋아서 이 일을 했고, 죽을 때까지 이 길을 갈 작정입니다. 조상님께 수천 번 맹세했습니다. 앞길에 불덩이가 있을지라도 저는 이 길을 즐겨 갈 것입니다."

그는 마흔일곱의 나이에도 30대 중반쯤으로밖에 보이지 않는다. 앞으로 얼마 동안만 사람과 더불어 살며 환자 구료와 제자 양성에 힘을 쏟고, 그 후에는 산속에 들어가 약초 재배와 연구, 도를 닦는 일에 몰두할 작정이라고 했다.

그는 서울 동대문구 신설동 사무실에서 인생 상담, 민간의학 연구와 상담, 저술 활동에 임하고 있다. 그는 늘 바쁜 편이다. 손님도 많이 찾아오고 전화문의도 잦고 편지도 많이 온다. 그들에게 일일이 치료법을 가르쳐주고, 직접 찾아가서 치료해 주기도 한다. 물론 돈을 받지는 않는다. 자신이 민간요법 덕분에 죽을병에서 살아났으니 남한테 덕을 베푸는 것뿐이라며 겸손히 말한다.

끝으로 도가나 선가에서 전해 오는 방법인 '대나무밥'에 대해 소개한다. 3년 넘게 자란 왕대를 자르고, 그 마디 안에 물에 불린 찹쌀을 한 번만 씻어내 3분의 1쯤 채우고, 대통 입구는 밀가루 반죽으로 막은 뒤, 소나무 잿불에 구워 지은 게 대나무밥이다. 밥이 다 되면 대통을 쪼개 먹는데, 밥맛이 썩 좋다. 밥 빛깔은 노랗고 밥에서 나는 향기도 일품이다.

이 대나무밥을 오래 먹으면 불로장생하고, 몸도 튼튼해져 상처가 나도 잘 곪지 않는다. 공부하는 사람이 먹으면 정신 집중이 잘 되고 머리도 맑아진다. 하루 한 끼만 먹어도 배고픔을 모르고, 오래 먹으면 눈이 밝아져서 대낮에도 하늘의 별을 볼 수 있다. 대나무 속에 들어 있는 천연 유황의 약효 때문이다. 이 얼마나 좋은 밥인가. 그는 이 대나무밥을 먹고살던 때를 제일 그리워한다.

각처에 은거하고 있는 도인이나 지인을 만나고 싶을 때는 '전음술'이라는 술법으로 그들이 어디에 있는지를 알아낸다. 밥그릇에 물을 떠놓고 경문을 외운 다음, '목소리 들려주시오.' 하고 40~50분쯤 정신을 모아 집중하면, '어디 어디로 오라'는 가느다란 소리가 들린다는 것. 이 술법을 쓰면 아무리 멀리 떨어진 상대라도 그 뜻을 감지할 수 있다. 상대편의 기를 감지해 서로 교류하는 방법인데, 전화가 없던 시대에 도인들은 이 방법으로 멀리 있는 사람과 의사소통했다. 경지가 이쯤에 다다른 사람이라면 신선에 가까운 사람이요, 이런 사람이 모여 사는 곳이 신시(神市)가 아닐는지.

영지버섯, 인삼, 녹차, 옥죽, 복령을 증류해 만든 만병 치료약이자 예방약이라는 '신선수(神仙水)' 한 잔을 얻어 마시고 나오면서, 글쓴이는 세상 어떤 사람한테서도 느껴 보지 못한, '전율할 만한 감동'을 느꼈다. 이 겨레의 민중 속에 스며들어 있는 독특한 의료 지혜와 정신문명을 찾아 나섰고, 마침내 그 곳간을 열어 보인 그는 분명히 한 시대를 초월한 기인이다. 현대의 갖가지 난치병을 고칠 위대한 지혜는 우리 고유의 토종의학인 민중의학 속에 잠들어 있음을 그는 분명하게 보여주고 있다. 그야말로 민족의학의 참다운 계승자요, 수호자라 불러야 마땅할 것이다.

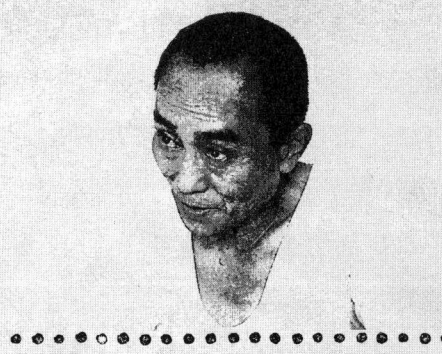

14

숨어 사는 도인
운재당 스님

"정해진 운명은 어찌할 수 없는 것, 말세가 가까웠다고들 말하는데 말세는 이미 지났소. 병고와 환난과 천재지변은 피할 수 없는 것이니 그때가 지나야 새 세상이 올 거요."

주왕산 내원마을은 전기도 자동차도 들어오지 않는 산골 마을이다. 이 마을엔 자동차, 전깃불, 텔레비전, 냉장고, 컴퓨터 같은 문명의 이기가 없다. 이 마을에 사는 5가구 주민 7명은 나무, 풀, 바람과 동화되어 자연인의 삶을 살고 있다. 이 첩첩산골 마을에서 허물어져 가는 움막집 하나를 손질해 기거하는 운재당(雲齋堂) 이원철 스님. 그는 40년 동안 의술을 연구한 민간의사이자 유·불·선을 비롯한 풍수지리, 주역, 그리고 우리 고유의 민족사상에도 심오한 식견을 갖춘 숨은 기인이요, 도인이다.

　　이원철 스님은 약초를 채취하기 위해 이곳 주왕산 깊숙이 들어와 토굴 생활을 하고 있다. 중국에서 수입한 약재와 농약을 쳐서 가꾼 약재는 환자를 치료하기는커녕 오히려 더 큰 병이 들게 한다는 까닭으로 반드시 직접 약초를 채취해 약을 만든다. 그동안 약초가 많은 태백산, 소백산, 일월산에서 토굴 생활을 하다가 1994년 봄에 이곳으로 들어왔다.

"산세와 지기에 따라 사람이 다르고 물이 다르고 풍속이 달라요. 약초도 마찬가집니다. 같은 약초라도 전라도에서 나는 것과 강원도에서 나는 것을 견주어 보면 약효가 달라요. 또 산 높이와 위치에 따라서도 약효와 약성이 크게 다릅니다. 당귀를 보기로 들면, 해발 600미터 아래서 난 것은 향기가 약하고 약효도 신통치 않아요. 초피나무도 여기 것과 50미터쯤 위쪽에서 난 것을 따서 냄새를 맡아보면 위에서 자란 것이 향기가 훨씬 강합니다. 우리나라에서 재배한 것도 약효가 별로 없고 중국에서 들여오는 약재들도 말짱 헛거요. 이러니 내가 직접 약을 캐서 만들 수밖에 없는 겁니다."

운재당 스님은 벽진이씨로 경북 영천 출신이다. 14살 때 아버지를 잃고, 그 후로 해마다 식구들이 한 사람씩 죽어 가는 비극이 9년 동안 계속되자 삶에 회의를 느꼈다. 그래서 20대 초반에 인생의 의미를 깨쳐 보고자 산으로 들어가 머리를 깎은 것이다. 그의 아버지는 학문이 뛰어나고 글씨도 잘 썼던 이인이었다. 38세 되던 해 2월 초하루에 영등밥을 드시다 말고, '오는 음력 7월 18일, 달이 뜨는 시각에 내가 죽으리라.' 하고 예언했다. 곁에 있던 할아버지, 할머니, 어머니 모두 깜짝 놀랐다. 어머니가 '무슨 말이오?' 하고 따져 물었으나 아무 대답도 않고 산으로 올라갔다.

그해 음력 7월 18일, 아버지가 돌아가시던 날을 그는 잊지 못한다. 그날 아침에 할머니와 삼촌이 오후에 돌아올 요량으로 길을 떠났는데, 아버지는 할머니를 보시면서 '지금 가시면 다시는 나를 못 볼 것'이라고 했다. 그러나 할머니는 그 말을 믿지 않았다. 그날 저녁밥을 들고 난 후까지도 멀쩡하던 아버지는 동산 너머에서 달이

떠올라 달빛이 사랑문에 비치는 그 순간, 누운 채로 조용히 숨을 거두었다. 숨을 거두는 순간에 삼촌이 방문을 열고 들어왔다. 할머니는 갑자기 내린 소나기로 말미암아 개울물이 불어 돌아오지 못했다. 삼촌이 할머니를 업고 건너려고 해보았으나 물살이 너무 세서 건너지 못하고 혼자만 건너왔던 것이다.

아버지 시신은 입관할 때까지도 색이 변하지 않고 부드러워 마치 살아 있는 것 같았다. 돌아가시기 전에 어머니한테 유언으로 이 세상에서 일어날 일과 가족에 대해 몇 가지 예언을 남겼는데, 아들인 그에 대해서는 '재주로 세상에 이름을 날릴 것'이라며 몇 가지 당부를 전했다.

운재당 스님이 산문에 들어와서는 알 수 없는 속병을 얻어 꽤 고생했다. 체력이나 인내력, 집중력이 남들보다 못한 게 없었는데도 몸이 늘 아팠다. 49일 기도를 드리는 동안에는 아무 까닭도 없이 단 한숨도 자지 못한 적도 있었다. 그래서 자신의 병을 고쳐보려고 의학 공부를 시작했다. 『동의보감』, 『방약합편』, 『황제내경』 같은 고전 의학책을 비롯해 선가나 불가에서 비전(秘傳)되는 갖가지 의서를 섭렵했고, 산에 들어가 직접 약초를 채취해 약을 만들기도 하면서 자신의 의술 세계를 넓혀 나갔다. 그런 과정에서 인연이 닿는 주변의 많은 병자를 고쳐주었음은 두말할 나위도 없다.

운재당 스님은 약초나 침으로 환자를 치료한다. 침은 위급할 때만 쓰고 대개는 약초를 써서 환자를 치료한다. 면허를 낸 의사도 아니요, 또 발길 가는 데로 옮겨 다니면서 깊은 산 속에 숨어 사는 까닭에 알아보는 사람도 많지 않고, 그래서 그에게 도움을 얻은 환자도 그렇게 많지 않다. 병을 고쳐주고 돈 받은 일도 없다. 억지로 쥐여 주는 것이라면 마지못해 받기는 한다. 그렇게 생긴 돈은 남을 돕거나 산에서 구할 수 없는 약재를 사는 데 쓴다. 어떤 병이든 다 보는데, 특히 중풍, 산후통, 신경통, 관절염 등을 많이 고쳤다. 몹시 심한 관절염으로 거의 앉은뱅이가 되어 업혀 온 환자가 삼사일 치료받고 멀쩡하게 걸어간 일도 드물지 않다. 주왕산 들머리에서 15리를 걸어야 들어올 수 있는 이곳까지 갖가지 난치병자들이 줄지어 찾는 이유는 그의 의술이 뛰어나기 때문일 것이다. 그러나 요즘은 병을 고치는 약보다 선가에서 전해 오는 비방이나 불로장생하는 선약을 만드는 데 관심이 더 많다. 운재당 스님이 들려준 약초와 병 치료에 관한 이야기를 몇 가지 적는다.

흔해 빠진 풀이 영약

씀바귀와 고들빼기는 중풍, 고혈압, 동맥경화를 예방한다. 씀바귀는 맛이 쓰고 줄기를 꺾으면 흰 즙이 나오는데, 이 쓴맛이 심장을 이롭게 한다. 흰 즙이 나오는 식물은 대개 독이 없다. 40살이 넘은 사람은 씀바귀나 고들빼기를 말려서 삶아 그 물을 늘 마시면 중풍, 고혈압, 당뇨병이 예방된다. 당뇨병 치료엔 미역취가 좋다. 미역취는 아무 산에나 흔한 산나물로 울릉도에 특히 많고, 재배도 한다. 마제초(馬蹄草), 또는 말발굽풀이라고도 부른다. 미역취는 나물로 무쳐 반찬으로 삼고, 보리밥이나 찰기장밥에 들기름을 넣고 쓱쓱 비벼서 꾸준히 먹으면 당뇨병이 근치된다. 미역취는 그늘에 말렸다가 차로도 늘 마신다.

다른 당뇨병 치료법으로는 목화꽃이 지고 난 뒤, 덜 익은 목화 송이가 말랑말랑할 때 이를 따서 먹는다. 맛이 달콤하고 부드러워 먹기도 좋다. 날로 먹되 송이 속에 있는 흰 것만을 먹는다. 몇 번 배부르도록 따 먹으면 당뇨병이 씻은 듯이 낫는다. 덜 익은 목화 열매를 쪼개 말렸다가 먹어도 된다.

신경통은 제일 흔한 병이면서도 고치기가 어려운 병이다. 신경통에는 호경골, 즉 호랑이 앞발 뼈가 들어가야 신효가 나는데, 호경골은 구하기가 지극히 어려우므로 말발굽 뼈를 대신 쓴다. 말발굽 뼈는 쇠보다도 더 단단해 도끼로도 잘 깨지지 않는다. 약으로 쓸 때는 말발굽 뼈를 대여섯 번 오래 고아서 기름을 빼고 가루를 내 쓴다. 말굽에 징을 박을 때와 그 뒤에 수시로 깎아내는 말 발톱도 신경통, 관절염에 효과가 신통하다. 말 발톱을 약으로 쓰려면 물에 하룻밤씩 여러 번 담가 나쁜 냄새가 없어질 때까지 씻어내고, 은은한 불로 푹 고아 젤리 모양으로 만들어 먹는다.

말굽 뼈를 단방으로 쓸 때는 쇠톱으로 잘게 토막을 내 몇 번 달여서 기름을 빼고 가루를 내서는 밥 먹고 나서 한 숟갈씩 먹는다. 그는 이 말굽 뼈와 말 발톱으로 심한 관절염으로 앉은뱅이가 된 환자를 여럿 고쳤다. 아무리 심한 환자라도 말굽 뼈가 들어간 약을 한 제만 먹으면 완치된다. 말 발톱이 신경통, 관절염에 신통한 효과가 있다는 소문이 나자 경마장으로 사람들이 몰려 버릴 데가 없어 애를 먹던 말 발톱이 비싼 값으로 팔려나간다는 것이다.

쑥은 매우 흔해 사람들이 대수롭지 않게 여기지만 돈 안 들이고 몸을 건강하게 할 수 있는 최고 보약이다. 이른 봄 새싹이 올라올 무렵에 쑥 뿌리를 캐서 그대로 달여 조청처럼 만들어 먹으면 허약 체질을 개선하는 데 따를 것이 없다. 단맛이 나므로 먹기에도 좋은데, 특히 허약한 어린이들이 먹으면 커서도 일절 잔병치레를 하지 않는다. 쑥은 아무 때나 약으로 쓸 수 있지만 단오 이후의 것은 약성이 지나쳐 독이 약간 있고 맛도 쓰다.

산두충은 만병초다. 만년초, 천상초, 층층나무 등의 이름으로도 부른다. 설악산, 지리산, 한라산, 태백산, 계방산, 오대산, 울릉도 등 산꼭대기 부근에 자라는 늘푸른떨기나무로 잎이 고무나무 잎처럼 두껍고 널찍하며 윤이 난다. 이 나무는 독이 있어 약으로는 쓰지 않던 것인데 제독해서 쓰면 만병을 통치한다. 만병초는 잎과 뿌리를 약으로 쓰며 기장쌀로 법제한다. 만병초 잎 5개와 기장쌀 1되로 술을 담가 먹으면 가래, 기침, 해소에 신효하다. 이것 말고도 만병초를 잘 활용하면 고혈압, 심장병, 당뇨병, 발기불능, 무좀, 백납 등 수십 가지 질병을 고칠 수 있다.

초오 역시 무서운 독초다. 옛날에 임금이 내린 사약은 대개 초오를 달인 물이다. 초오 법제는 동해에서 잡은 명태로 하는데, 명태 한 마리에 초오 다섯 개를 넣고 끓인다. 또는 검정콩 삶은 물에 초오를 넣고 5분쯤 끓인 뒤에 건져낸다. 오골계 한 마리에 명태, 초오, 해동피(엄나무), 천남성 각 1냥(37.5그램)씩, 그리고 동동주 반 되를 넣고 달인 약물은 어혈을 푸는 데 매우 훌륭하다.

야산에 흔한 담배풀은 이름대로 담배와 비슷하게 생긴 풀이다. 이 풀을 봄철 꽃 피기 전에 뽑아 그늘에 말려두었다가 차처럼 달여 마시면 술을 많이 마셔 간이 나쁜 사람이나 위궤양이나 위염으로 고생하는 사람한테 효과가 신통하다.

동상초(冬床草)는 신장 기운을 도와서 신기초(神氣草)라고도 부르는 약초이다. 음력 9월 무렵에 싹이 나서 이듬해 2월에 시든다. 잎 모양은 팥잎과 닮았고 줄기는 붉으며, 쌓인 눈을 뚫고 30센티미터쯤 자란다. 남성 무력증, 성불구자, 불임증에는 최고 약이다. 대개 태백산이나 계방산 같은 큰 산에 나며 산삼 못지않게 귀한 약초다. 그러나 이 약초를 아는 사람은 극히 드물다.

병은 고쳐주되 돈은 받지 않는다

운재당 스님은 의술보다는 도학이나 선학에 관심이 더 깊다. 주역에도 밝고, 풍수지리서나 옛 기인이나 예언자가 남긴 비결서를 오래 연구해 우리나라와 지구에서 장래 일어날 일을 훤히 내다보기도 한다. 그는 또 환자 사주를 보고 난 뒤에 약을 준다. 약을 써서 나을 사람과 낫지 않을 사람을 사주, 관상, 찰색으로 판단한 다음 약을 쓰는 것이다.

그가 환자를 얼마나 고쳤는지는 스스로 자랑하지 않으므로 짐작하기 어렵다. 지금까지 암환자가 오지 않아서 치료를 못 해본 것 말고는 백혈병, 간경화, 디스크, 중풍 등 죽거나 병신이 될 환자를 수두룩하게 고쳤다. 실제로 내원마을 주민의 얘기를 들어보면, 전국 각지에서 갖가지 난치병자들이 수없이 몰려들었고, 대다수 환자가 효과를 보았다고 한다. 그는 약을 만들 때 산에서 나는 수백 가지 약초를 직접 채취해서 쓰고, 중국에서 수입한 것이나 사람이 심어 가꾼 것은 쓰지 않는다. 마침 방 안에서 솔잎을 말리고 있었는데, 솔잎과 지네, 느릅나무 껍질로 신경통 치료약을 만든다고 했다.

그는 사람을 피해 산다. 그러나 그것이 쉽지 않다. 어디에 숨어 있건 용케 알고 환자들이 찾아온다. 환자들을 돌보거나 약을 만들 시간도 많지 않다. 대개 봄부터 가을까지는 약초를 채취해 말려두었다가 겨울철에 약을 만든다. 그 약은 의학책에 나와 있지 않은 독특한 처방으로 만든 것이 대부분이다. 약을 다 만들면 산에서 내려가 자신을 따르는 사람이나 환자, 필요한 사람들한테 나누어 준다.

세상의 부와 명예를 뜬구름으로 여기며 깊은 산 속에 은거해 바보인 양 약초를 캐며 사는 운재당 스님. 그가 병든 세상을 치료할, 큰 지혜를 펼쳐 보일 때는 언제일까. 그는 말한다.

"정해진 운명은 어찌할 수 없는 것, 말세가 가까웠다고들 말하는데 말세는 이미 지났소. 병고와 환난과 천재지변은 피할 수 없는 것이니 그때가 지나야 새 세상이 올 거요."

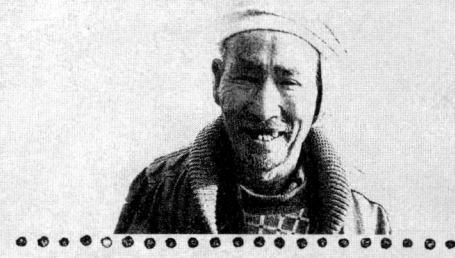

15

떠돌이 명의
김종수

"누구한테 가르칠 수 있는 것도 아니고 글로 쓸 수도 없는 거요. 의술이란 오로지 정신력 하나로 되는 거지 다른 건 필요 없소."

낮술에라도 취한 듯 얼굴이 불그레한 한 중늙은이가 춤을 추듯 비틀거리며 길을 간다. 조그마한 바랑에 때가 덕지덕지 묻은 옷차림, 이마를 헌 수건으로 질끈 동여맨 꼴은 아주 갈 데 없는 거지다. 아이들이 그 뒤를 졸랑졸랑 쫓아가며 이 미치광이야, 이 더러운 거지야, 하며 돌을 던지고 놀려댄다. 그러나 그 늙은이는 그런 것에는 아랑곳하지 않는다는 듯이 몇 개 안 남은 이빨을 드러내 싱글싱글 웃으며 아이들을 하나하나 부른다. 안주머니에서 꼬깃꼬깃 접은 종이 주머니를 꺼내 백 원짜리 동전을 아이들한테 골고루 나누어준다. 남루하기 이를 데 없는 차림새지만 눈빛은 바닷물처럼 맑고 깊으며, 웃음은 아이처럼 천진스럽다.

이 중늙은이 이름은 김종수(金鍾洙, 67세), 직업은 떠돌이 의사다. 그가 몸에 지닌 것은 30년을 써온 동침 하나뿐. 거처는 물론 가족도 없다. 집도 절도 없는 거지인 것이다. 그는 작은 바랑 하나만을 달랑 메고 나라 안 곳곳을 바람처럼 떠돌아다닌다. 의사 손길이 닿기 어려운 강원도와 경상도 오지를 찾아다니며 아픈 사람이 보이면 침 한 대로 간단하게 고쳐주고는 간데없이 사라져버린다. 소리 없이 나타나서 죽을 사람을 고쳐주고는 흔적 없이 사라져버리는 도인, 이것은 전설이 아니라 실제 얘기다.

깊숙한 산골인 강원도 평창군에서 그 노인을 만났다. 오랜 여행에 지친 글쓴이 내외가 버스정류장에서 차를 기다리며 자동판매기에서 차를 한 잔 뽑아 나눠 마시고 있을 때, 한 늙은 거지가 앞으로 불쑥 다가와 꾸깃꾸깃한 종이에 싼 백 원짜리 동전 몇 개를 꺼내 앞에 내밀며 말을 꺼냈다.

"혼자만 마시면 되나, 이걸로 하나 더 사서 같이 마셔야지."

"할아버지는 누구신데 저희한테 돈을 주십니까?"

"허허, 어렵고 힘든 사람 돕는 게 내 일이오. 젊은이들이 몹시 피곤해 보여서 차 한 잔 마시라고 주는 것이니 받으시오."

때가 잔뜩 묻은 두터운 누비 솜옷에 털신을 신고, 때 묻고 색이 바랜 수건을 이마에 질끈 동여맨 꼴은 영락없는 거지였다. 미친 사람인가, 여겼다가 형형하게 빛나는 맑고 깊은 눈과 몇 개 안 남은 이를 드러내고 천진하게 웃는 모습에서 얼핏 예사 사람이 아니라는 느낌이 들었다.

"할아버지는 무엇을 하시는 분입니까?"

"아픈 사람을 찾아 도와주지요. 돌아다니다가 아픈 사람을 만나면 침도 놓고, 약도 주고……."

"그럼 할아버지는 의사시군요."

"의사는 무슨 의사, 그저 아픈 사람 고쳐주는 사람이지."

"……"

소아마비, 중풍을 침 한 대로 고쳐

김종수 옹은 강원도 평창 출신이다. 어렸을 적부터 매우 영민해 하나를 가르치면 열을 깨달았다. 아홉 살 무렵에 의술에 눈을 뜨기 시작해 열다섯 살 때 산으로 들어갔다. 평창 근처 무동산에서 3년을 공부해 의술의 묘리를 터득했다. 아무한테도 배운 일 없이 모든 것을 환하게 저절로 알았다고 한다. 즉 하늘이 가르친 거라는 얘기다.

"말 못할 얘기 많아요. 큰 짐승(호랑이)하고 같이 살다시피 하는데 그게 우리 눈에는 강아지처럼 보인다니까. 의술은 스스로 우러나와야 되는 거지 배운다고 되는 것은 아니오."

의술을 깨친 이후로 그는 나라 안을 바람처럼 떠돌아다니다가 홀연 만주로 건너갔다. 연변 근처 노두구라는 곳에 살다가 1951년 1·4후퇴 때 국군을 따라 남한으로 내려와 강릉에 머물렀다. 형식상 주거지가 강릉이었을 뿐이지 강원도 일대와 대구, 부산, 서울 등지를 발길 가는 데로 떠돌아다니며 의원 노릇을 했다.

"소아마비를 많이 고쳤지요. 서지도 걷지도 못하는 환자가 이틀이나 사흘 후면 걸어 다녀요. 중풍도 많이 고쳤는데 급성 중풍은 거품을 물며 쓰러졌다가 열두 시간 안에 죽는데 내가 침놓으면 바로 낫지요."

"암이나 당뇨병 같은 병은 안 고치십니까?"

"나는 급성병만 고쳐요. 도망 다니는 사람이 한곳에 오래 머물

수가 있겠소? 소아마비, 중풍, 잠자다가 갑자기 죽은 사람, 크게 놀라 생긴 병, 이런 거 침으로 고치는데 안 나으면 약을 쓰지."

"어떤 약을 쓰십니까?"

"산에 있는 150가지 약초로 만든 물약이 있어요. 『동의보감』 같은 옛날 의학책에는 없는 건데 내가 만든 거요."

"어떤 약초로 그 약을 만듭니까?"

"가르쳐줘도 사람들은 모르는 약초요. 내가 직접 산에 가서 만들어 오지. 어떤 병이거나 그 약을 쓰는데 시간은 좀 걸리지만 낫긴 틀림없이 나아요."

아픈 사람을 고쳐주고도 그는 결코 돈을 요구하지 않는다. 자기가 거저 얻은 것을 돈을 받고 팔 수 없다는 얘기다.

"없는 사람이면 그냥 가는 거고, 있는 사람이 주면 받기는 해요. 그렇지만 나한테 돈이 무슨 소용이 있겠소. 그 돈으로 불쌍한 사람 도와줘요. 돈 받는 거 못할 노릇이오. 우리 같은 사람 돈 받으면 신벌(神罰) 받아요. 대번에 피 쏟으며 죽는 수도 있고……. 고쳐주고 빨리 도망가는 게 제일이오."

나라 안 곳곳을 도망치듯 떠돌아다니는 까닭에 그는 늘 혼자다. 짐승도 굴이 있고 새도 둥지가 있건만 그에게는 굴도 둥지도 없다. 어디를 가더라도 자취를 남기지 않는다. 병을 고쳐주고도 이름도 주소도 남겨서는 안 된다. 이것이 그에게는 하나의 철칙이다.

"도덕 생활을 하는 이는 여자를 좋아하지 않아요. 그러나 집을 지니고 살려면 꼭 부인이 있어야 하니……. 사는 게 뭔지 가솔이 늘 원수요."

그는 결혼도 하지 않았다. 그러니 자식이 있을 리 없다. 김 옹 의 술은 강릉, 횡성, 평창 같은 곳에서는 꽤 알려져 있다. 평창읍에 산다는 한 노인은 그에 대해 이렇게 말한다.

"그 영감이 어디 사는지는 아무도 몰라요. 그러나 평창에서 모르는 사람은 별로 없습니다. 중풍으로 갑자기 쓰러진 사람 많이 고쳤습니다. 우리 이웃에 사는 노인도 중풍으로 말을 못했는데 그 영감이 지나다가 보고 침 몇 대 놓아 멀쩡하게 나았어요. 지금은 우리보다 더 정정해요. 그 영감 꼴이 하도 지저분하니까 침놓아 준다면 쫓아내는 사람도 있고……. 하여간 괴상한 노인네요."

칠십 가까운 삶을 그렇게 떠돌았으니 남은 것이 무엇이겠는가. 늙은 육신과 말로 표현하지 못할 숱한 고생뿐이었으리라. 그에게 주어진 독특한 의술은 축복이 아니라 차라리 저주로 느껴졌다. 평생을 유리방황하다가 어느 구석에선가 푹 쓰러져 죽는 것 말고 그에게 앞으로 더 좋은 일이 무엇이겠는가.

"몇 번이나 차에 치여 죽을 뻔했는지 모르오. 밤에 찻길을 가니 차들이 마음대로 쌩쌩 달려요. 요 근래에만 차에 치여 죽을 뻔한 것이 다섯 번이오. 차에 받혀 논두렁에 거꾸로 처박혔다가 살아나오기도 하고……. 사람 살리는 일이 이렇게 어렵소."

한곳에 머무는 법이 없고 돌보아 주는 이도 없으니 몰골이 늘 험할 수밖에 없다. 옷을 깨끗이 빨아 입을 수도, 자주 갈아입을 수도 없는 것이다. 그러나 몸은 늘 깨끗하게 하는 편이다. 어쨌든 남루한 꼴로 환자를 대하니 환자나 환자 가족들이 좋아하지 않는다.

"살려주겠다는데 싫대요. 그래서 쫓겨난 거 수십 번이오. 침을 놓아서 나으면 천 원을 받고 안 나으면 안 받겠다고 하는데, 그래도 싫다고 해요. 그러니 별수 있소? 살 사람은 침 맞고 사는 거고, 죽을 사람은 날 내쫓고 죽는 거요. 그래도 나한테 침 맞은 사람은 수천이 될 거요."

"할아버지 의술을 다른 사람한테 가르치거나 책으로 써서 남기면 앞으로 많은 사람한테 큰 도움이 되지 않겠습니까?"

"누구한테 가르칠 수 있는 것도 아니고 글로 쓸 수도 없는 거요. 의술이란 오로지 정신력 하나로 되는 거지 다른 건 필요 없소."

그와 헤어지기 전에 앞으로 다시 만날 수 있겠느냐고 물었다. 그는 글쓴이를 한참이나 그윽이 바라보더니 이렇게 말했다.

"오월 단오 때 강릉에서 단오제를 할 거요. 그때 강릉 시외버스 정류장으로 오면 나를 만날 수 있을 거요. 날 아는 이들도 그날 여럿 모일 거고."

걸인인가, 도인인가

이상이 글쓴이가 아는 김종수 노인에 대한 전부다. 누구한테 배운 일도 없다는데 영어, 중국어, 일본어 등 4개 국어에 능통하고, 사람을 한 번 보고 마음을 읽는 능력이 있기도 한 듯한데, 그런 것은 그다지 중요한 것이 아니다. 그에 대한 몇 가지 의혹이 사라지지 않기 때문이다. 과연 그의 얘기가 사실일까, 내가 잠시 헛것에 홀린 것은 아닐까, 혹은 미친 노인을 내가 잘못 본 것은 아닐까? 그렇다면 평창에 산다는 그 노인 말도 거짓일까?

더 확실히 알아보고 싶었다. 몇 달 뒤 단옷날에 몇 사람이 강릉 시외버스정류장에서 그 노인이 나타나기를 기다렸다. 어떤 이는 환자를 데리고 나와서 기다리기도 했다. 그러나 그 노인은 그 자리에 나타나지 않았다. 나타났는데도 찾지 못했는지도 모르는 일이다. 그렇다면 그 노인의 존재는? 나는 깊이 생각해 보았다. 결국 그 노인의 존재가 사실임을 믿게 되었다. 그 맑고 형형한 눈빛과 천진한 웃음 속에 거짓을 담고 있다고는 보기 어려운 것이다.

왜 그 노인은 저주받은 듯한 고생과 어려움을 겪으면서 떠돌이 침쟁이 노릇을 하는 것일까. 하늘의 뜻인가, 숭고한 사명감인가? 이득을 눈곱만큼도 바라지 않으면서 방방곡곡을 누비며 병든 사람을 찾아다니는 속뜻은? 그의 존재는 이 악하고 추한 세상에서 한 자락 맑은 바람이다.

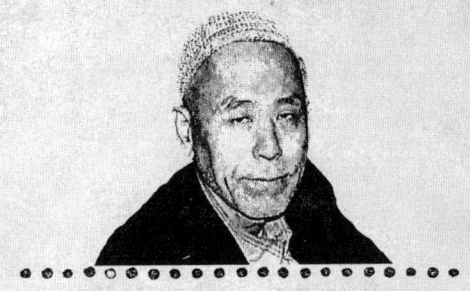

16

암 치료기 만든
김태호

"오죽 화분 두 개를 방 안에 놓고 키웠습니다. 보름쯤 뒤에 보니 방 안에 이상한 향기가 가득 서리더군요. 화분을 살펴보니 대나무 잎 사이에 이슬 같은 방울이 맺혀 있고, 하얀 거미줄 같은 꽃도 피어 있었습니다. 대나무에 꿀이 맺힌다는 말을 들어본 적이 없어서 이슬처럼 맺힌 액체를 찍어 맛을 보니 꿀맛처럼 달았습니다. 얼마 후에 열어놓은 창문으로 벌이 날아들어 와 꿀을 빠는 것도 보았습니다."

기인은 보통 사람이 이해하기 어려운 특이한 삶을 사는 사람이다. 이들은 일상적인 삶을 거부하고 독창적이고 자유로운 삶을 살며, 세속의 영욕을 초월해 고집스럽게 자기만의 독특한 세계를 구축한 사람이다. 그러나 세상은 이런 기인을 달갑게 여기지 않는다. 세상 사람은 이런 기인의 삶에 족쇄를 채워 가두거나 방울을 달아 웃음거리로 만들려고 할 뿐 그들 내면세계의 진실과 특이한 정신세계에 대해서는 별로 관심이 없다. 그러기에 대개 기인은 외롭고 가난하게 숨어 살기 마련이다. 그러나 보통 사람 눈에 이상하게 보이는 삶이 더 올바른 삶일 수도 있다. 중국 역사가 사마천은 '기인이란 사람 눈에는 이상하게 보이지만 하늘이 보기에는 사리에 맞는 일을 하는 사람'이라고 하지 않았던가.

52년 동안 보리, 쌀, 솔잎, 콩 등을 생식하면서 '초단파치료기', '오존발생기', '원적외선기' 같은 50가지가 넘는 의료기를 발명해 암, 백혈병, 당뇨병, 간경화, 중풍, 간질 등 난치병을 치료했고, 50

년 동안 그림을 공부해 호랑이 그림, 신선 그림, 산수화에도 나름대로 심오한 일가견을 갖춘 청산(青山) 김태호(金泰鎬) 화백은 범인의 상식을 뛰어넘는 한 시대의 기인이라 할 만하다.

그는 서울 중랑구 상봉시외버스터미널 지하상가의 예닐곱 평쯤 되는, 간판도 없는 사무실에서 갖가지 난치병자를 치료하고 있다. 스스로 발명한 '초단파치료기', '오존발생기' 같은 물리치료 기계가 주된 치료 도구이고, 약재로는 갖가지 한약재와 유황, 수은, 아연, 비상 등 듣기만 해도 섬뜩한 중금속을 발효, 법제해서 쓴다. '청산자연식연구소', '청산물리치료연구소'로 부르는 그 사무실에는 말기 암환자를 비롯해 당뇨병, 고혈압, 중풍, 백혈병, 신경통, 간질, 정신병, 간경화 등 중환자들의 발길이 끊이지 않는다. 때론 몇 시간이나 줄을 서야 할 만큼 환자가 밀릴 때도 있다.

그는 정말 병원에서 해결 못 하는 난치병을 거뜬히 고치는가, 병원에서 포기한 환자를 살려낼 수 있는 명의인가? 믿기 어려운 얘기지만 그가 암환자 여러 명을 거짓말처럼 살려낸 것은 사실이다. 도저히 손을 쓸 수 없을 만큼 악화되어 죽기만을 기다리던 암환자가 그의 치료를 받고 살아난 것은 한두 번이 아니다.

철저한 식이요법과 물리치료를 겸하면 암은 틀림없이 고칠 수 있다는 것이 김태호 씨 주장이다. 요즘 그가 특별히 관심을 두는 환자는 말기 암으로 수술이 불가능한, 현대의학이 치료를 포기해 시한부 인생을 사는 환자들이다. 2주일쯤이라도 생명이 남아 있는 사람이라면 살려낼 수 있다는 것이 그의 주장이다. 정말 그런 시한부 인생을 살려낼 수 있는가.

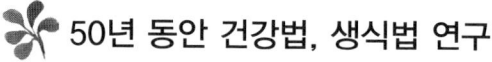 50년 동안 건강법, 생식법 연구

청산 김태호는 전북 김제시 부량면 사람으로 선산김씨다. 어려서부터 그림에 재능이 뛰어나 호랑이, 신선도 등을 그려 주위에서 칭찬을 많이 들었으며 철학과 물리학에도 관심이 많았다. 열여섯 살이던 중학교 1학년 때 우연히 증산교에 관한 책을 읽다가 의술을 공부하기로 뜻을 굳혔다. 앞으로 닥쳐올 괴질에 맞서 세상을 구료하기 위해서는 의술과 자연의 원리에 영통해야겠다는 결심으로 생식을 시작했다. 처음에는 생쌀만 씹어 물과 함께 먹었더니 다리에 힘이 하나도 없었다. 병원에 가서 진단을 받아 보니 뼈가 약해졌다는 것이다. 쌀 생식을 보리 생식으로 바꾸니 다리에 힘이 생기고 몸 전체에도 생기가 돌았다.

중학생 때는 우주원리와 4차원 세계에 대한 질문을 자주 던져 선생님들을 난처하게 만들곤 했다. 학교에서는 우주와 4차원 세계에 대한 의문을 풀 수 없다고 생각해서 중학교 2학년 때 학교를 그만두고 혼자 『명심보감』이나 동양철학책 같은 것을 읽으며 지식을 넓혀 나갔다.

중학교를 그만두고 2년 뒤에는 원광대학교 청강생으로 들어가 물리학과 철학을 공부했고, 『주역』이나 『천부경』에도 심취했으며, 『동의보감』이나 『방약합편』 같은 의학책도 열심히 읽었다. 또 무병장수 영생불사를 꿈꾸는 신선 사상에 경도되어 산속에 토굴을 파고 지내면서 생식법, 건강장수법을 연구하고, 틈틈이 그림도 열심히 그렸다.

수십 년을 자연과 벗 삼아 산속에 사는 동안 보통 사람은 경험할 수 없는 기이한 일을 많이 겪었으며, 자신의 몸을 실험 도구로 삼아 건강장수법을 연구하면서부터는 엄청난 육신의 변화와 고통을 겪었다.

"마산 대원암에서 죽순만 먹으며 두 달을 살아보기도 했지요. 측백나무를 먹으면 신선이 된다고 해서 4년 동안 측백나무만 먹으며 살기도 했습니다. 송진만 몇 달 먹어 죽을 만큼 혼이 난 적도 있습니다. 송진에는 개미산 같은 독이 있어 많이 먹으면 죽습니다."

마흔다섯 살 무렵인 1973년에는 청평유원지 근처에 있는 허름한 외딴집을 연구실로 만들어 갖가지 물리치료기를 만들었고, 동식물과 금석지재로 치료약을 만드는 실험도 했다. 철저하게 일에 몰두하기를 좋아하는 그의 연구열과 실험정신에 관한 몇 가지 일화를 소개한다.

그는 1988년 서울올림픽 때 마라톤에서 금메달을 딸 자신이 있다며 8개월 동안 훈련한 일이 있다. 그때 그는 59살이었다. 환갑이 다 된 사람이 올림픽 마라톤에 출전해 금메달을 따겠다고 하니 모든 사람이 미친 짓이라며 비웃었지만 그는 자신 있었다.

"생식하면 초능력이 납니다. 다섯 시간을 쉬지 않고 뛰어 보았는데, 두 시간쯤 뛰니 발이 땅에 닿지 않는 것같이 황홀한 느낌이 들더군요. 생식을 제대로 해서 충분히 체력을 다지면 마라톤에서 금메달 따는 거 별로 어려운 게 아닙니다. 70살 된 노인도 생식을 3년쯤 하면 젊은이 못지않게 힘이 납니다."

한번은 세상에 이름이 꽤 알려진 사람 난치병을 고친 대가로 제법 큰돈이 들어온 적도 있었다. 그는 그 돈을 들고 바로 한약 건재상으로 달려가 수백 가지 약재로 몽땅 바꿔서 모두 술을 담갔다. 6천 개나 되는 술항아리에서 술이 익기 시작하자 몇백 미터 떨어진 곳까지 술내가 진동했다. 술내를 맡고 근처 산에 있던 노루, 산토끼, 꿩, 오소리, 살쾡이 같은 야생동물이 술독 근처로 몰려들어 떠나지 않았으며, 뱀도 수십 마리가 몰려와 술독 주위에서 우글거렸다. 사람뿐만 아니라 짐승들도 술을 좋아하는 모양이다.

그가 암을 퇴치하는 일에 몰두하기로 한 것은 1981년부터인데, 산에서 참선하다가 겪은 기이한 시현(視現) 때문이었다. 어느 날 새벽, 비몽사몽간에 홀연히 어느 광장을 보았는데 그 광장에는 군중으로 가득했다. 그 군중은 갑자기 선 하나를 가운데 두고 칼로 자른 듯 둘로 나누어졌다. 두 무리의 군중한테 그는 무어라 큰 소리로 외쳤는데, 한 무리는 열심히 그의 말을 들었으나 다른 무리는 그를 비웃었다. 그러자 하늘에서 시커먼 비가 그를 비웃는 무리에게 내려 그 무리 전부가 고통스럽게 죽어 가는 것이었다.

그는 이 시현의 의미를 깊이 생각한 끝에 병으로 고통받는 이를 구료하라는 하늘의 계시로 받아들였다. 즉 자신의 말을 듣는 사람은 앞으로 닥쳐올 암, 에이즈 같은 괴질에서 살아남을 것이나 따르지 않는 사람은 죽게 된다는 뜻으로 해석한 것이다. 그 뒤에 그는 최고 난치병인 암을 치료해야 할 사명이 자신에게 주어진 것으로 인식하고 암 퇴치법 연구에 혼신의 힘을 기울였다.

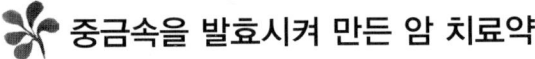 중금속을 발효시켜 만든 암 치료약

통일장치료법(統一場治療法)이라 부르는 그 암 치료법은 식이요법을 기본으로 하고, 고주파, 초단파 등을 이용한 물리치료, 그리고 약물요법을 겸하는 것으로 언뜻 그 원리가 쉬운 것 같으면서도 상당히 난해했다. 식이요법으로는 초오, 옻, 비파나무 잎 등 독이 있는 식물을 쓴다. 독이 독을 없앤다는 말이 있듯이 독초의 독을 잘 중화해서 쓰면 훌륭한 치료약이 된다는 것이다. 비상, 수은, 유황, 칼륨, 셀레늄, 게르마늄, 금, 은, 동, 철, 아연 같은 광석과 중금속도 유기화합물로 발효시켜 독성을 없애면 약이나 음료로 먹을 수 있다는 것이다.

"초오 엑기스를 뽑아 발효시키면 중풍을 고치는 약이 됩니다. 금을 미세하게 가루 내 0.1그램만 먹으면 즉사하지만, 유기물로 발효시켜 먹으면 기억력을 키우고 노인성 치매를 치료하는 약이 됩니다. 또 은을 유기물로 만들면 기억력을 좋게 하고 두뇌도 좋게 하는 최고의 약이 되지요. 우라늄과 카드뮴을 뺀 거의 모든 금속은 유기화합물로 만들 수 있는데, 금속을 유기물로 만들면 독성은 없어지거나 줄어들고 약성만 남습니다."

비상, 수은, 유황 같은 무서운 독극물을 어떻게 유기물질과 결합해 발효시키고, 또 독을 없앨 수 있을까. 무기물과 유기물을 결합시키는 방법으로 초단파, 오존 등을 쓴다고 하는데 이는 오랜 연구와 실험 끝에 찾아낸 것이라 한다. 대개 중금속과 광물을 유기물로 만들면 독성이 없어지거나 줄어들고 약성은 남는다. 게르마늄을 보기로 들면, 무기 게르마늄은 신장 기능에 심각한 장애를 일으킬 수 있는 독물이지만, 유기화한 게르마늄은 몸 안 노폐물을 씻어내고 암세포 성장을 막아주는 훌륭한 암 치료약이 된다.

백금은 암세포 성장을 막아주는 효과가 있어 미국과 독일에서 항암제로 개발한 적이 있으나 독성이 강해 조심스럽게 쓰고 있다. 그러나 홍화씨에서 뽑아낸 유기 백금은 아무런 독성 없이 암세포에 달라붙어 암세포 성장을 막는다. 또 수은은 무기물 그대로 쓰면 독성이 무섭다. 중세 연금술사나 옛날 중국에서 금단을 만들던 도사들이 대개 이 수은 증기를 맡고 죽었다. 그러나 쇠비름에서 뽑아낸 유기 수은은 종기나 종창을 치료하는 데 신효한 효과가 있으며 아무런 독성이 없다.

초단파로 말기 암도 고친다

김태호 씨 물리치료법은 전자파를 아픈 부위에 쪼이는 방법이다. 전자파는 전기 에너지가 공간을 통과하면서 생기는 파장이다. 그 파장은 길이에 따라 장파, 단파, 중파, 초단파, 극초단파 등으로 나눈다. 병 치료에 쓰는 전자파는 3천만 사이클에서 1억 사이클까지인 극초단파다.

그는 고주파치료기 6가지, 초음파치료기 4가지, 원적외선치료기 15가지, 오존발생기와 오존정수기 같은 수많은 의료 기구를 만들어 그중 몇 가지는 특허까지 얻었다. 어떤 병이든지 초단파치료기에서 나오는 초단파를 몸의 각 부위에 5분에서 3~4시간까지 쪼여 치료한다. 그 원리를 다음과 같이 설명하는데 언뜻 알아듣기 어렵다.

"우주의 구조적 역학 원리는 자력전자(磁力電子)입니다. 자력에서 발생한 전기는 N극과 S극에서 반대되는 인절(引折) 작용을 일으켜 회전운동이 발생하고, 따라서 1차적 열에너지에서 전위충격(電位衝擊)이 소실될 때 분해되어 물질 구조의 변화를 가져오게 됩니다. 자력전자의 원심력과 구심력으로 인해 우주가 돌듯 우리 몸도 음이온과 양이온이 맞물려 생산과 파괴를 거듭하면서 균형을 이뤄 건강을 유지합니다. 이때 양이온이 축적되면 생체에 병이 들지요. 즉 에너지 노화물인 산독(酸毒)이 신진대사 기능을 방해하는 것입니다. 이때 고압정전파(高壓靜電波)로 음이온을 강화해 주면 산독이 약알칼리성으로 변해 정상적인 신체 기능을 되찾을 수 있는 것입니다."

초단파를 질병 치료에 사용한 것은 그가 처음이 아니다. 초단파가 인체 세포에 이로운 작용을 한다는 것은 오래전에 프랑스 전파 학자가 밝힌 바 있고, 그 뒤에도 미국과 독일 학자들이 동물실험과 인체실험으로 초단파 작용을 확인했다. 처음에는 초단파를 이용한 온열요법이 인체 조직 내에서 전기에너지로 급속히 바뀌는 것으로 여겼으나 요즘에는 초단파 치료법이 단순한 온열 작용일 뿐이라는 것이 세계 의학계의 추세이다.

그러나 그는 초단파는 인체에 아무런 저항 없이 통과하며, 온열을 발생시켜 몸 안에 있는 모든 세균을 소멸하고, 모세혈관을 4배에서 10배까지 확장하며, 백혈구를 늘려 면역력을 키우고 염증을 없애고, 피를 맑게 하고, 수소이온농도를 조절해 체액을 알칼리성으로 유지하며, 콜레스테롤을 분해하고, 모든 독을 풀어 줄 뿐만 아니라 암세포 성장을 억제 또는 소멸하며, 피로를 풀어주고, 세포 노화를 막는 등 엄청난 치료 효과가 있다고 주장한다.

"사람 세포를 전자학적으로 보면 하나의 전자 결집체입니다. 전자 집합이 원자이고 원자 집합이 분자이며 분자 집합은 각 조직 또는 장기입니다. 인체는 외부에서 강력한 전자파가 들어오면 마치 쇳가루가 자석에 끌리듯 인체 전자도 큰 영향을 받게 됩니다. 신체 조직 속에 중금속이나 병균, 화학물질 등이 쌓여 체액이 흐르는 것을 방해하면, 그 독물이 생체전기 기능과 이온 충돌을 일으켜 그 부분 신경이 긴장 또는 합선되어 암을 비롯한 갖가지 병이 생기는 것입니다. 그 신경의 긴장을 푸는 것은 화학물질인 진통제로 간단하게 해결되지만, 진통제는 독성물질을 해독하지 못합니다. 그러므로 서양의학의 화학요법으로는 일시적으로 고통을 멎게 할 뿐이지 근본 치료는 할 수 없습니다. 생체전자 기능의 부조화로 생기는 병은 화학요법이나 약물요법보다는 물리적 전자 기능이 가해질 때 뚜렷한 치료 효과를 거둘 수 있습니다. 병 원인인 독성물질을 전자 기능이 제압 또는 파괴할 수 있기 때문입니다. 암을 보기로 들면, 전자파로 암 조직체를 열분해할 수도 있고, 신경 합선을 정상으로 돌려주므로 통증을 없애주는 효과가 모르핀보다 더 강합니다. 전자파야말로 미래 의학의 기석(基石)이고 통일장 치료 원리 가운데 으뜸가는 치료법이며, 현대과학이 이룬 최대의 업적일 뿐만 아니라 무해치료법(無害治療法)의 왕이라고 생각합니다."

초단파를 이용한 질병 치료 범위는 대단히 넓다. 거의 모든 질병에 뚜렷한 치료 효과가 있다는 것이 그의 주장이다. 그가 만든 치료기 안내책자에 적힌, 초단파로 치료할 수 있는 질병은 대략 다음과 같다. 늑막염, 기관지염, 폐결핵, 천식, 편도선염, 인후염 등 갖가지 호흡기계통, 고혈압, 협심증, 동맥경화 등 순환기계통, 위염, 위궤양, 장염, 간염, 황달, 간경화 등 소화기계통, 신경쇠약, 불면증, 야뇨증, 신경통, 척수염 등 신경계통, 관절염, 골수염, 근육통, 염좌, 소아마비 등 근육과 뼈, 신장염, 임질, 방광염, 자궁염, 월경통 등 생식기계통, 임파선염, 단독, 중이염, 축농증 등 피부병, 눈·코·입·귀 등 온갖 질병에 두루두루 치료 효과를 발휘한다.

초단파 치료는 초단파 발생기를 아픈 부위에 대고 초단파를 방사하는 방법이다. 통증이 있는 곳은 조금 세게 방사하고, 통증이 멎고 나면 조금 약하게 방사해 땀이 날 때까지 한다. 심장 부위에는 약하게 방사해야 하고 눈 부위는 5분에서 10분쯤 짧고 약하게 방사해야 한다.

오존발생기 발명해 난치병 치료에 활용

그가 자랑으로 여기는 또 하나의 발명품은 오존발생기다. 오존은 고원과 해안같이 공기가 깨끗한 곳에 존재하는 물질로 생물의 성장과 공해물질 정화에 꼭 필요한 물질이다. 지구를 둘러싼 성층권에는 태양과 우주에서 오는, 생물체에 해로운 자외선을 흡수해 지표 생물을 보호하는 것이 바로 이 오존층이다. 요즈음은 프레온가스 같은 공해물질 때문에 지구를 둘러싼 오존층에 구멍이 생겨 지구에 사는 모든 생물이 위험에 처해 있다.

"오존은 산화력이 매우 강력해 물속에 들어가면 마치 불로 태우는 것과 같이 놀라운 살균 효과를 발휘합니다. 염소보다 3천 배 이상 살균 효과가 크고, 살균 속도도 염소보다 열다섯 배 이상 빠릅니다. 또 트리할로메탄 같은 발암물질도 만들어 내지 않습니다. 충남방적에서 시커먼 폐수를 오존으로 처리했더니 얼마 지나지 않아 깨끗한 물이 되었습니다. 사람이 오존 속에서 살면 얼마든지 무병장수할 수 있다고 생각합니다. 오존은 공해물질을 분해하고, 공기, 물, 식품을 살균·정화하고 저장해 인체를 건강하게 하는데, 이처럼 엄청나게 효과가 큽니다."

그는 실제로 오존을 생활에 활용해 유익한 것을 많이 얻고 있다. 식수를 오존으로 처리하면 물속에 있던 모든 균이 다 죽을 뿐만 아니라 물도 한결 깨끗해져 냄새가 나지 않는다. 오존으로 정화한 물로 김치를 담그면 싱싱한 맛이 몇 배나 더 오래 보존된다. 섭씨 0도에서 달걀을 오존으로 8개월 동안 보관해도 금방 낳은 달걀과 아무런 차이가 없다.

오존 처리한 물을 식물에 주면 성장이 2~3배나 빨라지며 질병도 거의 생기지 않는다. 부엌에 오존이 있으면 모든 냄새가 사라지고 바퀴벌레도 사라진다. 또 오존은 감기, 두통, 고혈압 같은 질병까지도 치료하는 효과가 있다. 특히 오존은 산소가 부족해 생기는 병인 암이나 악성빈혈, 백혈병에 치료 효과가 크다는 것이 그의 주장이다. 또 오존은 대나무에 꿀을 맺히게 하고, 100년 만에 한 번 꽃이 핀다는 행운목을 '오존 처리한 물'로 2년 키웠더니 꽃이 피고 꿀이 맺히는, 기적과 같은 일이 일어났다고 말한다.

"오죽 화분 두 개를 방 안에 놓고 키웠습니다. 보름쯤 뒤에 보니 방 안에 이상한 향기가 가득 서리더군요. 화분을 살펴보니 대나무 잎 사이에 이슬 같은 방울이 맺혀 있고, 하얀 거미줄 같은 꽃도 피어 있었습니다. 대나무에 꿀이 맺힌다는 말을 들어본 적이 없어서 이슬처럼 맺힌 액체를 찍어 맛을 보니 꿀맛처럼 달았습니다. 얼마 후에 열어놓은 창문으로 벌이 날아들어 와 꿀을 빠는 것도 보았습니다."

짐작건대 이는 나라에 상서로운 일이 있을 때 하늘이 내린다는 감로와 비슷한 것이 아닐까. 높은 산, 즉 오존이 풍부한 곳에 사는 풀이나 나뭇잎에 맺힌 이슬을 그릇에 받아 달이면 끈적끈적해지고 맛이 달다. 산소와 오존이 결합하면 꿀과 같은 물질이 만들어지는 것은 아닐까.

중국 명나라 본초학자 이시진(李時珍)은 『본초강목』에서 '갖가지 풀에 맺힌 이슬을 마르기 전에 거두어 엿과 같이 달여서 복용하면 온갖 병을 치유하고 소갈을 그치게 하며 신체를 경쾌하게 하며 혈색을 윤택하게 한다'고 했다. 수천 년을 살았다는 동방삭(東方朔)도 '해가 처음 돋는 곳 이슬은 모두 엿과 같다'는 말을 남겼으니, 옛말에 나오는 '감로'의 비밀이 오존에 있는 것은 아닐까. 산소와 오존, 공기 중의 수분, 이산화탄소가 결합해 새로운 물질을 만들어 낸 것은 아닌지.

그가 발명한 오존발생기는 가정에서 쓸 수 있도록 만든 소형이다. 한 대를 설치해 두면 온 집 안 물과 공기를 깨끗하게 하고, 모든 악취를 없애고, 음식물을 몇 배나 오래 보관할 수 있는 등 여러모로 폭넓게 이용할 수 있다. 오존 처리한 물로 콩나물을 기르면

2~3배나 빨리 자랄 뿐만 아니라 상하지도 않는다. 오존발생기 한 대 값은 50만 원쯤이다.

🍀 암, 난치병을 고친 이야기

김태호 씨는 얼마나 많은 환자를 고쳤는가. 정확한 숫자는 알기 어렵고 최근 6~7년 동안 그를 찾은 환자가 적어도 4~5천 명은 될 것이라고 말한다. 그중에서 40~50퍼센트는 효과를 보았을 것이라고 짐작한다. 3년 전부터는 환자 상태와 치료 경과를 낱낱이 공책에 적어 두는데, 거기에 적힌 환자가 3천 명쯤 된다. 난치병을 고친 몇 가지 보기를 들어 본다.

서울 면목동에 사는 이유리(여, 37세, 가명) 씨는 아직 결혼을 안 한 처녀다. 유방암으로 암 덩어리가 터져 눈뜨고는 못 볼 만큼 참혹한 상태에서 치료를 시작했다. 한의원을 경영하는 부모와 가족들도 살아날 가망이 없다며 포기했고 병원에서도 치료를 거부했다. 초단파로 치료를 시작하면서부터 바로 격심했던 통증이 사라지고, 차츰 암 덩어리가 곪아 고름으로 빠져나오며, 새살이 나오기 시작했다. 4개월이 지나자 혼자 시장을 다닐 수 있을 정도로 회복했다.

제주도에 있는 호텔 지배인인 양성남(남, 40세, 가명) 씨는 뇌암 말기에서 살아난 사람이다. 눈도 안 보이고 입안도 헐어 음식을 전혀 먹을 수 없는 몸이라 백병원에 입원했다. 병원에서 몰래 도망 나와 13일 동안 치료받고는 다 나아서 아무 일도 없었다는 듯이 바로 직장으로 돌아갔다.

서울 상봉동에 사는 강기우(남, 18세, 가명) 학생은 임파선암이 폐로 전이되어 병원에서 수술로 암 덩어리를 잘라내려다가 손을 못 대고 도로 봉합해 놓은 상태였다. 초단파치료기로 하루 두 시간씩 10일 동안 치료했더니 많이 좋아져 학교에 다닐 수 있게 되었다. 2년이 지난 지금까지 매우 건강하다.

　이 밖에도 말기 암을 고친 예는 적지 않다. 그러나 그는 이들 환자에게 돈을 요구한 적은 없다. 간혹 환자들이 감사 표시로 돈을 주면 그것으로 약을 만들어 돌려주곤 한다. 그랬음에도 여러 번이나 무면허의료행위로 고발당했다. 그때마다 돈 받고 치료한 적이 없다는 것이 입증되어 풀려나오기는 했지만, 죽을 사람을 살리는 일을 무슨 큰 죄 짓는 양 숨어서 해야 하고, 또 걸핏하면 경찰서에 붙들려 가야 하는 현실이라 매우 서글펐다. 가끔은 성질이 고약한 환자도 만났다. 물에 빠진 사람 건져 놓으니 보따리 내놓으라는 식으로 암을 고쳐주었더니 초단파치료기가 몸에 해롭다는 억지 주장을 부려 오히려 손해배상을 해야 하는 어이없는 일도 겪었다.

　그가 개발한 건강식품도 여러 가지다. 그중에서 잣나무를 7백 톤 고압으로 눌러 진액을 뽑은 다음, 이를 효소로 발효시키고 자화(磁化) 및 세라믹으로 원적외선 처리해 만든 백송정(柏松精)이 대표적인 건강식품이다.

　"소나무, 잣나무는 예로부터 심신을 정화하는 영적인 힘을 지닌 것으로 우리 선조들은 믿어 왔습니다.『본초강목』에도 소나무를 먹으면 몸이 가벼워지고 오장이 편안해지며 늙지 않는다고 했습니다. 백송정은 잣나무를 특수한 방법으로 발효시킨 다음, 미네랄의

왕이라 부르는 셀레늄을 유기적으로 결합시킨 것으로, 모든 병에 대한 면역력을 키워주고 세포 노화를 막아주는 효과가 있습니다."

백송정은 신진대사와 혈액순환을 돕고, 피를 맑게 하며, 정력을 길러주고, 피부를 부드럽고 윤기 있게 하는 효과가 있다. 이를 복용해 만성 두통, 설사, 손발 저림, 변비, 신경통, 위장병, 발기불능 등을 고친 사람이 많다.

살아 움직이는 듯한 호랑이 그림

그는 본업이 화가인 만큼 그림도 잘 그린다. 특히 호랑이 그림으로 이름났으며 신선도, 산수도, 대나무, 소나무 그림도 잘 그린다. 그의 호랑이 그림, 대나무 그림, 금강산 그림, 학 그림, 복숭아 그림, 장미 그림 등은 박진감이 넘치도록 정교해 사실 묘사의 한 극치를 보여주는 듯하다. 특히 노송밭에 엎드려 있는 호랑이 그림은 호랑이 털을 하나하나 세어서 그린 듯하고 눈을 보면 금방이라도 살아 움직일 듯하다. 그는 이 그림을 40일 동안 생콩만 먹으며 꿇어앉아 그렸는데, 한여름이었는데도 파리가 그림에는 물론이고 그림 도구와 자신의 몸에만 앉지 않는 기이한 일이 있었다고 했다.

그러나 요즘은 환자를 치료하는 일에 바빠 그림을 그릴 짬이 나지 않는다. 환자를 치료하는 것으로는 돈벌이가 전혀 안 되므로 이미 그려 둔 그림을 팔아 생활비로 쓴다. 호랑이 그림을 인쇄해 나라 안에 널리 보급하기도 했다. 그동안 갖가지 의료 기구를 발명하고 건강식품을 연구하느라 들인 비용도 적지 않다. 적어도 몇십억은 날렸으리라는 것이 주위 사람들의 추측이다. 그러나 그는 돈을 쓰는 데만 관심이 있지 버는 데는 관심이 별로 없다.

초단파치료기와 오존발생기 같은 의료 기구는 필요로 하는 사람한테 판매하거나 빌려 준다. 생소한 물건이라서 잘 팔리지 않는다. 초단파치료기 한 대 값은 150만 원에서 300만 원, 오존발생기는 50만 원에서 150만 원까지 한다.

현대의학이 포기한 말기 암환자를 거뜬히 살려내는 민간의사이고, 50년 넘게 생식해 온 생식연구가이며, 독특한 그림 세계를 이룩한 화가이고, 한시 6천 수를 넘게 지은 시인이기도 한 청산 김태호 씨. 두서없이 종횡무진으로 펼쳐지는 그의 얘기는 긴긴 밤을 새워 가며 들어도 지루하지 않을 만큼 다채롭고 흥미진진했다. 아마 세상에 많은 얘깃거리를 남긴 사람으로 오래 기억될 것이다.

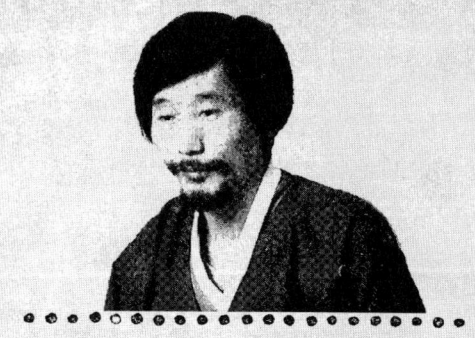

17

유학으로 의술 깨친
이기주

"에이즈 치료에 모든 걸 걸고 준비해 왔습니다. 과연 그것이 인류를 멸망에 이르게 할 불치병인지, 아니면 인간이 극복할 수 있는 병인지 꼭 도전해 보고 싶었습니다. 그런데 에이즈 환자를 만나기가 쉽지 않군요. 나 스스로 에이즈 환자가 되어 실험해 볼 수도……."

대전시 중구 보문산 아래 옥계동에 우거하는 대유(大有) 이기주(李淇周) 씨는 17년 동안 산속에서 유학을 공부한 유학자이자 숨은 명의다. 그는 수은을 법제해 만든 관령환(觀靈丸), 유황을 법제해 만든 금액단(金液丹) 같은 기이한 약과 독특한 쑥뜸법, 그리고 기이한 침술로 암, 간경화, 간질, 전신마비 같은 갖가지 난치병 자들을 구료하고 있다.

그는 충남 부여 출신이다. 조부와 선친은 존경받는 한의사였고, 그 덕분에 어려서부터 한문이나 의술을 쉽게 가까이할 수 있었다. 아버지는 그에게 의술을 가르쳐 가업을 잇게 할 생각이었지만, 그는 타고난 반골 기질 탓인지 전통의술이나 학문에는 별로 관심이 없었다. 그래서 당연히 부모님과 마찰이 잦았고 나름대로 방황과 고민도 많이 했다. 고등학교에 다닐 때는 방 안에 개구리, 뱀, 붕어, 고양이, 개 따위를 붙잡아 놓고 배를 갈라 해부해 보기도 하고, 생태를 관찰하거나 실험하는 등 남 보기에 미친 공부만 열중하다가 산에 들어가 공부하기로 마음먹고 홀연히 산으로 떠났다.

17년 동안 산속에 들어앉아 유가에서 비전해 오는 유가대법(儒家大法)을 공부해 역학, 의술, 기문둔갑 등 나름대로 깨달음의 경지를 이루자 스승한테서 대유라는 호를 받고 산에서 내려왔다. 서른 살을 넘기면서부터 남원, 서울 등지에서 병자 구료를 시작했다. 날마다 환자 수십 명이 몰려와 밥 먹을 시간도 잠잘 시간도 없을 만큼 시달렸다. 그래서 대전으로 야반도주해 지금 사는 옥계동 허름한 집에서 사람과 접촉을 피하면서 의약연구에 몰두하고 있다. 그러나 명환자(名患者)가 명의(名醫)를 만나는 법, 정성이 지극한 이는 그의 의술 덕을 입으리라.

『편작심서』의 첫째 처방 '금액단' 재현

그의 의술은 한마디로 반자(反者)의 의술이다. 옛 의학책에 공식화되어 있는 의료법을 그는 철저하게 깨부순다. 10여 년 동안 끊임없는 연구와 실험으로 전통의방을 여러 가지로 변경시키고 깨부수어 나름대로 독창적인 의론과 의방을 창조했다. 그렇게 해서 생겨난 의술은 기존의 어떤 의학책에도 없는 기이한 방법이 되었다. 물론 전통의술을 완전히 무시하는 것은 아니다. 전통의학의 근본원리를 따르기는 하되 치열한 실험을 거쳐 독자적인 방법이 가미된 변방(變方)을 만들어 낸 것이다. 나쁘게 말하면 그는 의술의 반역자이고 좋게 말하면 의학의 혁명가다.

그는 수은, 유황, 비상, 초오 같은 160가지 독극물을 이용해 갖가지 치료약을 만든다. 독성이 강한 약재 속에 가장 훌륭한 약성이 감추어져 있다고 본 것이다. 그가 독극물을 재료로 써서 만든 대표적인 것이 '금액단'과 '관령환'이다. '금단'이라고도 부르는 금액단은 도가에서 불로장생의 선약으로 전해 오던 것으로, 옛 기록에는 수은, 납, 단사(丹砂), 또는 유황을 주재료로 해서 만드는 것으로 알려졌으나 그 구체적인 제조법은 전하지 않고 있다. 그는 유황을 법제해 금액단을 재현해냈다.

"금액단은 편작 선생의 제일방(第一方)으로 3천 년의 역사를 가진 것입니다.『본초강목』이나『편작심서』에 제조법이 실려 있지만 완전하지 않아요. 제대로 된 금액단은 녹청빛이 나는데 진한 노란색인 유황을 청색이 나도록 바꾼 것입니다. 좋은 쇠를 한밤중에 솟은 자정수로 1천 일 동안 담금질하면 신검이 나오는데, 그 칼은 푸른빛이 납니다. 푸른색은 동방의 정기요 간장의 기운인데, 간장에는 혼이 깃들어 있지요. 황토를 구워 청자를 만들듯이 유황에 불기운이 들어가면 신(神)으로 화해 혼이 깃든 만병 약인 금액단이 만들어지는 것입니다."

그는 금액단이야말로 요즘 유행하는 '우황청심환'보다 다섯 배 이상의 약효를 가진, 요즘 같은 공해 시대에 꼭 필요한 약이라고 설명한다.

"금액단은 하나하나 설명할 수 없을 만큼 뛰어난 약입니다. 불치, 난치, 갖가지 질병에 효과가 뛰어납니다. 옛날에 유황을 우물에 넣어두면 물속에 있는 독뿐만이 아니라 우물 속에 있는 쇠, 돌, 흙 등 온갖 잡것에 들어 있는 독마저 제거한다고 했습니다. 유황은 72

가지 독을 없애주는 역할을 합니다. 앞으로 금액단은 옥추단(玉樞丹)이 되어 못된 귀신을 쫓듯이 갖가지 공해 독에서 오는 질병들을 예방하고 치료하는 데 매우 귀중한 약이 될 것입니다."

금액단은 유황을 단지에 넣고 불에 녹여 식힌 다음, 가루를 내다시 불에 녹이는 방법을 반복해 만든다. 전통적인 방법은 이렇게 아홉 번을 굽는 것이나 요즘 유황은 옛날 유황과는 달리 중금속이 많이 들어 있으므로 열세 번이나 열네 번은 구워야 제대로 법제된다. 또 금액단을 만들 때 제일 어려운 점은 불 온도를 조절하는 일이다. 도자기를 굽는 도예가가 불 빛깔을 보고 화력의 세기와 온도를 가늠하듯 금액단을 굽는 데에도 숙련된 기술과 영감이 필요하다는 것이다.

금액단은 찹쌀풀로 개서 오동나무씨 크기로 알약을 만들어 먹거나 가루로 된 것을 그냥 먹는다. 하루 3번에서 6번까지 한 번에 7~10알씩 먹는다. 찬물로 먹으면 몸 아래쪽이 좋아지고, 따뜻한 물로 먹으면 간, 위장, 머리 등 위쪽이 좋아진다. 최고 보양제로 금액단 이상 가는 것을 찾기 어렵다는 것이 그의 주장이다.

유황은 성질이 몹시 뜨겁고 대독(大毒)이 있는 독극물이다. '유황불'과 '유황 연못'은 성서에서 지옥의 고통을 상징하는 말이다. 유황에 불을 붙여 그 지독한 냄새와 연기를 맡아 보면, 그 속에 얼마나 많은 화기(火氣)와 독기(毒氣)가 있는지를 알 수 있다.

옛사람들은 이처럼 무서운 독이 있는 유황을 지혜롭게 법제해 갖가지 약으로 썼다. 유황 독을 없애면 양기를 돕고 몸을 따뜻하게 하며 근육과 뼈를 튼튼하게 하는 등 매우 훌륭한 약이 된다. 허준의 『동의보감』을 보면, '유황은 성이 대열(大熱)이고, 맛이 시고, 독이 있으며, 심복(心腹)의 적취(積聚, 체증이 오래되어 가슴에 생긴 덩어리)와 사기(邪氣)의 냉벽(冷癖)을 다스리고 근골(筋骨)을 굳세고 장(壯)하게 한다.'라고 적혀 있다.

지금까지 유황 법제법으로 알려진 것은 황토물에 생강즙을 넣고 열다섯 번쯤 끓여 '금액단'을 만드는 방법, 얼음을 넣은 찬물에 오래 두는 방법, 무와 함께 넣고 아홉 번 푹 삶는 방법, 두부와 같이 넣고 오래 끓이는 방법, 어린아이 소변에 넣어 두고 하루에 한 번씩 소변 갈아주기를 일곱 번이나 아홉 번 하는 방법 등이 있다.

이 같은 방법으로 법제한 유황은 양기 부족, 위·십이지장궤양과 염증, 방광염, 냉증, 간경화, 변비, 두통, 중금속중독 등을 치료하는 귀중한 약으로 썼다. 무좀, 옴, 종창 같은 외과 질환에는 법제하지 않은 유황가루를 돼지기름이나 송진 등에 개어서 바르거나 태워서 연기를 쐬는 방법도 있었다. 유황가루를 뜸쑥에 섞어서 종기나 창에 뜸을 뜨는 방법도 있었고, 설사나 이질 같은 냉성 질병에는 적은 양을 직접 먹기도 했다.

그러나 어떤 방법으로 법제해도 완전히 독을 제거하기 어려운 것이 유황이다. 민속의학의 대가 인산 김일훈 선생은 오리한테 유황을 먹이고 그 오리를 잡아먹는 것이 유황의 약성만을 취하는 가장 훌륭한 방법이라고 했다. 유황을 먹여 키우는 오리농장이 나라 안 곳곳에 있고, 그 오리로 골수암, 뇌암, 유방암, 자궁암 등 갖가지 암과 난치병을 치료하는 데 효과적으로 쓰고 있다.

이기주 씨가 만든 금액단이 유황을 완전하게 법제한 것인지는 분명하게 알기 어렵다. 그러나 그가 만든 금액단을 복용해 좋은 효과를 본 사람이 적지 않으니 웬만큼은 믿어도 될 것으로 보인다.

이기주 씨 인술에 매혹되어 그를 스승으로 모시고 있는 김명섭 씨는 지나친 심려로 중병에 걸렸다가 금액단으로 건강을 되찾은 사람이다. 날마다 식은땀을 흘려 물에 빠진 것처럼 온몸이 흠뻑 젖었고, 잠을 이루지 못해 심장박동이 불규칙했으며, 소주를 하루에 7~8병씩 마셔서 간을 비롯한 오장육부가 엉망이 되었으나 금액단을 한 달가량 정성껏 복용했더니 거의 다 나은 것이다.

금액단 효과는 빠르지만 약효가 오래가지 않으므로 두 달 이상 꾸준히 복용해야 제대로 효과를 볼 수 있다. 금액단은 특별히 간경화에 효과가 크다. 한 번에 10알이나 20알씩 하루 두 번이나 세 번 먹으면 얼마 안 가서 심한 설사를 한다. 설사를 하면서도 꾸준히 복용하면 몸이 깡마르면서 간경화가 낫는다. 대개 20일에서 40일쯤 먹으면 낫는다.

🍀 수은을 법제해 만든 암 치료약, '관령환'

관령환은 엷은 회색빛이 나는 알약으로 수은을 법제해 만든 것이다. 이것 역시 편작 처방을 되살린 것으로 위암, 자궁암 같은 암치료에 쓴다. 수은은 유황보다 더 무서운 극약이다. 그러면서도 종기, 종창, 암세포 파괴에 으뜸가는 약재다. 중국에서는 식도암에 수은과 유황을 같은 양으로 섞어 가루 내 소량을 생강즙과 함께 먹어 치료한 예가 있고, 피부암이나 자궁암 같은 갖가지 암 치료에도 수은을 조심스럽게 쓴다.

수은을 항아리에 넣고 구우면 무색무취의 증기가 올라오는데, 이 수은 증기를 쐬면 얼굴과 코가 썩어서 죽는다. 그 위에 돼지비계를 늘어놓으면 돼지비계가 녹아 구멍이 생길 정도로 수은 독은 무섭다. 옛날에 금단을 만들던 도사나 연금술사들이 대개 수은 독을 맡고 죽었다. 그가 수은을 불로 법제할 때는 돼지비계를 얇게 썰어 부채 한 면에다 빈틈없이 붙이고, 그것으로 몸을 가리고 한다. 돼지비계는 수은 독을 중화하는 작용을 한다. 요즘 농작물에 치는 농약 대개는 유기수은제이므로 몸 안에 축적된 수은 독을 해독하기 위해서는 돼지비계를 많이 먹어야 한다고 그는 말한다.

그도 독극물로 약을 만들다가 중독돼 죽을 뻔한 일이 한두 번이 아니다. 반골 정신과 강한 탐구심으로 똘똘 뭉친 그는 결코 평범한 의방에 안주할 수 없었다. 160가지 독극물 약재를 하나하나, 갖가지 방법으로 제독해 직접 자신이 먹어보며 그 약성과 법제가 제대로 되었는가를 확인했다. 쥐약을 법제해 먹어도 보고, 비상을 물속에서 구전(九煎) 법제해 먹고는 중독되어 사경을 헤매기도 했다. 초오, 고삼, 부자 같은 독초도 독성은 죽이고 약성만 남도록 무수하게 실험했다. 독극물을 먹어서 머리가 홀랑 빠진 일도 있고, 기관지가 많이 상해서 기침도 자주 하고, 독극물의 독 때문인지 아이도 7개월 만에 낳았다.

이처럼 금석지재(金石之材)나 독극물로만 약을 만드는 것은 아니다. 최근에는 『동의보감』에 적힌 명약인 '경옥고'를 전통적인 방법으로 몇 동이나 만들기도 했다. 『동의보감』에 따르면 경옥고는 양성연년(養性延年)하는 보약으로 백 가지 병을 없애고 오장이 튼튼해지며 흰머리가 검어지고 빠진 치아가 다시 나오게 한다는 명약이다.

"경옥고는 만들기가 무척 까다롭습니다. 닭이나 개소리가 들리지 않는 곳에서 만들어야 하고, 반드시 뽕나무로 불을 때야 한다고 했습니다. 뽕나무 불 온도가 제일 높기 때문이지요. 인삼, 복령, 지황, 꿀이 주원료인데, 생지황을 밭에서 캐는 즉시 즙을 내 써야 하기 때문에 쉽지 않습니다. 또 진짜 토종꿀을 써야 하는데 설탕을 안 먹인 진짜 꿀은 구하기가 거의 불가능해요. 호주에서 수입한 꿀에는 설탕이 안 섞였다고 해서 그것을 써볼까도 합니다만……."

장석을 이용하는 간접뜸 창안

그는 환자 치료에 뜸과 침을 위주로 하고 꼭 필요한 때만 약을 쓴다. 환자들한테는 쑥뜸법을 많이 쓰는데, 그가 개발한 쑥뜸법은 혈 자리에 쑥을 놓고 태우는 직접구가 아니다. 직접구는 효과가 뛰어나지만 효과가 큰 만큼 부작용이 생길 수도 있고, 고통이 극심할 뿐만 아니라 피부에 흉터가 남으므로 환자가 잘 응하지 않는다. 자신의 몸을 쑥불로 태우느니 그냥 편하게 죽겠다는 환자도 있다. 이에 창안한 것이 간접구이다. 그는 환자가 뜨거움을 느끼지도 않고, 또 상처도 내지 않으면서 직접구 못지않게 치료 효과가 있는 쑥뜸법을 개발했다. 그가 창안한 쑥뜸법은 대략 다음과 같다.

먼저 쑥은 구증구포(九蒸九曝, 술을 뿜어 말리기를 아홉 번 한 것)를 쓰고 보조 기구로는 장석을 쓴다. 장석이란 간장이 5년 넘게 묵어서 소금이 밑으로 가라앉아 돌처럼 굳은 것이다. 이 장석을 지름 1.5센티미터, 높이 1.5센티미터쯤 되는 작은 장기 알 모양으로 만든 다음, 한 면에 열십자로 홈을 파고 가운데 구멍을 뚫는다. 열십자 홈이 있는 부분을 아래쪽으로 가도록 혈 자리에 놓고 그 위에 쑥을 얹고 불을 붙인다. 이 장석으로 만든 쑥뜸 도구는 한번 만들어두면 오랫동안 계속 사용할 수 있다. 쑥은 장석 위에서 타고, 쑥 연기와 쑥 기운은 장석 가운데 뚫린 구멍을 통해 밑으로 내려가 혈 자리에 닿고, 연기는 열십자 모양으로 패인 홈을 따라 빠져나간다.

한 번에 3분쯤 타는 뜸장을 장석 위에 올려놓으며 7번을 한 장으로, 15번을 두 장으로 계산한다. 피로회복, 두통, 복통 등에는 두 장이면 낫고 다른 무거운 병은 꾸준히 오래 떠야 한다. 직접뜸을 제일로 여기는 사람은 장석을 이용하는 간접뜸을 우습게 여기지만, 직접구로 느끼지 못하는 뜸의 즐거움이 있을 뿐만 아니라 갖가지 난치병 치료에도 효과가 크다.

"뜸은 병을 치료하기 위한 것인데 뜸으로 몸에 상처가 난다면 본래 목적과는 상반되는 것입니다. 그래서 창안한 것이 장석을 이용한 간접구지요. 이 장석 쑥뜸법은 어린이나 여성, 노인들도 쉽게 이용할 수 있고, 상처가 나지 않으며 별로 뜨겁지도 않을뿐더러, 또 직접구를 뜰 때 지키는 여러 가지 금기사항을 지키지 않으면서도 쑥뜸 본래의 치료 효과를 얻을 수 있습니다."

이 장석 쑥뜸을 단전이나 중완혈에 뜨면, 몸 안에 있던 독과 병균이 고름으로 변해 뜸자리로 나오는 직접구와는 달리 독이 대변이나 소변을 통해 빠져나간다. 대변에 지독한 냄새가 나고 끈적끈적한 고름 덩어리 같은 것이 빠져나오는 것을 볼 수 있다. 다만 혈자리를 정확하게 찾아야 제대로 효력을 볼 수 있다.

실제로 그는 이 독특한 쑥뜸법과 침술로 암을 비롯한 당뇨병, 관절염, 수족마비증 등 갖가지 난치병을 적지 않게 고쳤다. 그러나 그는 세상 어떤 질병이든지 자신의 의술로 고칠 수 있으나 아직 때를 만나지 못했노라고 탄식했다. 명의도 환자를 잘 만나야 빛을 볼 수 있다는 뜻이다.

에이즈 환자 3명을 치료하다

그가 요즘 가장 관심을 두는 질병은 에이즈다. 에이즈 치료법을 여러 해 전부터 연구해 만든 약이 있고, 그 약으로 완치시킬 자신도 있으나 환자를 구하기가 어렵고, 또 어렵게 만난 환자라도 거의 나은 듯하면 홀연히 사라져버리는 통에 의술을 펴 보일 수가 없다며 답답함을 토로했다.

"에이즈 치료에 모든 걸 걸고 준비해 왔습니다. 과연 그것이 인류를 멸망에 이르게 할 불치병인지, 아니면 인간이 극복할 수 있는 병인지 꼭 도전해 보고 싶었습니다. 그런데 에이즈 환자를 만나기가 쉽지 않군요. 나 스스로 에이즈 환자가 되어 실험해 볼 수도……."

그는 에이즈 환자 3명을 치료한 경험이 있다. 관령환과 스스로 처방한 탕약, 쑥뜸 등으로 병증을 면밀히 관찰하며 치료해 나갔다. 셋 모두 증세가 상당히 악화되어 얼굴빛이 꺼메지고 몹시 피로감을 느끼며 자주 의식을 잃는 등 극도의 절망감에 빠져 있는 상태였으나 치료하면서 모든 병세가 차츰차츰 회복되었다. 4개월쯤 치료하니 거의 모든 증세가 80퍼센트쯤 호전되었다. 겉으로 봐서는 아무 탈 없는 사람으로 보일 만큼 나은 것이다. 끝까지 치료하고 나서 병원에서 혈액검사로 완치된 것인지 아닌지를 확인하려 했으나 세 사람 모두 거의 나은 듯하자 연락을 뚝 끊고는 나타나지 않았다. 제 몸만 안 아프면 되었지 병이 다 나았는지 안 나았는지를 증명하는 게 그들에게는 중요하지 않았고, 또 싫었기 때문이리라.

침 한 대에 황소 한 마리 힘이 있어

그의 침술 역시 남다른 데가 있다. 그는 침술사 대개가 환자 몸에 수십, 수백 개의 침을 꽂아 '고슴도치'로 만드는 것을 '무식한 의술'이라고 개탄한다. 침 한 대에 황소 한 마리 힘이 있고, 사람 몸에는 혈이 11,150군데나 있는데, 낱낱이 다 침을 꽂을 필요는 없다는 것이다. 그래서 무조건 침을 많이 꽂아야 좋은 줄 아는 환자는 자신을 신뢰하지 않는다며 쓸쓸히 웃는다. 그는 침을 세 개 이상 꽂지 않으며 꽂은 침을 10분 이상 두는 법도 없다. 입은 옷 위에다 혈자리를 척척 잡아 침을 꽂는데 한 치도 어긋남이 없었다.

자신을 드러내기 싫어하고, 사람을 대할 때 수줍음을 타기 때문에 그에게 도움을 받은 환자가 썩 많은 것은 아니다. 단지 주변에서 갖가지 암, 간경화, 전신마비, 악성골수염, 난치 관절염, 악성 피부염, 백전풍, 간질 등을 많이 고쳤다고 말할 뿐이었다. 10년 전에 악성 자궁염과 갖가지 합병증에 걸려 좋다는 약과 용하다는 의원은

다 찾아갔으나 백방과 백약이 무효라 죽을 날만 기다리던 중에 이기주 씨 치료로 병을 고쳤다는 모 아주머니(54세) 얘기를 들어보았다.

"수술을 두 번 하니 머리가 몹시 아파 하루에도 몇 번씩 쓰러졌어요. 와사풍으로 입이 돌아가고, 뼈마디는 밖으로 툭툭 불거져 나오고, 위가 아파 아무것도 못 먹고……. 안 아픈 데가 한 군데도 없고, 병원 가면 신경성이라고만 하고요. 그런 걸 선생님 만나 뜸을 뜨고 침을 맞고 약을 써서 완전히 다 고쳤어요."

글쓴이가 만난 30대 여성은 중추신경이 마비되어 식물인간인 상태였다. 그래서 좋다는 데는 국내외를 가리지 않고 치료하려 다녔고, 특히 일본에서 등뼈를 깎아내는 수술을 하는 바람에 등이 납작하게 되어 버렸다. 환자는 자신의 치료 경과를 이렇게 설명했다.

"선생님을 처음 만날 때는 고개만 간신히 움직일 뿐이었습니다. 내 병은 세상 어떤 사람이 와도 못 고칠 것으로 생각했는데, 선생님께 치료를 받으면서부터 차츰 좋아졌어요. 식물인간처럼 누워서 꼼짝도 못 했는데 3개월쯤 치료받은 지금은 혼자 일어나 밥도 먹을 수 있습니다. 아마 몇 달 후에는 일어나 걸을 수 있을 것 같아요. 치료는 쑥뜸과 침을 같이하고 있습니다."

얼마 전에는 무면허의료인으로 고발당해 곤욕도 치렀다. 말기 유방암 환자가 치료받던 중에 죽었는데, 그 남편이 앙심을 품고 경찰서에 고발한 것이다. 경찰이 온 집 안을 뒤지는 바람에 그는 잠시 피해 지내야 했다. 그 때문에 치료받던 환자들만 손해를 봤다.

그를 찾는 환자들이 그렇게 많지는 않다. 환자들한테 부대끼며 살고 싶지 않고, 자신의 의술을 드러내 자랑하는 것도 싫고, 그래서 숨어 살다시피 하는 까닭에 어쩌다 인연이 닿으면 환자를 고쳐 줄 뿐이다. 그들은 외롭고 가난하고 갈 데가 없는 사람이기 일쑤다. 절망적인 병을 안고 각지를 방랑하다가 마지막으로 지푸라기라도 잡는 심정으로 몸을 의탁하는 것이다. 그렇게 찾아오는 이는 누구도 거절하지 않고 혼신을 다해 돌봐준다.

그런 그에게 돌아오는 건 칭찬이 아니라 무면허 돌팔이라는 손가락질이다. 나이가 젊다는 것 때문에 사람들한테 얕잡아 보이기도 예사다. 그러나 지혜와 지식이 많고 적음을 어찌 나이로만 따질 수 있겠는가.

가난한 환자를 구료하는 참뜻

17년 동안 산에서 유가대법을 깨우치면서 의술만을 닦은 것은 아니다. 역학을 비롯해 유가에서 비밀리에 전해 오는 기문둔갑술, 신력을 얻는 방법, 불가와 도가에 대한 공부까지 달통했다. 그는 옛날 대선사들이 하는 만큼은 공부했다고 자부한다. 사서삼경을 비롯해 웬만한 유가서는 덮어 놓고도 다 외워버릴 정도다. 그 뛰어난 한문 실력에 놀라 어느 종교단체에서 교주로 모실 뜻을 비친 적도 있다. 처음 산에 들어갈 때는 도반 40명이 함께 들어갔으나 나올 때는 그 하나뿐이었다고 하니 지독하게 공부한 것임에는 틀림없는 듯하다. 그의 학문과 의술을 흠모해 따르는 제자가 여럿 있는데, 그중에는 나이 60이 넘은 사람도 있다.

그는 어려서 소아마비를 앓아 한쪽 다리를 조금 절룩거린다. 전생에 의사였는데 환자를 거절했기 때문에 얻은 업보라며 스스로 음덕이 부족함을 자인한다. 주위 사람들은 자신의 불편한 몸을 고칠 수 있으면서도 세상 사람과 똑같은 아픔을 겪으려고 일부러 고치지 않는다고 말한다. 그의 고결한 인술 정신에 숙연함이 느껴진다.

집안 형편도 늘 옹색한 편이다. 청렴결백한 옛 선비, 남산골샌님 정신으로 살기에는 세상이 너무 험악한 것이다. 가족으로는 아내와 자녀 2남 1녀가 있다. 산에서 공부할 때 잠시 집에 내려왔다가 아버지한테 붙들려 일찍 결혼한 덕분에 맏딸이 벌써 고등학생이다.

반역과 이단의 의술, 기이하고 독창적인 의술로 세상 병든 이를 모두 고쳐 구제창생의 큰 뜻을 펴고자 하는 이기주 씨. 그는 조용히 엎드려 때를 기다리고 있다.